中国科学院教材建设专家委员会规划教材
全国高等医药院校规划教材
供临床、预防、基础、口腔、麻醉、影像、药学、检验、护理、法医等专业使用

病理学实验指导与考试指南

主　编　文　彬　刘　钧　李祖茂

编　者　（按姓氏笔画排序）

王　琼　文　彬　刘　钧
李祖茂　杨慧敏　何欣蓉
谢贤镛　蹇顺海

秘　书　杨　颖

科学出版社

北京

· 版权所有　侵权必究 ·

举报电话：010-64030229；010-64034315；13501151303（打假办）

内 容 简 介

本书为医药院校病理学实验教材,主要内容包括病理大体标本、组织切片的观察方法介绍,各类基本病变和疾病的大体标本、组织切片的病变特点描述,病案讨论及各种题型的复习思考题。本书内容简明,图文并茂（精选了病理大体及组织学图片190余幅）,复习思考题题量多、题型丰富（含各类思考题1400余题）,并附有参考答案,适于指导学生学习与复习,有助于培养学生分析问题、解决问题的能力,提高学生应用病理学知识来解释疾病的临床表现的能力,为今后的临床医疗实践打下坚实的病理学理论基础。

本书可供医学本、专科各专业病理学实验课程使用,也可作为研究生入学考试及执业医师资格考试的复习参考书籍。

图书在版编目(CIP)数据

病理学实验指导与考试指南 / 文彬,刘钧,李祖茂主编.—北京：科学出版社,2012.1
中国科学院教材建设专家委员会规划教材·全国高等医药院校规划教材
ISBN 978-7-03-032969-1

Ⅰ.病… Ⅱ.①文… ②刘… ③李… Ⅲ.病理学-实验-医学院校-教学参考资料 Ⅳ.R36-33

中国版本图书馆 CIP 数据核字(2011)第 252271 号

责任编辑：邹梦娜　胡治国 / 责任校对：桂伟利
责任印制：赵　博 / 封面设计：范璧合

版权所有,违者必究。未经本社许可,数字图书馆不得使用

科 学 出 版 社 出版
北京东黄城根北街 16 号
邮政编码：100717
http://www.sciencep.com

北京汇瑞嘉合文化发展有限公司 印刷
科学出版社发行　各地新华书店经销

*

2012 年 1 月第 一 版　　开本：787×1092　1/16
2020 年 1 月第十次印刷　　印张：12 1/4
字数：337 000
定价：49.80 元
(如有印装质量问题,我社负责调换)

前　　言

病理学作为医学的主干学科，是基础医学与临床医学之间的桥梁学科。

学习病理学的目的是认识和掌握疾病的本质，为医学生临床课程的学习和将来成为21世纪卓越医师打下良好的基础。

病理学实验教学是病理学教学的重要组成部分，通过对大体标本、组织切片的观察，临床病案讨论，加强病理学与临床的联系，有助于学生对病理学知识的理解与掌握，有助于学生实践能力和创新能力的培养。考试是学生必须经历的学习训练过程，病理学还是学生毕业后执业医师考试、研究生入学西医综合考试的主要内容。过去编写的《病理学实习指导》、《病理学考试指南》都是独立的辅助教材，不利于学生使用，增加了学生的经济负担；实习指导中往往把镜下组织图片集中排版于文字内容之后，学生使用极不方便；病变（疾病）的大体图片缺乏，而对于临床医师来说，掌握病变的大体病变特点比镜下病变特点更具实用价值。已有的病理学考试指南内容较陈旧，试题总量过大，同一内容多次重复出现于不同的题型中；作者根据医学各专业培养目标和要求，按照教学大纲，结合病理学新教材及学科进展，组织有丰富病理学教学与临床实践经验和编写教材经历的教师编写了这本《病理学实验指导与考试指南》。

本书共十四章，每一章均有典型的病理大体标本图片和组织学图片（全书共有190余幅彩色图片），附有临床病案分析和各种题型的复习思考题，方便学生自主对病理知识的复习、归纳、总结，使学生在实践中应用理论知识指导实践，既提高学生的能力，又达到掌握病理知识的目的，为今后的临床医疗实践打下坚实的病理理论基础。

本书内容丰富，可供医学院校本科、专科病理学实验课教学使用，也可作为学生考研及执业医师考试的参考书籍。

由于我们的水平和经验的限制，标本资源有限，在疾病的种类上难免有遗漏，编写中可能有不当之处，敬请使用本书的教师、病理学同行和同学批评指正，以便本书再版时修订、改进。

编　者
2011年7月8日

目 录

第一部分　实验指导

绪论 …………………………………………………………………………………………… (1)
第一章　细胞和组织的适应与损伤 ………………………………………………………… (5)
第二章　损伤的修复 ………………………………………………………………………… (9)
第三章　局部血液循环障碍 ………………………………………………………………… (11)
第四章　炎症 ………………………………………………………………………………… (16)
第五章　肿瘤 ………………………………………………………………………………… (23)
第六章　心血管系统疾病 …………………………………………………………………… (31)
第七章　呼吸系统疾病 ……………………………………………………………………… (37)
第八章　消化系统疾病 ……………………………………………………………………… (43)
第九章　淋巴造血系统疾病 ………………………………………………………………… (51)
第十章　泌尿系统疾病 ……………………………………………………………………… (54)
第十一章　生殖系统和乳腺疾病 …………………………………………………………… (61)
第十二章　内分泌系统疾病 ………………………………………………………………… (66)
第十三章　神经系统疾病 …………………………………………………………………… (70)
第十四章　传染病及寄生虫病 ……………………………………………………………… (74)

第二部分　复习思考题

绪论 …………………………………………………………………………………………… (81)
第一章　细胞和组织的适应与损伤 ………………………………………………………… (83)
第二章　损伤的修复 ………………………………………………………………………… (89)
第三章　局部血液循环障碍 ………………………………………………………………… (92)
第四章　炎症 ………………………………………………………………………………… (98)
第五章　肿瘤 ………………………………………………………………………………… (105)
第六章　心血管系统疾病 …………………………………………………………………… (111)
第七章　呼吸系统疾病 ……………………………………………………………………… (117)
第八章　消化系统疾病 ……………………………………………………………………… (124)
第九章　淋巴造血系统疾病 ………………………………………………………………… (133)
第十章　泌尿系统疾病 ……………………………………………………………………… (137)
第十一章　生殖系统和乳腺疾病 …………………………………………………………… (144)
第十二章　内分泌系统疾病 ………………………………………………………………… (147)
第十三章　神经系统疾病 …………………………………………………………………… (151)
第十四章　传染病及寄生虫病 ……………………………………………………………… (154)
复习思考题参考答案 ………………………………………………………………………… (162)

参考文献 ……………………………………………………………………………………… (189)

第一部分 实验指导

绪 论

一、目的要求

(1) 明确病理实习课的目的要求和实验室规则。
(2) 掌握病理大标本、组织切片的观察和描述方法。
(3) 了解尸检的意义。

二、实习内容

(一) 病理实习课的目的和要求

病理学是联系基础医学和临床医学的桥梁课程,是学好临床课程的必要基础。病理学实习课是病理学教学过程中的重要组成部分,是用直观的方法观察疾病的病理变化,找出疾病发生发展的规律。因此,主要目的要求是:

(1) 通过对病变器官的大体观察和描述,进一步巩固和验证理论课内容,加深对理论知识的理解,从而较牢固地掌握病理学基本知识;

(2) 通过观察、描述病变组织切片的病变特点,逐步学会正确认识各种疾病的基本病变,并以此为基础应用动态、发展的观点,对所见病变进行综合分析,揭示它们的内在联系,分析其因果关系,做出病理诊断,并结合理论了解其发展规律和结局,从而学会正确观察与描述病变的方法,培养科学的思维以及实事求是的科学作风,提高分析问题和解决问题的能力;

(3) 通过观察器官的病变,联系其机能变化,从而认识疾病的临床表现,为临床课的学习打下基础。

(二) 实验室规则

(1) 严格实验室纪律,实验前应做好充分准备,预习实验内容以及相关的解剖、组织学内容,进入实验室应衣着整齐,不能迟到早退,不能做与实验无关的其他事情。

(2) 实验时应自己动手,积极思维,必要时可相互讨论,按时完成作业。

(3) 爱护标本,切片和一切实验设备,不按正规要求操作而损坏的一切设备应照价赔偿。

(4) 实行卫生值日制,每次实验完毕由值日同学负责清洁卫生,检查好水电门窗后方能离开实验室。

(三) 实习课的内容和学习方法

病理实验过程中要求从形态方面观察病理标本(大体标本和组织切片)的各种病理变化。但因标本的病变仅能反映整个疾病发展过程中某一阶段的变化,而并非疾病全貌,所以观察标本时,应以动态、发展的观点将所看到的病变与课堂理论联系起来,弄清病变的来龙去脉,才能真正掌握疾病的本质及其发生发展。实验内容包括:

1. 大体标本的观察方法、步骤及病理诊断

(1) 标本来源:标本来源为手术切除或尸体解剖所取得的病变组织器官。

(2) 标本的固定:新鲜组织器官不能保存,组织器官一经离体,都必须进行及时、适当、有效的固定。固定的目的在于使器官组织不腐败变质,其体积、形态、结构不变,颜色也能长期保存。固定标本的容器应比较宽大,固定液应充足,其体积至少为标本的 5 倍。理想的固定剂必须具备的条件是:防止渗透损伤和收缩,以达到在各级可见度的水平皆无形态变化;要求组织所有的成分能保留原位。常使用的固定剂有 10%中性福尔马林液、乙醇福尔马林液(A.F 液)、Bouin 液等。实验室的标本均是 10%中性福尔马林液固定,固定后的标本与新鲜标本比较有如下变化:体积缩小、质地变硬;颜色变浅,失去光泽;如果有出血或血液成分,则变为褐色或黑褐色。

(3) 观察、记录和描述病变特点

1) 首先辨认是何器官,是器官的全部还是一部分。

2) 观察标本的表面和切面(与正常对照)。

3) 找出病变:按从外向内、从上到下的顺序观察器官的体积、形状、颜色、硬度、表面及切面的特点,与正常器官对比,找出病变,再仔细观察病变特点,结合理论,综合分析,做出病理诊断。具体观察要点如下:

弥漫性病变:器官体积(有无增大缩小,实质性器官体积增大时包膜常紧张,边缘变钝,切面外翻;体积缩小时包膜皱缩、边缘变锐,血管弯曲)、大小、形状、重量、颜色(暗红且成片常为出血,黄绿色常为胆汁浸染,灰黄或灰白且正常纹理消失常为坏死)、表面(注意是否光滑,包膜有无渗出物或增厚)、切面(结构是否正常,空腔器官要注意内容物的有无及其性状颜色、壁的厚度)、质地等。

局灶性病变:除观察上述内容外,还需观察病变位置(在器官的哪一部分)、数目(单发或多发)、病灶毗邻关系(与周围组织分界是否清楚,有无包膜,对周围组织有无破坏等)、有无继发改变等(不同器官的具体观察方法见各系统的介绍)。

(4) 病理诊断:根据所见病变特点,结合理论知识综合分析做出初步诊断。病理诊断的书写方法为:器官名称+病变或疾病名称,如食管鳞癌、甲状腺腺瘤、皮肤Ⅰ期愈合等。

2. 组织切片的观察方法、步骤及病理诊断

(1) 组织切片制作:病变器官的组织,经固定、脱水、石蜡包埋、组织切片、染色等过程制备。一般用苏木素-伊红(HE)染色,核呈紫蓝色,胞质呈红色。

(2) 观察方法

1) 首先肉眼或放大镜观察组织切片的结构特点(疏松、致密)或形状,可以初步判定某些组织和器官:如肺组织疏松、脾组织可见脾小体结构等。通过观察切片的致密度、颜色等是否一致,可以初步判定病变所在。并注意分清切片的正反面,切片有无损坏等。

2) 低倍镜观察:观察时应注意从组织一端(从上到下或从左到右)开始连续逐个观察每

一个视野。全面观察后,辨认是何组织、器官(验证肉眼初步判定的准确程度),然后根据组织学和病理学知识判定该组织是否正常,找到病变所在,确定病变范围及与周围组织的关系,详细观察主要的病变及次要病变处。

3) 高倍镜观察:仔细观察病变部位的结构(实质和间质)和细胞特点。应当指出,必须在先用低倍镜全面观察之后,为了进一步清楚地观察某些病变更细微的结构时再换高倍镜观察。切忌直接用高倍镜观察,否则既容易因调不好焦距而损坏切片,又容易漏掉病变而误诊(因高倍镜视野局限,不容易看到全局)。

(3) 病理诊断:综合分析所观察到的病变,做出正确、全面的病理诊断,书写方法同大体标本即器官名加病变或疾病名称。

3. 临床病案讨论

(1) 病案讨论的目的:临床病案讨论是通过阅读典型病例的临床病理资料,结合所学病理学理论知识,在教师指导下进行讨论,以达到理论联系实际、进一步加深对所学理论知识的理解以及培养综合分析问题和解决问题的能力的目的。

(2) 讨论要求及注意事项

1) 根据肉眼及镜下所见病理变化,结合临床表现,做出主要病理诊断。

2) 分析病变的发生、发展过程及主要病变间的相互关系。

3) 分析病变和主要临床表现的关系。

4) 讨论前学生必须认真、仔细阅读有关资料,运用所学病理学及有关基础学科的知识,写出发言提纲并积极参与讨论。

4. 尸检录像 通过尸检录像的观察,了解尸检的程序和意义。尸检主要意义是:确定诊断、查明死因、协助临床,提高医疗质量和诊治水平;发现和确诊某些疾病;常见病资料的积累;收集教学、科研材料;解决法律纠纷。

(四) 实习报告

书写实习报告的目的在于培养学生观察、认识病变能力和文字表达能力,加深对重点内容的印象,并可了解学生的学习情况,及时发现和解决教学中存在的问题。

实习报告的形式有描述大体标本、描述组织切片的特点、绘制组织学改变图、回答问题及写出病案讨论的发言提纲等。描述病变要求全面准确,突出重点,文字简练,条理清楚。绘制组织切片图可以帮助同学细致观察,加深印象,掌握重点,为日后复习提供参考;因此,绘图要求准确,能表现出器官的特点和病变的重点,注意大小比例适当,色彩正确,并加以文字注释。

(五) 病理实习的注意事项

(1) 实习课前应对有关理论内容充分复习,并应复习有关正常解剖学和组织学的内容。

(2) 实习中应注意理论联系实际,用理论来解释所看到的形态变化,通过形态的观察验证理论。并注重局部与整体、病变与临床的结合。同学们所看到的标本都是病理过程某一时期的病理变化,必须以动态的、发展的观点去理解这些变化。

(3) 发扬实事求是、耐心细致的科学作风,培养观察能力及分析能力。为此必须首先认准各种病理变化,在观看标本时,应先全面观察,找出病变所在,然后分析各种变化之间的相互关系,最后综合分析做出正确的诊断。

(4) 在实验室中,必须遵守实验室的各种规章制度。注意爱护实验室用品,包括显微镜、大体标本、病理切片及电脑多媒体系统设施。如有损坏应及时报告,按价酌情赔偿。

> **附:使用显微镜注意事项**
> 1. 双手握取显微镜。
> 2. 开关光源时应将亮度调节器调到最小;暂时离开(如观察大体标本)时,将亮度调到最小,不需关闭光源,以延长灯泡使用时间。
> 3. 转换物镜时先将载物台降低,然后在注视情况下升高载物台,以免压碎组织切片。
> 4. 松开粗调的固定器,以减轻粗调的磨损。
> 5. 随时保持显微镜的清洁。

(刘 钧 塞顺海)

第一章 细胞和组织的适应与损伤

一、目的要求

(1) 掌握萎缩、肥大、增生、化生的概念,熟悉萎缩、肥大、化生的形态特征。
(2) 掌握可逆性损伤的概念,常见可逆性损伤的概念、原因、好发部位和形态特征。
(3) 掌握坏死的概念、基本病变、类型及各型的形态特征,熟悉坏死的结局和后果。
(4) 掌握凋亡的概念及形态特征。

二、大体标本观察

1. 肾压迫性萎缩(pressure atrophy of the kidney) 已剖开的肾脏半个,肾盂、肾盏呈囊状扩张,肾实质明显变薄,皮髓质分界不清,正常结构消失,近端输尿管呈喇叭状扩张(图1-1)。

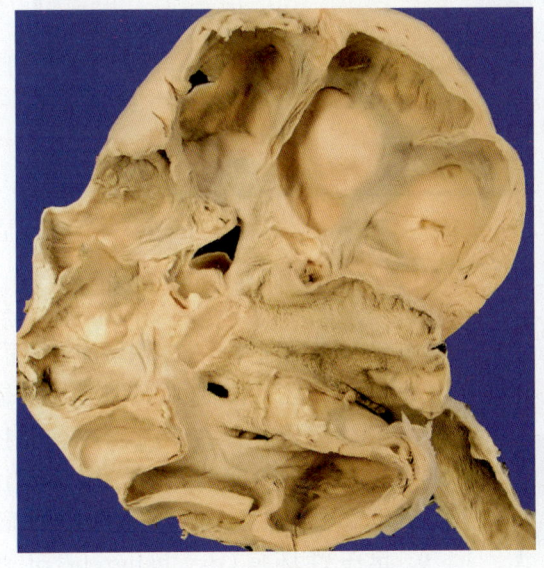

图1-1 肾压迫性萎缩
肾盂肾盏扩张,肾实质受压萎缩

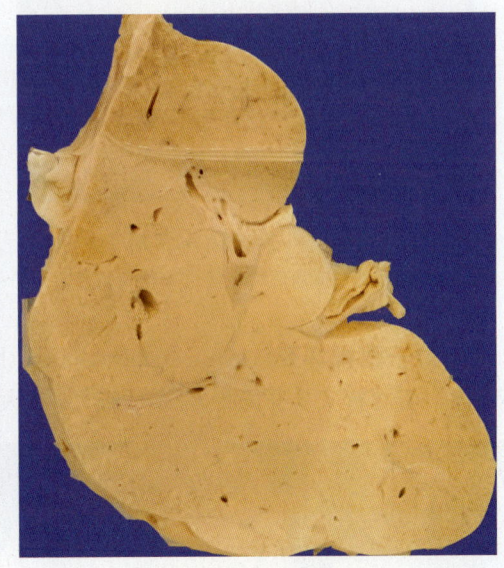

图1-2 肝脂变
肝体积增大,色泽变黄

2. 颗粒性肾固缩(granular atrophy of the kidney) 已剖开的肾脏半个,体积缩小,表面凹凸不平,呈弥漫分布的细颗粒状。切面肾实质变薄,皮髓质分界不清,叶间动脉和弓形动脉开口呈哆开状,肾盂周围脂肪组织增多。

3. 心脏萎缩(atrophy of the heart) 心脏一个,体积缩小,表面冠状血管明显迂曲。

4. 心脏肥大(hypertrophy of the heart) 冠状切面的心脏半个,体积增大,表面冠状血管绷直,左心室壁和室间隔明显增厚,乳头肌及肉柱增粗,左心室腔相对狭小。

5. 肝脂变(fatty degeneration of the liver) 冠状切面的肝脏一块,包膜紧张、光滑,表面及切面均为黄色,有油腻感(图1-2)。

6. 脾凝固性坏死（coagulative necrosis of the spleen） 脾脏一块，表面可见灰白色或灰黄色不规则区域，与周围分界清楚。切面与表面病变相对应区域色灰白或灰黄，无光泽，质致密，呈楔形或扇形，基底朝向被膜，尖端朝向门部，与周围分界清楚，可见黑褐色或棕黄色的充血、出血带（图 1-3）。

7. 脑脓肿（abscess of the brain） 冠状切面的脑组织一块，表面血管扩张充血，脑沟变浅，脑回变宽变平。切面近脑表面处可见一个近圆形囊腔，囊内壁不规则，其上附有黄白色、细腻的坏死物（图 1-4）。

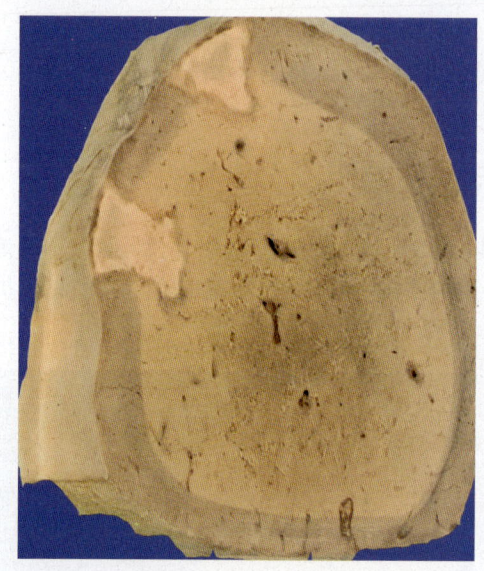

图 1-3 脾凝固性坏死
切面可见一三角形和略呈长方形的坏死区

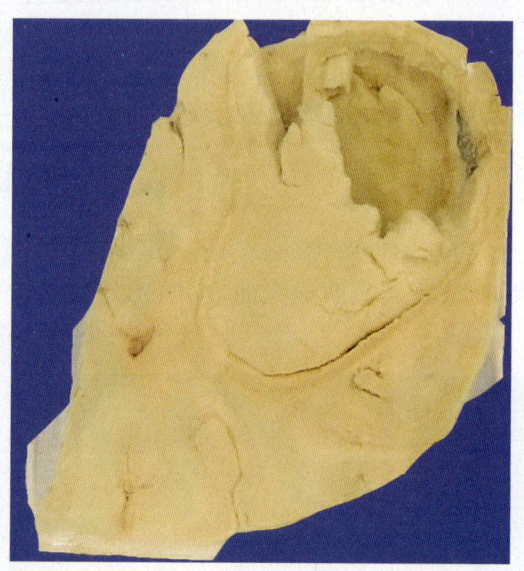

图 1-4 脑脓肿
脑实质边缘可见一个大的脓腔，腔内有凝固的脓液

8. 肾干酪样坏死（caseous necrosis of the kidney） 已剖开肾脏半个，体积增大，表面呈结节状。切面肾实质正常结构大部破坏，被大小不等的黄白色坏死区取代，坏死区质地松软，细腻似奶酪，部分坏死组织排出，形成洞壁不规则的空洞，洞内壁可见黄白色坏死组织附着，近端输尿管增粗，但管腔狭窄（图 1-5）。

9. 足干性坏疽（dry gangrene of the foot） 右足一只，足趾及前半足背呈黑褐色，表皮皱缩，失去正常光泽，与健康组织分界清楚（图 1-6）。

10. 小肠湿性坏疽（moist gangrene of the small intestine） 小肠一段，肠管增粗，灰黑色，失去正常光泽，部分肠系膜亦呈灰黑色，病变肠段与正常肠段无明显分界，剖开肠腔者，尚可见肠黏膜皱襞消失或不规则（图 1-7）。

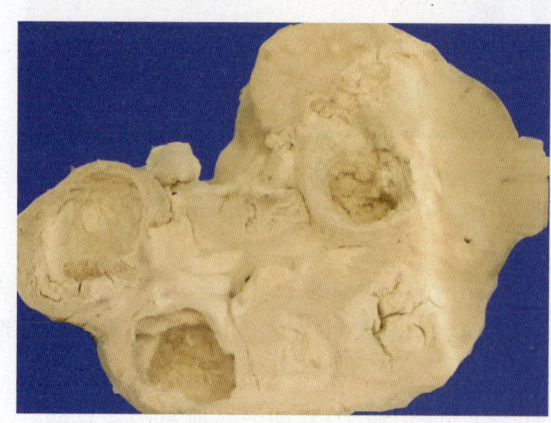

图 1-5 肾干酪样坏死
肾实质内有多个不规则空洞，洞内有干酪样坏死物残留

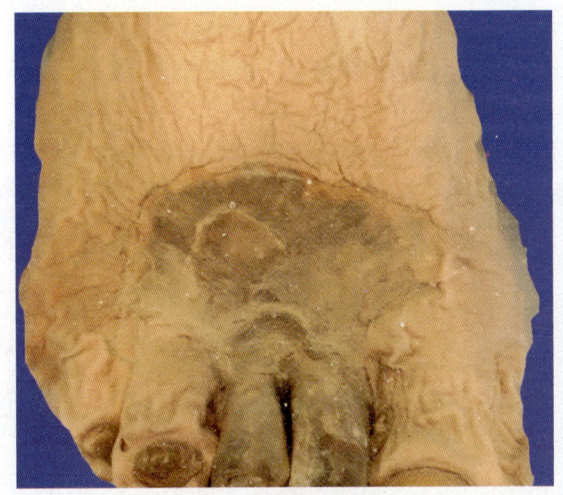
图1-6 足干性坏疽
足背皮肤皱缩,足背前部分和足趾呈棕黑色,与周围组织分界清

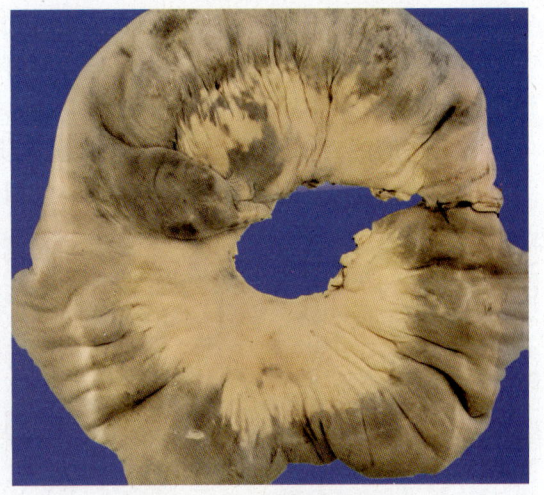
图1-7 小肠湿性坏疽
肠管肿胀,呈黑褐色,病变累及部分肠系膜

三、组织切片观察

1. 宫颈腺上皮鳞状化生(squamous metaplasia of the cervical adenoepithelial)

（1）低倍镜观察：宫颈腺体增大、不规则，腺上皮复层化，腺体周围有炎细胞浸润。

（2）高倍镜观察：部分腺上皮变为复层鳞状上皮（图1-8）。

2. 胃腺肠上皮化生(intestinal epithelial metaplasia of gastric gland)

（1）低倍镜观察：部分胃黏膜变薄，固有腺体减少，体积缩小，淋巴细胞增多，甚至有淋巴小结形成。

（2）高倍镜观察：黏膜上皮和腺体内有杯状细胞和吸收细胞（图1-9）。

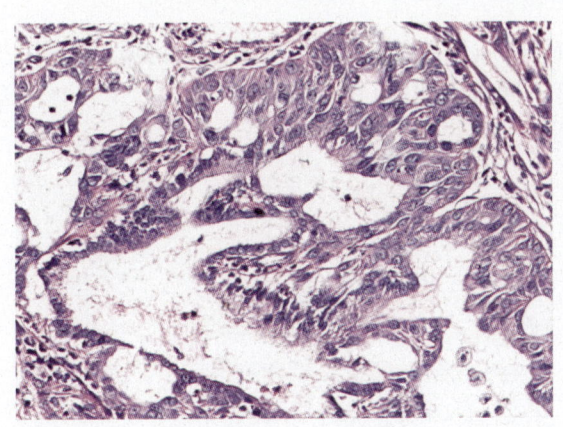
图1-8 鳞状上皮化生
慢性宫颈炎，腺上皮转化为复层鳞状上皮

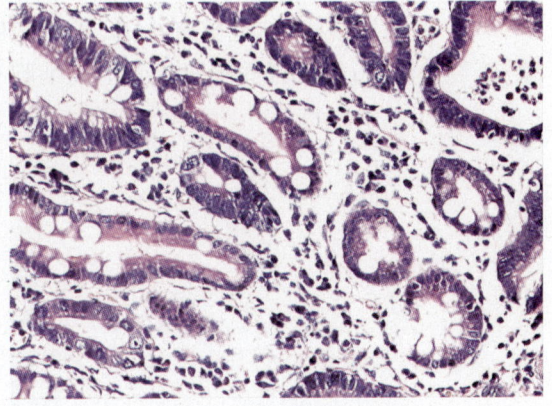
图1-9 胃腺肠上皮化生
慢性胃炎，胃腺转化为肠腺，出现杯状细胞和吸收细胞

3. 肾近曲小管上皮细胞水肿(hydropic swelling of tubular epithelial of the kidney)

（1）低倍镜观察：皮质区近曲小管增粗，上皮细胞肿大致管腔狭窄而不规则。

（2）高倍镜观察：近曲小管上皮细胞胞界不清，胞质丰富而呈淡红色，其内还可见许多大小一致的红色小颗粒，胞核改变不明显（图1-10）。

4. 肝脂肪变(fatty degeneration of the liver)

(1) 低倍镜观察：肝小叶结构可辨，但肝索拥挤、紊乱，不易辨认，肝窦扭曲、狭窄、甚至消失，肝细胞大小不等，部分细胞胞质空亮。

(2) 高倍镜观察：胞质空亮的肝细胞胞质内有大小不等、分布不均、周界清楚的圆形或类圆形空泡，有的空泡较大，将细胞核挤至细胞一侧(图1-11)。

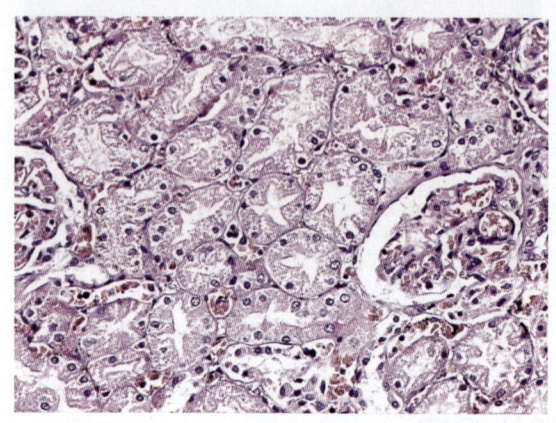

图 1-10　肾近曲小管上皮细胞水肿

上皮细胞体积增大，胞质淡染，出现红染颗粒，管腔狭小

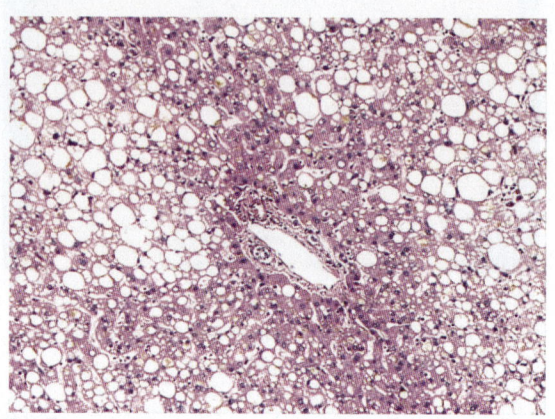

图 1-11　肝细胞脂变

肝细胞大小不等，胞质内见大小不一空泡，部分细胞核偏向细胞一侧

5. 脾中央动脉玻璃样变(centralartery hyaline of the spleen)

(1) 低倍镜观察：部分脾小体内可见中央动脉。

(2) 高倍镜观察：中央动脉管壁增厚、均质红染，正常结构不清，管腔明显狭窄。

6. 肾凝固性坏死(coagulative necrosis of the kidney)

(1) 低倍镜观察：部分肾组织呈红染一片，但可见肾小球和肾小管轮廓；病变区周围可见充血、出血和炎细胞浸润(图1-12)。

(2) 高倍镜观察：坏死区肾小球、肾小管和肾间质细胞结构消失，胞质红染均质状，核固缩、碎裂或消失；坏死区周围肾小管上皮细胞有不同程度水肿(图1-13)。

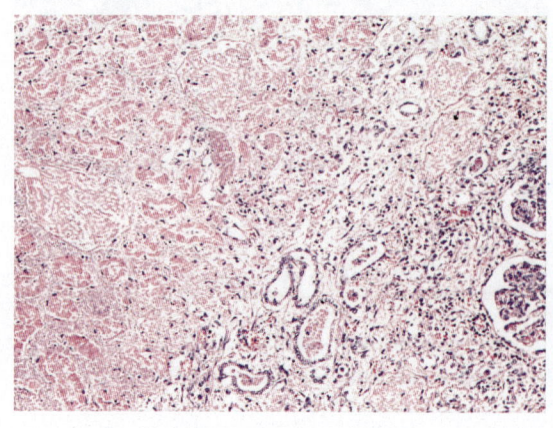

图 1-12　肾凝固性坏死

坏死区细胞结构消失，右下角可见相对正常的肾小球和肾小管

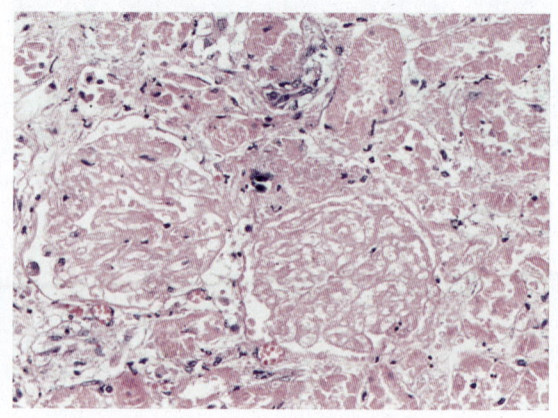

图 1-13　肾凝固性坏死

坏死区细胞结构消失，肾小球和肾小管轮廓可辨

(谢贤镛　何欣蓉)

第二章 损伤的修复

一、目的要求

(1) 掌握再生与修复的概念,各种细胞的再生能力。熟悉再生的方式、各种组织的再生过程。了解再生的影响因素。

(2) 掌握肉芽组织的概念、形态特点、功能和结局。

(3) 掌握创伤愈合的类型及各型发生的条件,了解创伤愈合的基本过程。

二、大体标本的观察

皮肤Ⅰ期愈合(primary healing):皮肤组织正中有一手术瘢痕,长约10cm,呈线型,对合整齐,愈合良好,色泽较正常皮肤稍浅,质硬、无弹性(图2-1)。皮肤Ⅰ期愈合条件:皮肤组织上的伤口整齐、小、规则、无感染(图2-2)。

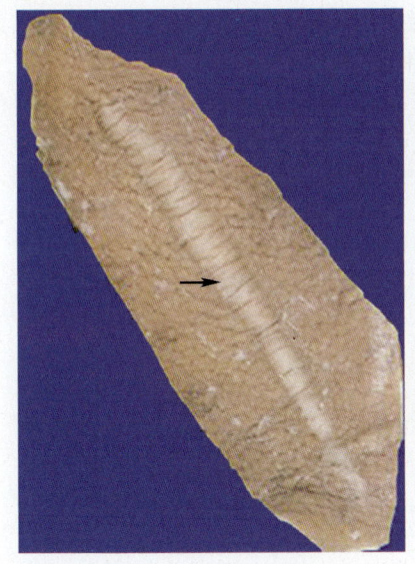

图2-1 皮肤Ⅰ期愈合
突出于皮肤的白色质硬瘢痕组织(→)

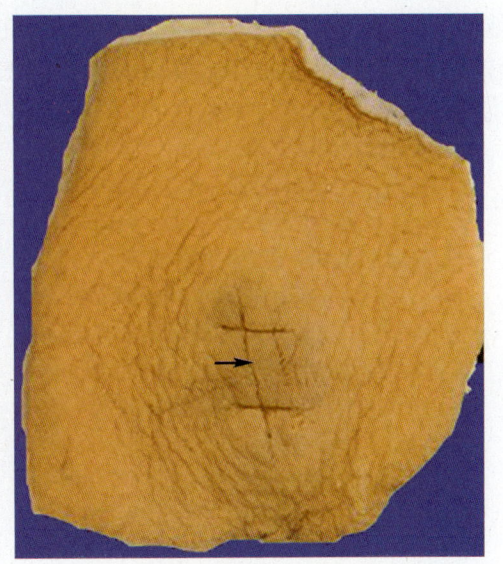

图2-2 皮肤Ⅰ期愈合
皮肤伤口整齐、规则、无感染(→)

三、组织切片

肉芽组织(granulation tissue):

(1) 低倍镜观察:组织切片中有大量新生毛细血管及形态各异的细胞(图2-3);

(2) 高倍镜观察:新生的毛细血管内皮细胞肿胀。血管之间有较多成纤维细胞,成纤维细胞呈梭形或星形,胞质丰富、嗜碱性,核卵圆形、染色浅淡,有的可见核仁,另可见各种炎细胞(图2-4)。

【思考】 肉芽组织有何作用?其发展及结局如何?

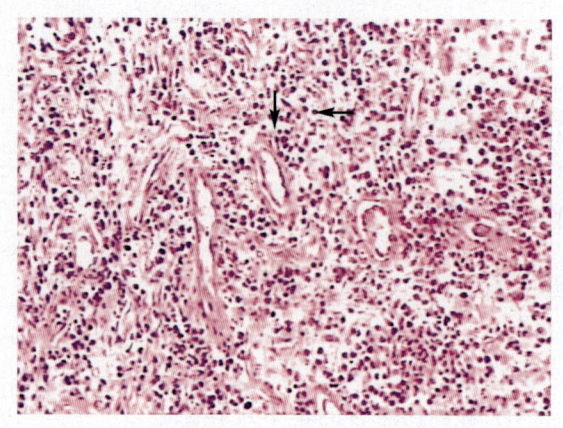
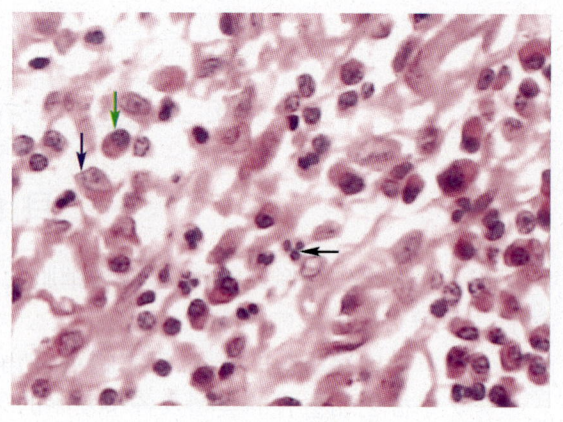

图 2-3 肉芽组织
新生毛细血管(↓),各种炎细胞(←)

图 2-4 肉芽组织
见较多浆细胞(↓)、中性粒细胞(←)、成纤维细胞(↓)

四、病案分析

患者,女,35 岁。因急性化脓性阑尾炎行阑尾手术切除。术后第五天发现伤口部分趋于Ⅰ期愈合,但切口一端有约 1.5cm 左右肉芽组织明显隆起皮肤表面,且成污浊、水肿状,有脓性渗出物。请问可能是什么原因引起?应怎样处理?

(刘 钧 蹇顺海)

第三章 局部血液循环障碍

一、目的要求

(1) 掌握淤血的病理变化,特别是肺淤血和肝淤血。
(2) 掌握血栓和梗死的类型及其形态特点。
(3) 熟悉充血、淤血、出血、血栓形成、栓塞和梗死之间的相互关系及其对机体造成的影响。

二、大体标本观察

1. 肺淤血(congestion of the lung)
(1) 急性肺淤血:肺体积增大,重量增加,肺膜光滑;切面肺组织饱满,呈红褐色,质地较致密(新鲜标本湿润,切开时可见粉红色泡沫状液体流出)(图3-1)。
(2) 慢性肺淤血:肺表面和切面均可见黑色的炭末沉着斑点及棕褐色的含铁血黄素颗粒。由于肺组织内纤维增生,质地变硬,称为肺褐色硬化。

2. 慢性肝淤血(chronic congestion of the liver)
(1) 肝体积增大,表面光滑,包膜紧张,边缘变钝。
(2) 切面可见均匀而弥漫分布的红褐色(肝小叶的中央区)和灰黄色(肝小叶的边缘区)的斑点或条纹,形成红黄相间的条纹状结构,似槟榔切面的花纹,故称槟榔肝(图3-2)。

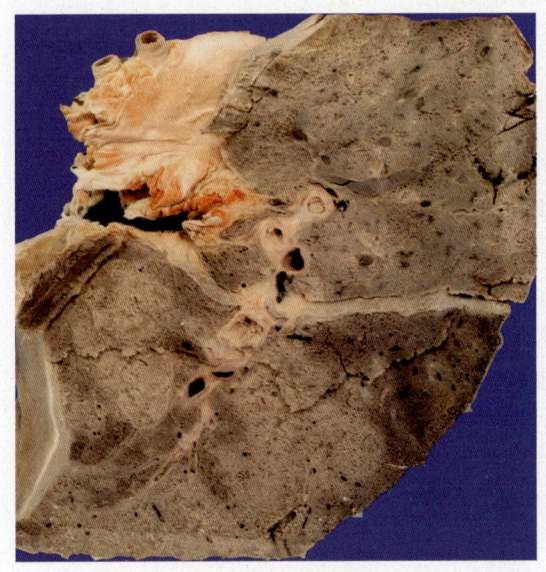

图3-1 肺淤血
急性淤血,肺冠状切面,体积增大,
色加深,肺组织变得较致密

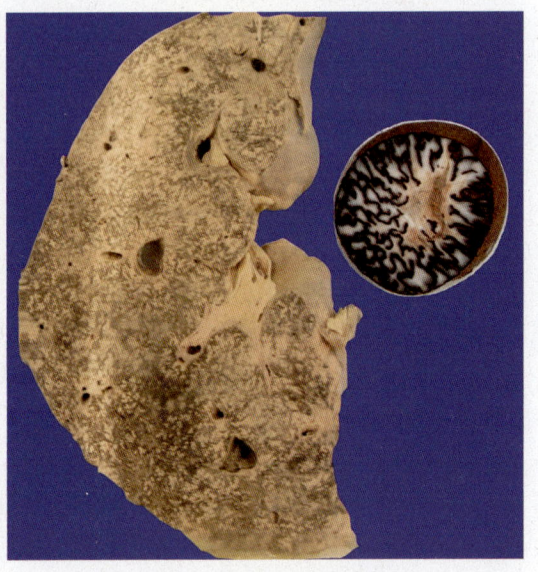

图3-2 慢性肝淤血
肝体积增大,切面见红黄相间的斑点和条纹,
似槟榔切面的花纹(图右侧是槟榔)

3. 慢性脾淤血(chronic congestion of the spleen)

(1) 脾脏体积明显增大，重量增加，包膜增厚。

(2) 切面见脾组织呈暗红色，散在灰白色条纹（即脾小梁）和棕褐色含铁血黄素颗粒，白髓缩小或不明显(图3-3)。

4. 静脉血栓(venous thrombosis)　静脉内有圆形、表面粗糙、干燥而无光泽的凝血块样物，质地较脆，凝块的一部分区域呈现灰白色与红褐色相间(图3-4)。

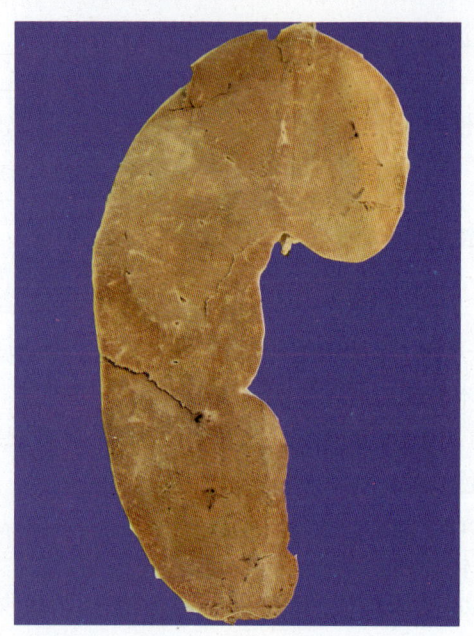

图3-3　慢性脾淤血

脾体积增大，颜色加深，切面见灰白脾小梁和棕褐色含铁血黄素颗粒

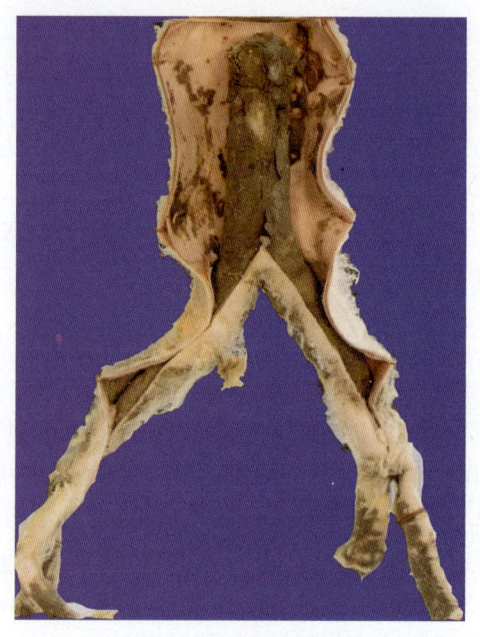

图3-4　静脉血栓

静脉腔内充填圆柱状红褐色血栓，部分区域呈灰白色

5. 机化血栓(organized thrombus)

(1) 血管腔内可见一圆柱形条索样物，致管腔狭窄。

(2) 条形物表面光滑，灰白色，质韧，整段均与管壁紧密粘连，并与血管壁之间存在间隙(图3-5)。

6. 脾贫血性梗死(anemic infarct of the spleen)

(1) 脾切面包膜下可见一个或多个灰白色病灶。

(2) 扇形病灶尖端指向脾门，底部靠脾表面，质致密，周界清楚，病灶四周常因炎症反应出现充血出血带(图3-6)。

7. 手干性坏疽(dry gangrene of hand)

(1) 手和前臂腕关节远端部分，皮肤失去正常外观，色变黑，干燥、皱缩、质地坚实(图3-7)。

(2) 腕关节处与正常皮肤界限清楚。

(3) 分析肢体末端梗死的原因及梗死病变与干性坏疽的关系？

8. 肠出血性梗死(hemorrhagic infarct of the intestine)

(1) 小肠一段，病变区肠壁肿胀、增厚，呈暗红或黑褐色，浆膜面失去光泽。

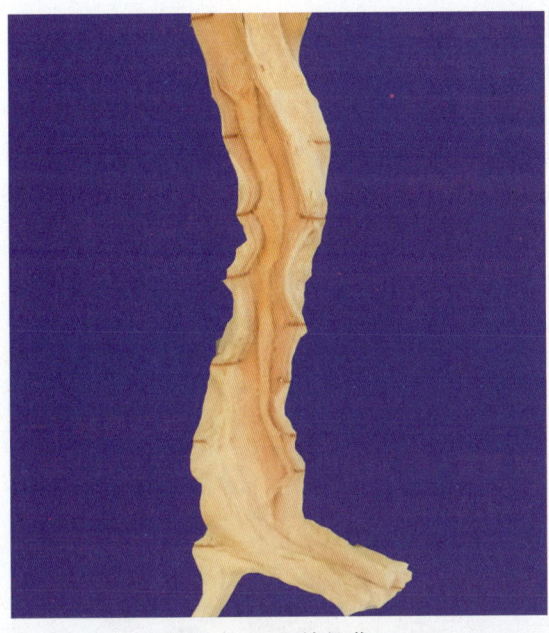

图 3-5 血栓机化

血管腔内见一灰白色圆柱状物,与管壁粘连紧密

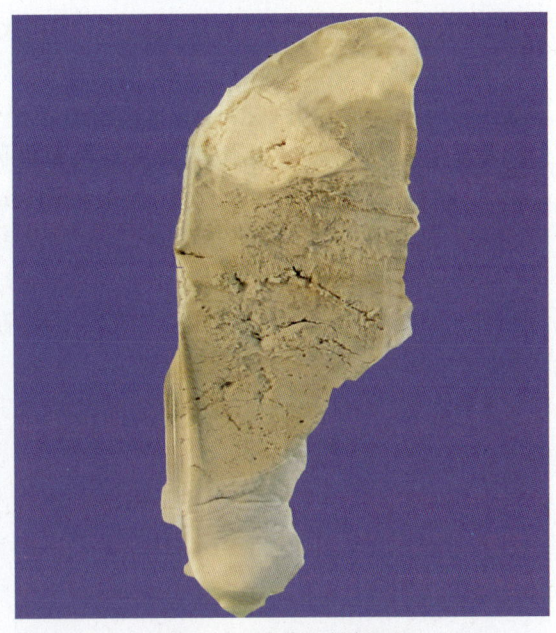

图 3-6 脾贫血性梗死

脾组织内见多发性灰白色梗死灶,呈扇形,周界清楚

(2) 黏膜皱襞黑褐色、肿胀变粗大,部分区域黏膜脱落消失,病变区与正常肠组织分界欠清(图 3-8)。

(3) 分析肠出血性梗死的原因及梗死病变与湿性坏疽的关系?

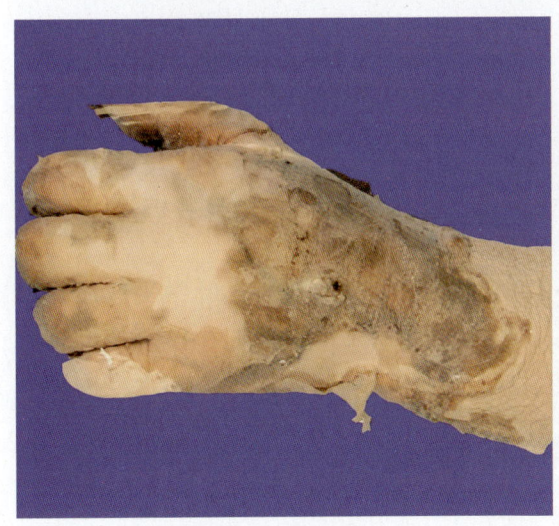

图 3-7 手干性坏疽

手和前臂腕关节远端坏死,黑褐色、干燥,与正常组织分界清楚

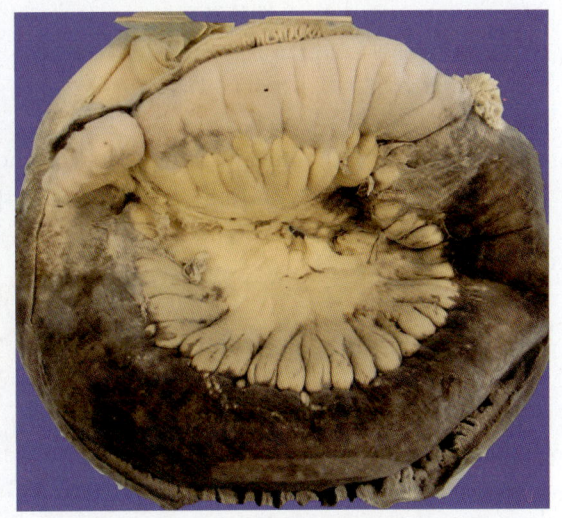

图 3-8 肠出血性梗死

小肠梗死区黑褐色,肿胀,与正常肠组织分界欠清

三、组织切片观察

1. 急性肺淤血(acute congestion of the lung)

(1) 低倍镜观察:肺结构完整,辨认支气管、血管和肺泡;肺泡壁增厚,肺小静脉充血,大

部分肺泡腔内充满均匀一致的淡红染物质(水肿液)(图3-9)。

(2) 高倍镜观察:肺泡壁毛细血管高度扩张充血,呈串珠样改变。水肿液内可见散在红细胞(漏出性出血)和巨噬细胞。

【思考】 请结合上述镜下所见解释急性肺水肿的临床特点。

2. 慢性肺淤血(chronic pulmonary congestion of the lung)

(1) 低倍镜观察:肺泡壁增厚,部分肺泡腔内见较多色素沉着细胞。

(2) 高倍镜观察:肺组织毛细血管和小静脉轻度扩张(不如急性肺淤血明显),肺泡间隔纤维结缔组织增生。肺泡腔内散在或聚集胞质内含棕黄色颗粒的巨噬细胞(心衰细胞)(图3-10)。

【思考】 慢性肺淤血的临床病理联系及其后果。

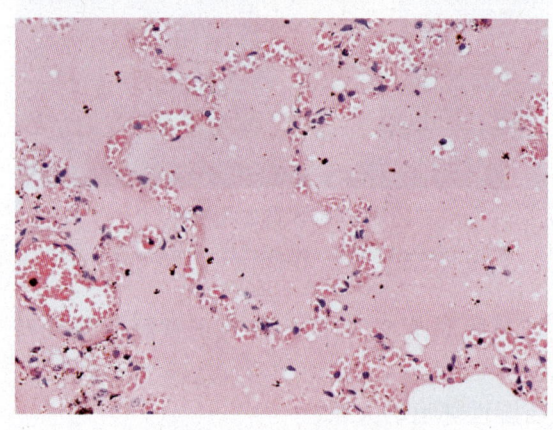 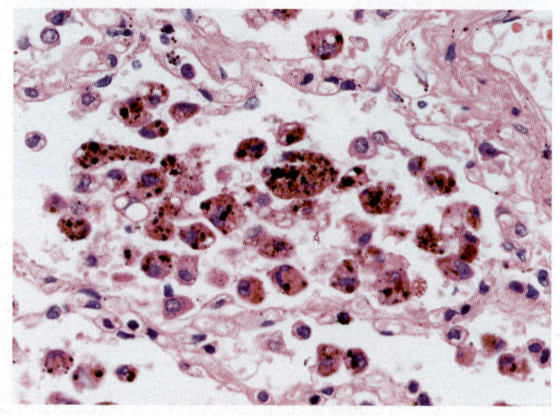

图 3-9 急性肺淤血
肺泡壁小静脉和毛细血管扩张充满红细胞,肺泡腔内填塞淡红均质水肿液和少许红细胞

图 3-10 慢性肺淤血
肺泡腔内较多巨噬细胞,细胞胞质内见棕黄色的含铁血黄素颗粒,肺泡壁血管扩张伴纤维组织增多

3. 慢性肝淤血(chronic congestion of the liver)

(1) 低倍镜观察:肝小叶结构尚存,小叶中央静脉及其周围的肝血窦显著扩张,充满红细胞(图3-11);小叶中央区肝细胞索不明显,小叶周边部肝细胞索较完整。

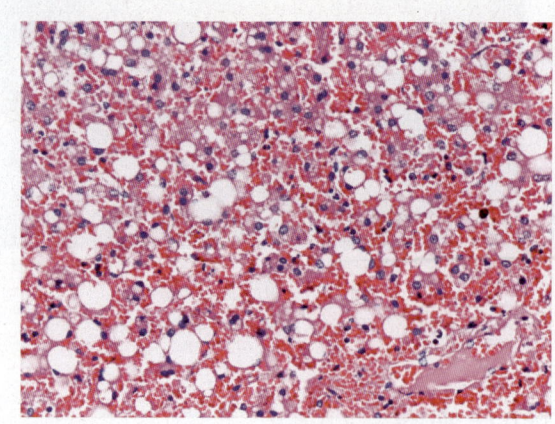

(2) 高倍镜观察:小叶中央区淤血严重,肝细胞萎缩或消失。小叶周边肝细胞明显脂肪变,细胞质内见大小不等的圆形空泡。

【思考】 请结合上述镜下所见解释慢性肝淤血形成槟榔肝的原因。

4. 混合血栓(mixed thrombus)

(1) 低倍镜观察:由粉红色珊瑚状血小板小梁和小梁间红染凝血区构成(图3-12)。

(2) 高倍镜观察:小梁由许多已崩解而凝集成颗粒状的血小板所组成,其边缘处有许多中性粒细胞及淋巴细胞附着;小梁之间的红色部分为纤维蛋白网罗大量红

图 3-11 慢性肝淤血
中央静脉(右下)和周围血窦扩张充满红细胞,小叶周边区肝细胞脂肪变

细胞和少量白细胞。

【思考】 请根据镜下改变解释混合血栓形成过程和大体形态特点。

5. 机化血栓(organized thrombus)

(1) 低倍镜观察：小血管横切面，管壁平滑肌层结构清楚，管腔内充填红染物，致血管腔阻塞(图3-13)。

(2) 高倍镜观察：管腔内组织大部分为毛细血管、成纤维细胞、淋巴细胞和巨噬细胞及部分纤维细胞；部分区域可见未机化的红色血栓残存；在机化血栓内和血栓与血管壁之间，可见大小不等的不规则形裂隙，并见内皮细胞覆盖，裂隙内可见红细胞。

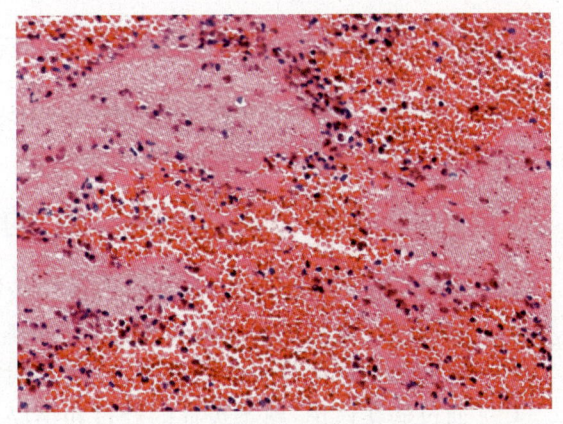

图3-12 混合血栓
粉红血小板小梁边缘较多白细胞附着，
小梁间为凝固的血细胞成分

【思考】 血栓机化再通后，血流能恢复正常吗？为什么？

6. 肾贫血性梗死(anemic infarct of the kidney)

(1) 低倍镜观察：肾组织，病变与正常组织分界明显，可见正常区域肾小球、肾小管和血管结构清楚；病变区域为一片红染物，无蓝染的细胞核结构，但可见肾小球、肾小管和血管的模糊轮廓(图3-14)。

(2) 高倍镜观察：病灶内肾小球、肾曲管和肾血管的细胞核大部分消失，部分可见核固缩和核碎裂的改变，但尚能辨认出它们的结构轮廓；与正常肾组织交界区可见炎症反应(血管扩张充血伴出血、炎细胞浸润)和肉芽组织生长。

【思考】 肾梗死的结局和临床病理联系。

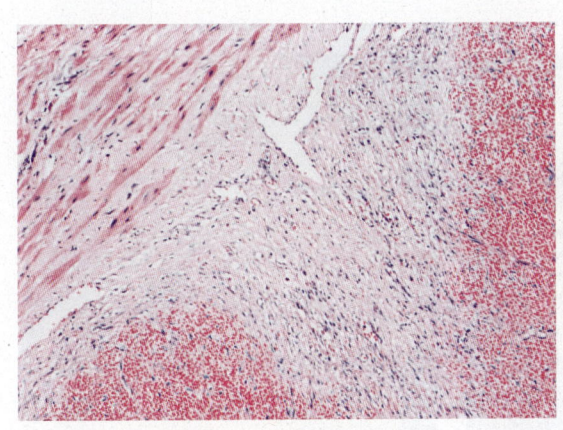

图3-13 机化血栓
血管腔内肉芽组织生长，已部分取代血栓成分，
管壁与机化血栓间见再通裂隙

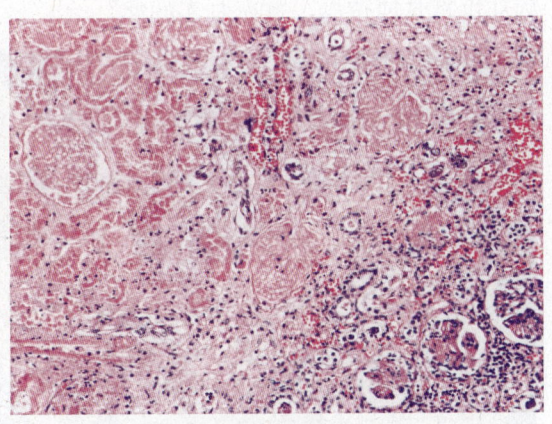

图3-14 肾贫血性梗死
坏死区肾结构轮廓尚存，与正常肾组织间分界清楚，
交界区充血伴炎细胞浸润

(李祖茂 王 琼)

第四章 炎 症

一、目 的 要 求

(1) 掌握炎症的基本病变,渗出液与漏出液的区别,炎性渗出的意义。
(2) 掌握急性炎症的病变特点及各种炎细胞的形态特点和功能。
(3) 掌握慢性增生性炎症的种类,性质及病变特点。
(4) 通过病案讨论,熟悉炎症的经过和结局。

二、大体标本观察

(一) 变质性炎症

1. 脾无反应性结核(military tuberculosis of the spleen)(图 4-1)
(1) 注意观察脾体积、形状有无改变?
(2) 表面:可见弥漫散在分布粟粒大、圆形、境界较清楚的灰白或灰黄色结节。
(3) 切面:病灶特点与分布同表面,注意从分布、质地方面与脾小体鉴别。

2. 肾干酪样坏死(caseous necrosis of kidney)
(1) 表面观:肾体积增大,表面凹凸不平,失去正常外形,被膜下灶性出血。
(2) 切面肾实质结构破坏,皮髓质分界不清,可见多个大小不等的灰黄色干酪样坏死灶,大部分坏死组织已脱落形成空洞,空洞内壁不光滑,有干酪样坏死物质附着(图 4-2)。病灶位置有何特点?肾盂有无病变?

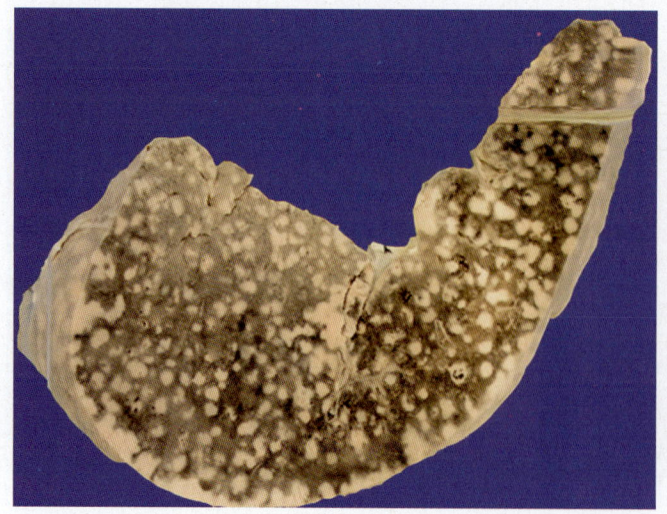

图 4-1 脾无反应性结核
灰黄色粟粒大小病灶弥漫性分布,境界清楚

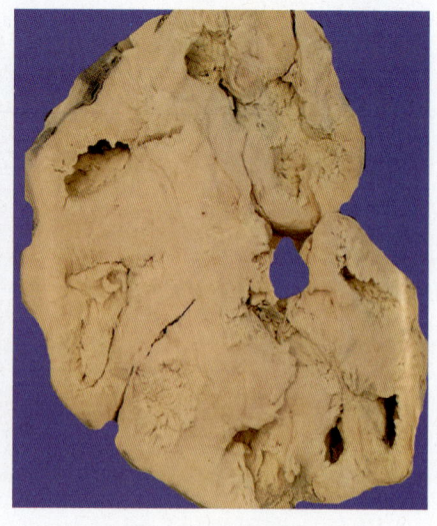

图 4-2 肾干酪样坏死
肾实质内见多个空洞,内壁不光滑

(3) 若附有输尿管,请观察有无病变。

(4) 肾结核可扩散到哪些器官？经何途径？

3. 阿米巴肝脓肿(amebic abscess of the liver)　肝体积增大，切面见肝内有一个或多个大小不等囊腔。腔内尚见破絮状、未彻底坏死液化的残留组织，囊内壁不光滑。

4. 流行性乙型脑炎(type B epidemic encephalitis)　仔细观察在脑的灰质部位可见如针头大缺损，病变严重者数个针头大状缺损可融合构成筛状组织缺损，此处即为变质所致。请比较其与脑贫血性梗死所致的液化性坏死灶有何不同？为什么？脑贫血性梗死是否也会引起炎症？

（二）渗出性炎症

1. 细菌性痢疾(bacillary dysentery)

(1) 病变主要累及乙状结肠和直肠。

(2) 病变肠段黏膜面有灰白色糠皮状假膜覆盖(图 4-3)，严重者可融合成片。

【思考】　假膜脱落后肠黏膜面有何改变？病灶之间黏膜是否正常？

2. 白喉(diphtheria)　在气管黏膜及咽喉部黏膜表面有灰白色膜状物（假膜）被覆(图 4-4)，咽喉部假膜与黏膜粘连较紧，而气管黏膜表面的假膜则较疏松，容易脱落，为什么？

【思考】　这些膜状物由什么成分构成？这些成分从何处来？

3. 纤维素性心包炎(fibrinous pericarditis)(图 4-5，图 4-6)　注意观察心外膜上的絮片状或绒毛状物，本标本又称"绒毛心"。这些絮片状物即为纤维蛋白，若用镊子牵拉，较容易揭下。为什么会有这样的形态特点？如果纤维素渗出过多，有何后果？

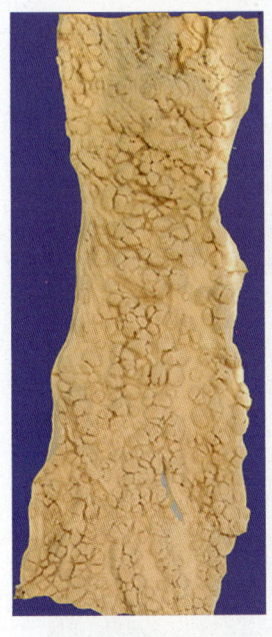
图 4-3　细菌性痢疾
肠黏膜皱襞表面被覆糠皮样假膜

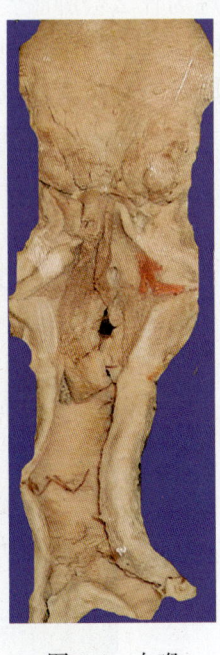
图 4-4　白喉
黏膜表面被覆假膜

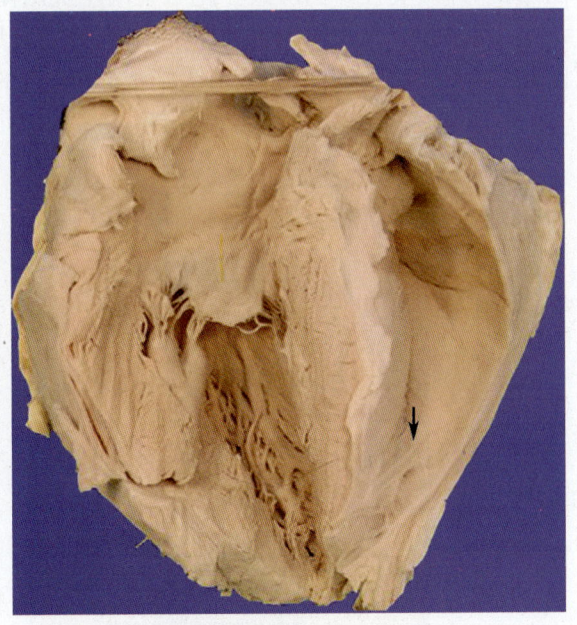
图 4-5　纤维素性心包炎
心尖处心包脏壁层之间纤维性粘连(↓)

4. 脑脓肿(abscess of brain)　冠状切面脑组织一块。表面血管扩张充血，脑沟变浅，脑回变宽变平。切面见近脑表面处有一个圆形规则脓腔，脓壁较厚，脓腔内部分脓液已流失,脓肿内壁不光滑,其上附着有黄白色坏死物(图 4-7)。

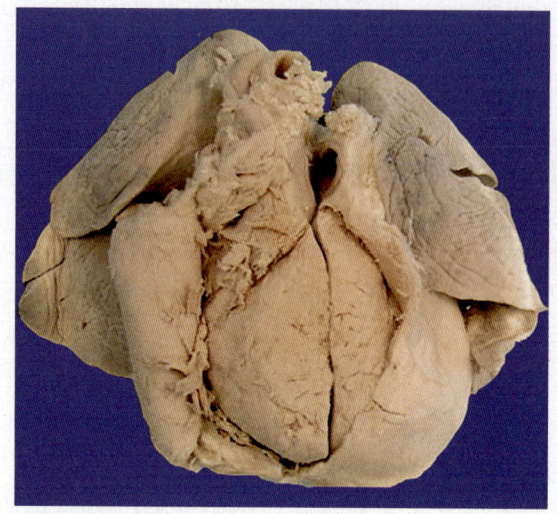

图 4-6　纤维素性心包炎
心包脏壁层表面被覆灰白色膜样脓性纤维素

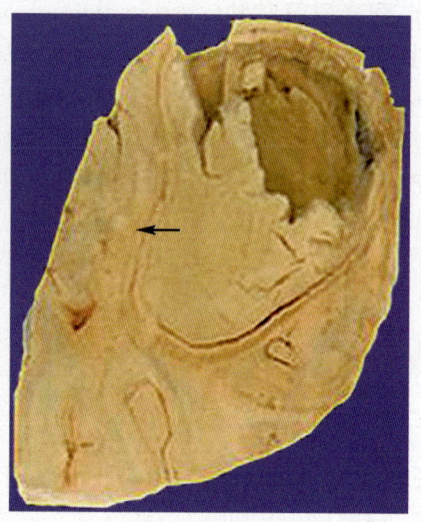

图 4-7　脑脓肿
示脓肿壁(←)及脓液

5. 急性化脓性阑尾炎(acute suppurative appendicitis)　标本为手术切除的阑尾,可见阑尾充血、肿胀,尤其阑尾尖端显著增粗,血管高度扩张充血,表面附有灰黄色混浊的脓液(图 4-8),即由炎性渗出所致。化脓性阑尾炎时阑尾为什么会肿胀?

6. 肝脓肿(abscess of the liver)　肝切面可见单个或多个圆形或卵圆形、灰黄色质软区(图 4-9),此即脓肿,有的脓液流失形成脓腔,有的脓肿有纤维膜包绕。

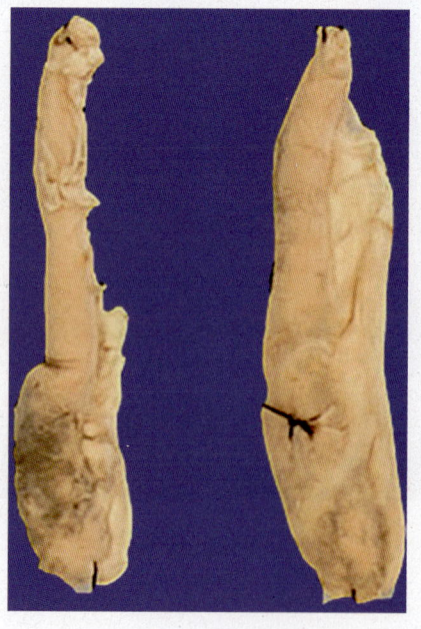

图 4-8　急性化脓性阑尾炎
阑尾尖端肿胀、血管高度扩张、充血,表面附有脓性渗出物

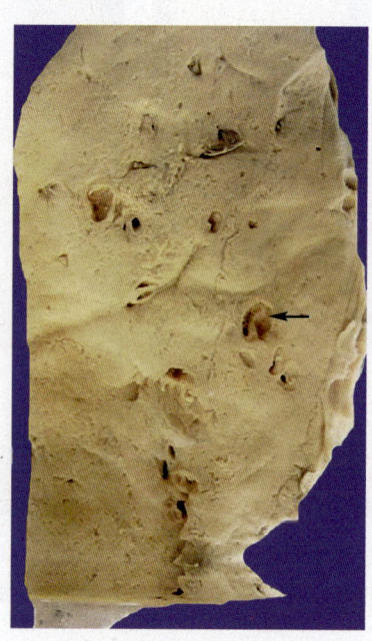

图 4-9　肝脓肿
示肝脏切面见多个小脓腔(←)

7. 肾流行性出血热(haemorrhagic fever of the kidney)

(1) 表面观肾脏体积增大，表面光滑，可见暗褐色点状出血。

(2) 切面皮髓质分界清楚，髓质弥漫性出血呈黑色，肾盂黏膜点片状出血(图 4-10)。

8. 钩端螺旋体病(leptospirosis)

(1) 肺体积增大，边缘圆钝，呈深褐色。

(2) 切面：肺组织有多数暗红色斑块状出血区，有的出血严重致整叶肺呈黑色，质地变实(图 4-11)。出血性炎症发生的机制是什么？与出血有何不同？

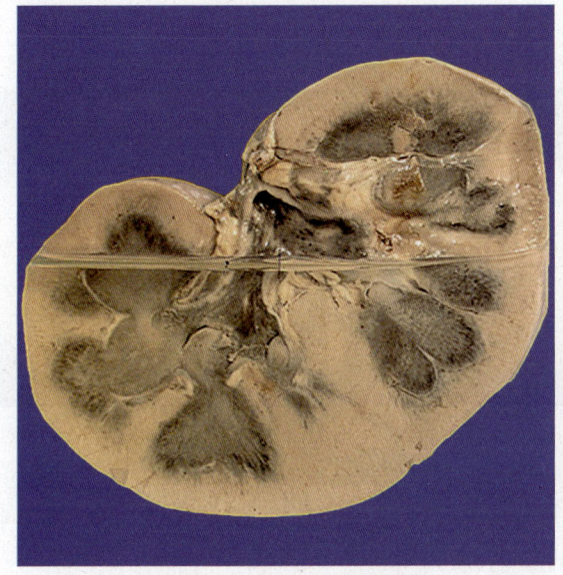 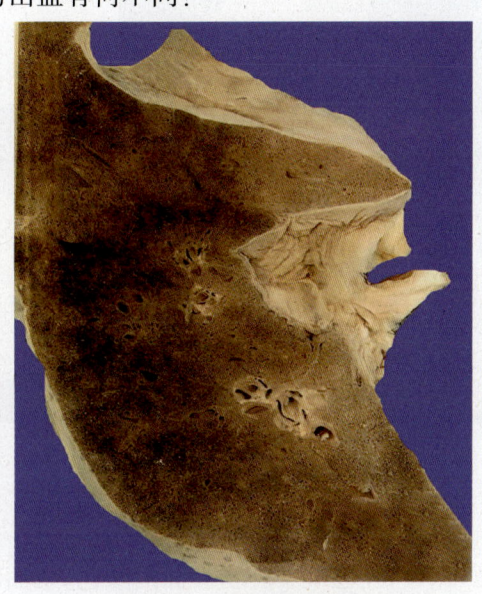

图 4-10 肾流行性出血热　　　　　　　图 4-11 钩端螺旋体病
肾髓质及肾盂弥漫出血呈黑色　　　　　肺实质斑片状出血呈黑褐色，实性

(三) 慢性增生性炎症

1. 慢性胆囊炎(chronic cholecystitis)(图 4-12，图 4-13)　胆囊体积可有增大，胆囊壁增厚，黏膜面粗糙。这种变厚、变粗糙主要由于什么引起？这样的胆囊功能如何？

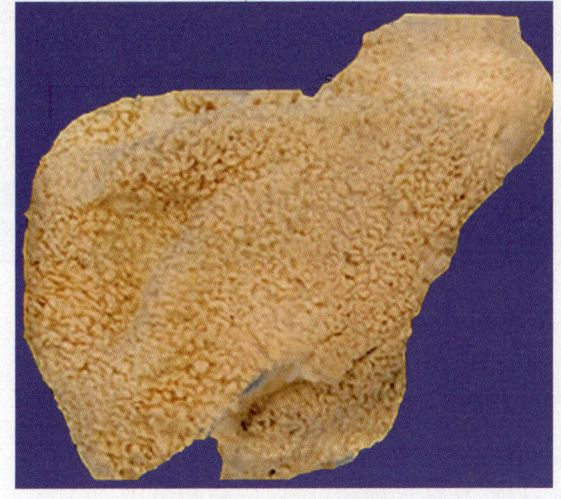 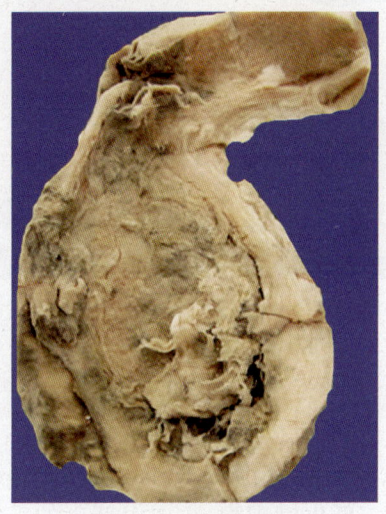

图 4-12 慢性胆囊炎　　　　　　　　图 4-13 慢性胆囊炎
胆囊黏膜正常结构消失而变得粗糙，壁增厚　　　胆囊壁增厚、黏膜消失

2. 胆囊息肉(polyp of gallbladder)(图 4-14) 注意观察黏膜面息肉的大小、形态、分布及蒂的粗细、长短等。

3. 子宫颈息肉(polyp of cervix) 在子宫颈外口处可见一根部带蒂的新生物,表面光滑,根部与子宫颈管黏膜相连(图 4-15)。

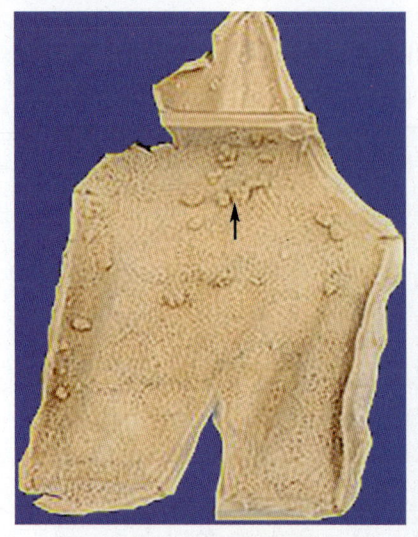
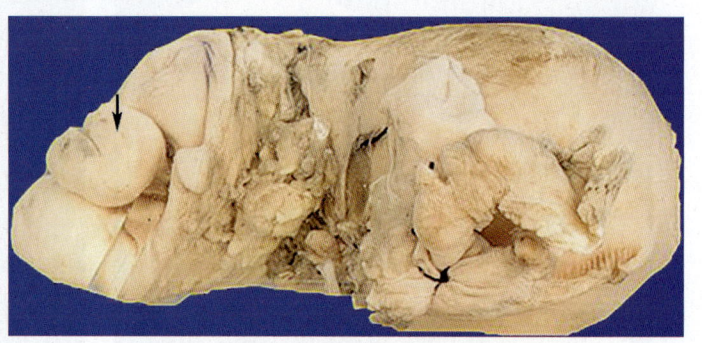

图 4-14 胆囊息肉
胆囊黏膜面多发性桑葚样息肉(↑)

图 4-15 子宫颈息肉
与宫颈管有蒂相连的赘生物突出于宫颈外口(↓)

4. 子宫内膜息肉(endometrial polyp) 在子宫体下段,可见一根部带蒂的新生物(图 4-16),注意观察肿物表面的颜色,切面的颜色、质地等。

5. 肠炎性息肉(inflammatory polyp of the colon) 结肠一段,其黏膜面有一约 2cm×2.5cm×3cm 肿物,有一蒂与黏膜相连(图 4-17)。

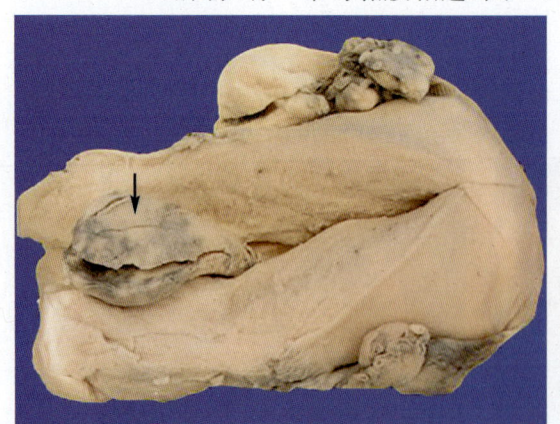
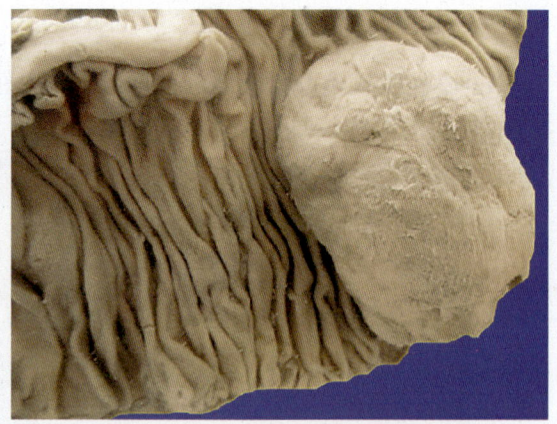

图 4-16 子宫内膜息肉
子宫内膜面根部带蒂的赘生物(↓)

图 4-17 肠炎性息肉
肠黏膜面灰白色根部带蒂的赘生物

三、组织切片观察

1. 炎性肉芽组织(inflammatory granulation tissue)

(1) 低倍镜观察:主要由新生的毛细血管、各种炎细胞、成纤维细胞组成。

(2) 高倍镜观察:重点观察各种炎细胞的形态特点:①中性粒细胞:胞质呈淡红色,胞核有 3～5 个分叶,或呈杆状。②嗜酸粒细胞:胞质内有较多嗜伊红粗颗粒,胞核一般有 2 个圆形分叶。③淋巴细胞:较中性粒细胞小,胞质很少,细胞核呈圆形、深染。④浆细胞:卵圆形,核圆形,位于细胞一端,核染色质分布呈轮辐状。胞质较多,呈浅蓝色,近核处有一新月形空晕区。⑤单核细胞:较中性粒细胞大,胞质丰富,核呈圆形或肾形,常偏于细胞一侧(图 4-18)。

【思考】 上述各种炎细胞在炎症反应中有什么意义?

2. 肺脓肿(abscess of lung)

(1) 肉眼观察:可见一个或多个致密深染病灶。

(2) 低倍镜观察:病灶区原有组织结构完全破坏,大量炎细胞浸润。

(3) 高倍镜观察:病灶区为大量变性坏死的中性粒细胞及破碎的细胞核(即脓细胞)(图 4-19),病灶周围有何变化?有无脓肿膜形成?

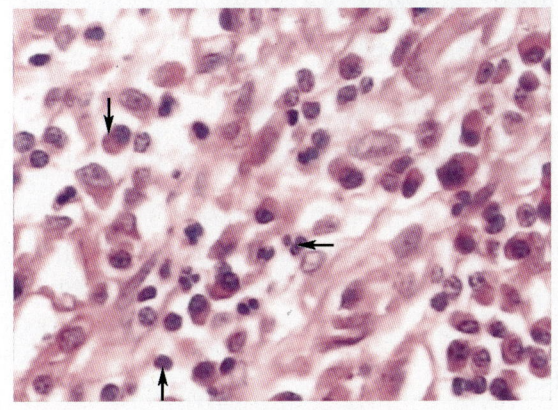

图 4-18 炎性肉芽组织
示浆细胞(↓),示中性粒细胞(←),示淋巴细胞(↑)

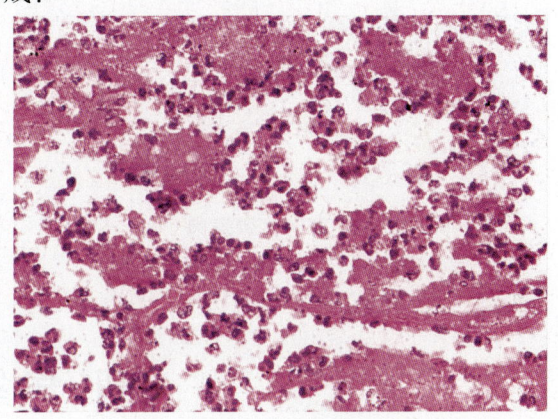

图 4-19 肺脓肿
图中显示坏死组织、脓细胞及炎细胞

3. 急性化脓性阑尾炎(acute suppurative appendicitis)

(1) 低倍镜观察:由黏膜至浆膜各层皆有大量炎细胞弥漫浸润,阑尾腔内可见脓液,黏膜可有坏死脱落,阑尾壁充血、水肿。浆膜面亦可见炎性渗出物(图 4-20)。

(2) 高倍镜观察:阑尾腔脓液主要是脓细胞、中性粒细胞、脱落坏死的黏膜组织、浆液等,阑尾壁各层的炎细胞主要是中性粒细胞(图 4-21),此型炎症能否痊愈?为何浆膜组织中可见大量炎细胞浸润?

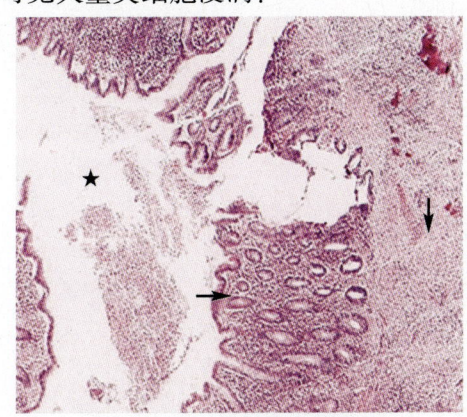

图 4-20 急性化脓性阑尾炎
阑尾腔内充满脓液(★),浆膜层(→)及
黏膜下层(↓)均有大量炎细胞浸润

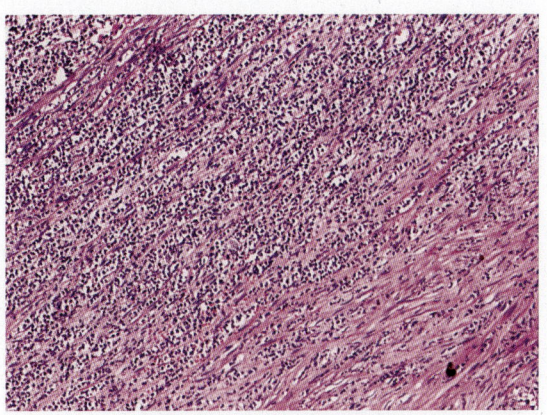

图 4-21 急性化脓性阑尾炎
肌层内大量炎细胞浸润,以中性粒细胞为主

4. 子宫颈息肉(polyp of cervix)　宫颈息肉表面覆盖增生鳞状或柱状黏膜上皮,上皮下为增生的肉芽组织、疏松结缔组织以及宫颈腺体(图 4-22)。有时可见腺上皮细胞鳞化。

5. 异物肉芽肿(foreign body granuloma)(图 4-23)　注意观察是何种异物,在异物的周围有多少不等的上皮样细胞、异物多核巨细胞(细胞核呈无规律分布)、浸润的淋巴细胞和成纤维细胞等包绕。

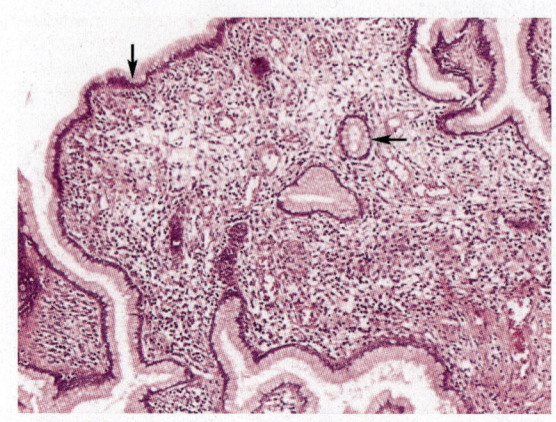

图 4-22　宫颈息肉
表面被覆腺上皮细胞(↓),上皮下为增生
肉芽组织和宫颈腺体(←)

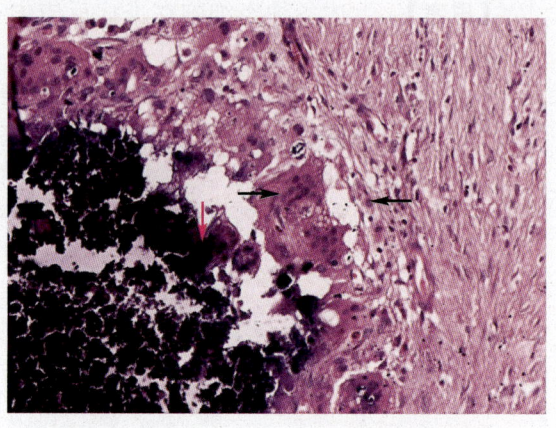

图 4-23　异物肉芽肿
大量钙化异物(↓)周围多量异物巨细胞(→)、上皮样细胞(←)包绕,并伴有淋巴细胞浸润和纤维组织增生

四、病 案 分 析

患者,男,32 岁。主诉:左足踇趾跌伤化脓,在未消毒下小刀自行切开引流。入院前二天即感畏寒发烧,局部疼痛加剧,因高烧卧床,神志不清,急诊入院。入院后病情持续恶化,经多方抢救无效,死亡。

【讨论】
1. 死者生前患有哪些疾病?
2. 这些疾病(病变)是如何发生、发展的?
3. 通过讨论,请归纳出炎症的结局有哪些,本例属于何类结局?

(刘　钧　寒顺海)

第五章　肿　瘤

一、目的要求

（1）掌握肿瘤的概念；肿瘤性增生与非肿瘤性增生的区别；肿瘤的一般形态与结构；肿瘤的分化与异型性；肿瘤的生长与扩散；肿瘤对机体的影响；良性肿瘤与恶性肿瘤的区别；肿瘤的命名原则及分类；癌和肉瘤的区别；癌前病变、非典型性增生及原位癌的概念。

（2）熟悉常见肿瘤的好发部位、形态特点及生长特性；常见的癌前病变。

（3）了解肿瘤的病因和发病学；恶性肿瘤的浸润和转移机制；常用的肿瘤病理检查方法。

二、大体标本观察

（一）观察要点

1. 肿瘤的数目　肿瘤可以只有一个，也可呈多发性。

2. 肿瘤的大小　与肿瘤性质、发生部位及生长时间长短有一定关系。

3. 肿瘤的形状　与发生部位、组织来源、生长方式和肿瘤的良、恶性有密切的关系。肿瘤的形状多种多样，有乳头状、菜花状、绒毛状、蕈伞状、息肉状、结节状、分叶状、浸润性包块状、弥漫肥厚状、溃疡状、囊状等形状。

4. 肿瘤的颜色　取决于肿瘤的组织来源、有无继发改变和间质血管的多少。

5. 肿瘤的质地　与肿瘤的组织来源、肿瘤实质与间质的比例以及有无变性坏死等有关。

6. 包膜　良性肿瘤一般有，恶性肿瘤通常无。

（二）第一组标本：良性肿瘤

1. 皮肤乳头状瘤（papilloma of skin）

（1）肿瘤呈外生性生长，突出于皮肤表面，根部可有蒂与正常组织相连。肿瘤表面有多个大小不一的结节突起，桑葚样（图5-1）。

（2）切面肿瘤呈分支状，以较窄的蒂与正常组织连接，可见两层结构，表面为灰黄色（为上皮组织），中心部为灰白色（为纤维组织）。

2. 肠多发性息肉状腺瘤（multiple polypous adenoma of intestine）

（1）肠黏膜面见多个息肉状肿物，大小不一，均突向肠腔，有的根部有细窄的蒂与肠黏膜相连（图5-2）。

（2）切面肿瘤未向肠壁深层浸润，无分支。

3. 子宫平滑肌瘤（leiomyoma of uterus）

（1）子宫增大变形，在子宫肌壁间和（或）黏膜下、浆膜下，见单个或多个球形肿瘤结

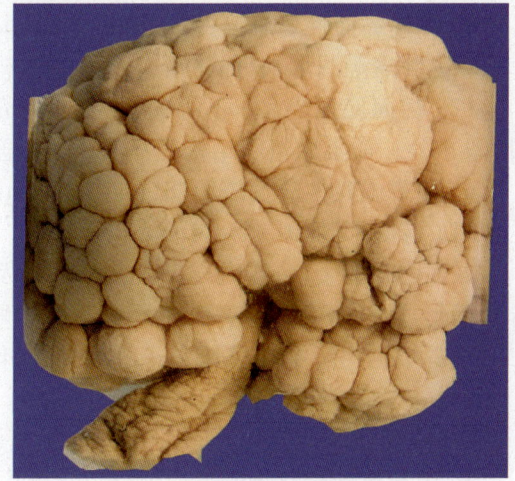

图5-1　皮肤乳头状瘤

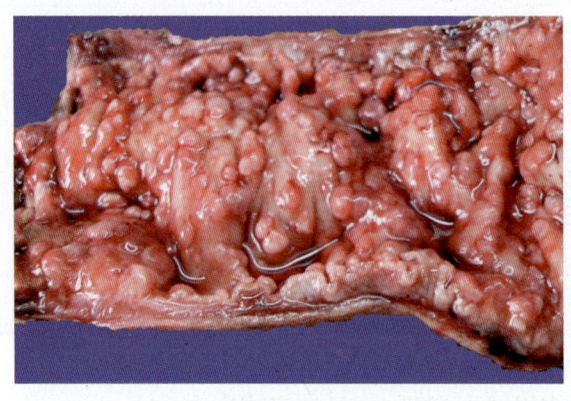

节,大小不一,界限清楚。黏膜下的平滑肌瘤可呈息肉状向宫腔突出,并有一蒂与宫壁相连,肿瘤甚至可垂至宫颈外口。

(2) 切面结节呈灰白色,质韧,肌纤维条索致密、纵横交错呈编织状或漩涡状排列(图 5-3)。周围正常平滑肌组织受压萎缩形成假包膜。

4. 脂肪瘤(lipoma)

(1) 肿瘤呈球形或椭圆形,或分叶状,表面光滑,有灰白色、菲薄、完整的纤维包膜(图 5-4)。

图 5-2 肠多发性息肉状腺瘤

(2) 切面淡黄色,似脂肪组织,质软,油腻感,其间杂有灰白色的较细的纤维条索。

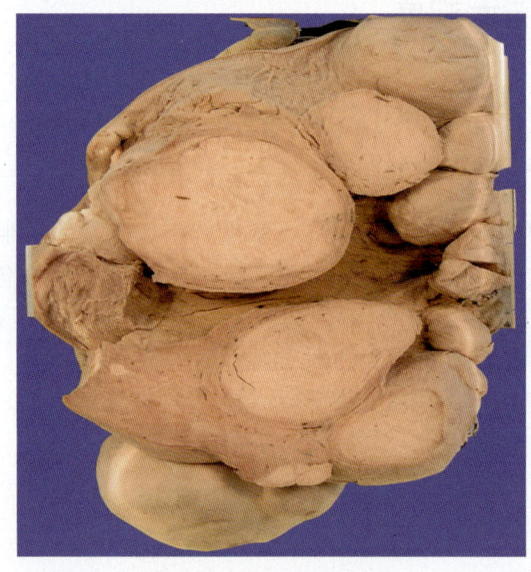
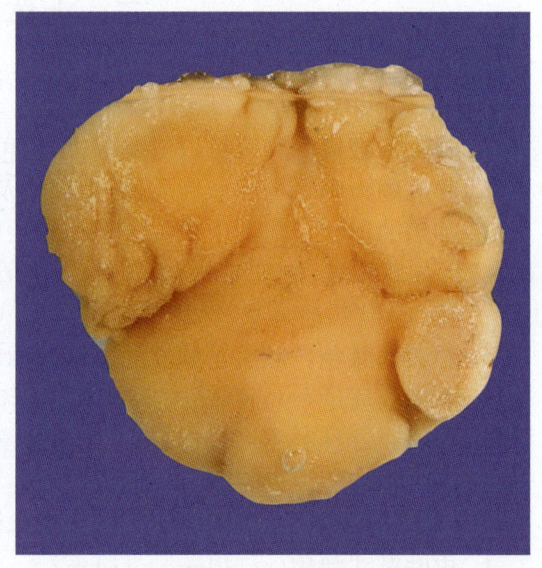

图 5-3 子宫平滑肌瘤　　　　　　　　图 5-4 脂肪瘤

5. 卵巢黏液性囊腺瘤(mucinous cystadenoma of ovary)

(1) 肿瘤椭圆形,表面光滑。

(2) 切面见多个大小不等的囊腔,囊内充满蛋清样物或白色透明的胶冻样黏液,内壁光滑(图 5-5)。卵巢原组织结构受压萎缩、甚至消失。

6. 卵巢成熟性囊性畸胎瘤(mature cystic teratoma of ovary)

(1) 椭圆形肿物一个,表面光滑。

(2) 切面呈囊状,囊内充满淡黄色皮脂及毛发(图 5-6)。囊壁大部分光滑,厚薄不一,部分囊壁形成一突向腔内的结节(即为头节),可见毛发、牙齿、骨和脂肪组织等。

请总结这组标本在生长方式、形态上有什么共同及各自特点?

(三) 第二组标本:恶性肿瘤

1. 手背皮肤鳞状细胞癌(squamous cell carcinoma of skin in the dorsum of hand)

(1) 手背处有一菜花状肿块,肿块表面有坏死,粗糙不平(图 5-7)。

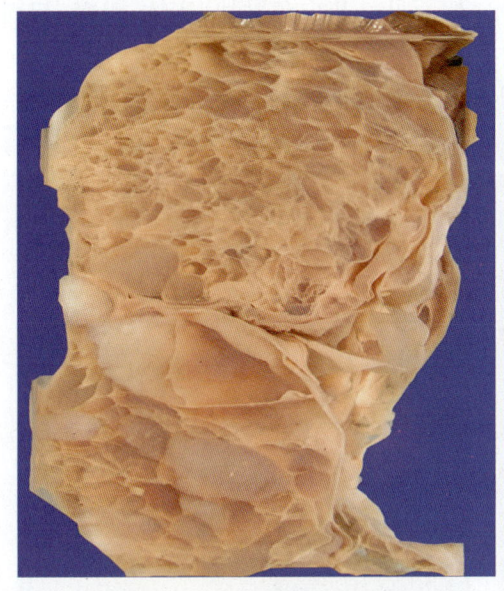
图 5-5 卵巢黏液性囊腺瘤

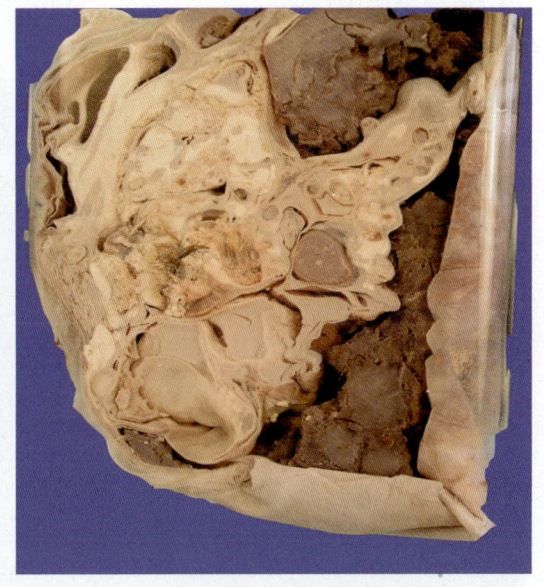
图 5-6 卵巢成熟性囊性畸胎瘤

（2）切面见肿瘤组织呈灰白色，实性，向下浸润生长，与正常组织分界不清。

2. 溃疡型胃癌（ulcerative carcinoma of stomach）

（1）黏膜面见一个较大的溃疡型肿块，形状不规则，溃疡边缘明显隆起，底部高低不平，可伴有坏死出血（图 5-8）。

（2）切面癌组织呈灰白色，浸润性生长，可侵及浆膜。

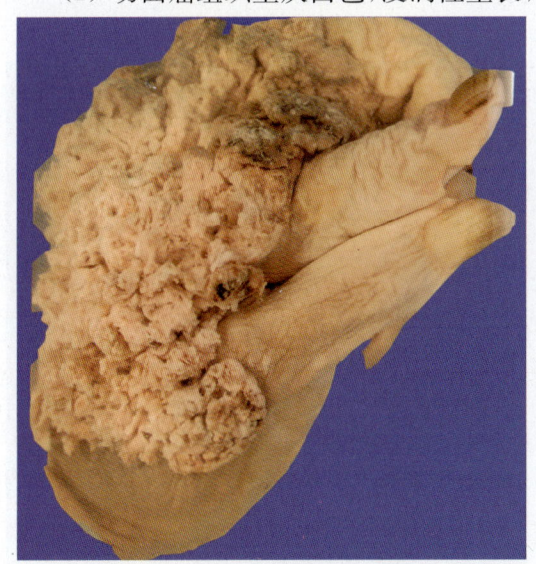
图 5-7 手背皮肤鳞状细胞癌

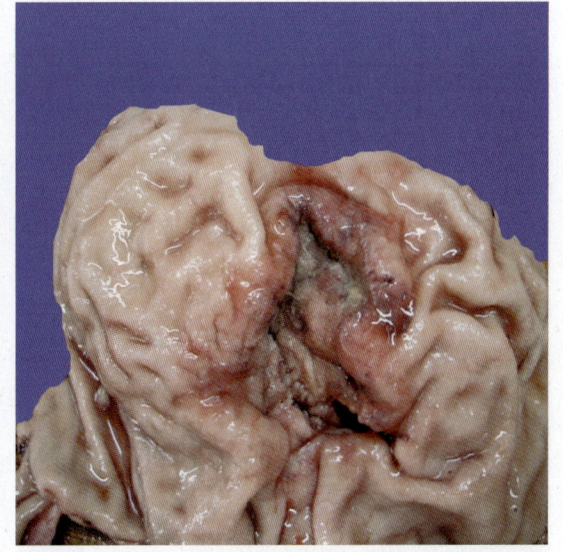
图 5-8 溃疡型胃癌

3. 乳腺癌（carcinoma of breast）

（1）乳头略下陷，其周围皮肤呈橘皮样改变。

（2）切面见一不规则形灰白色肿块，实性，较粗糙，肿块边缘见其粗细不等、长短不一的灰白条索侵入周围组织，与周围组织分界不清（图 5-9）。

4. 原发性肺癌(primary carcinoma of lung)　切面见一灰白色肿块,实性,粗糙,与周围组织分界不清楚(图5-10)。

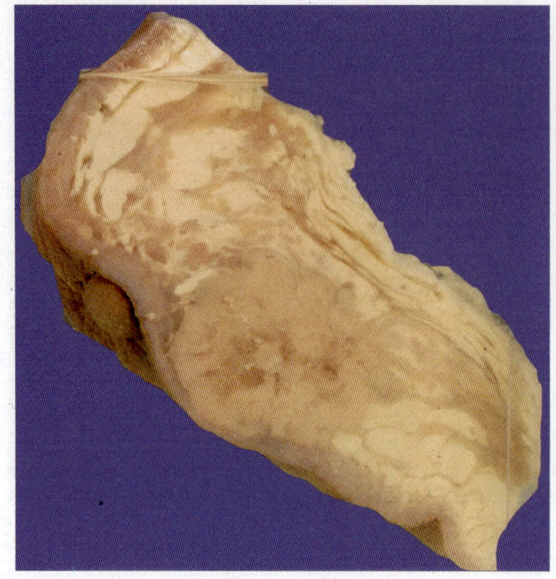

图5-9　乳腺癌

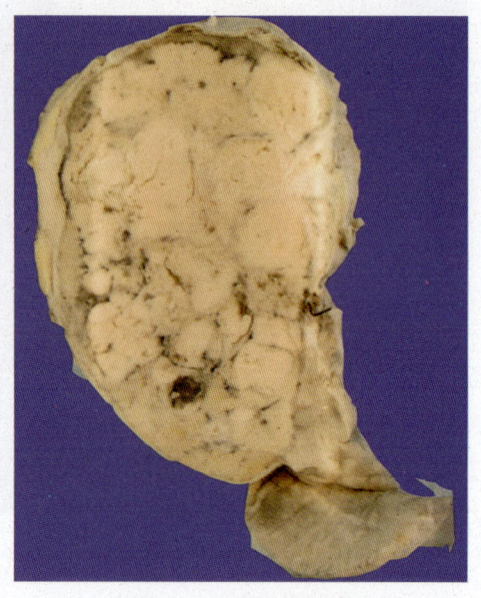

图5-10　原发性肺癌

5. 肾癌(renal carcinoma)　肾脏实质可见一实性圆形肿物,切面呈红、黄、白等多种颜色交错的多彩状,常有假包膜(图5-11)。

6. 骨肉瘤(osteosarcoma)　长骨一端见梭形肿块,切面见瘤组织呈灰白、灰红色,湿润,质地均匀,鱼肉状,正常骨组织已被破坏,并侵犯骨髓腔、骨皮质及周围软组织,可有出血坏死(图5-12)。

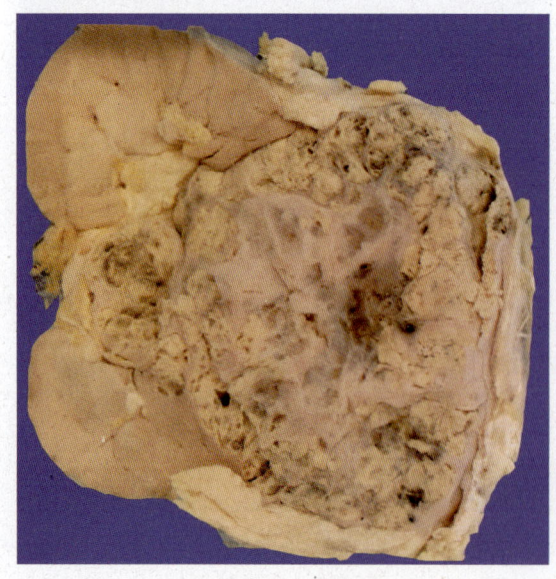

图5-11　肾癌
结节呈多彩状,分界清楚

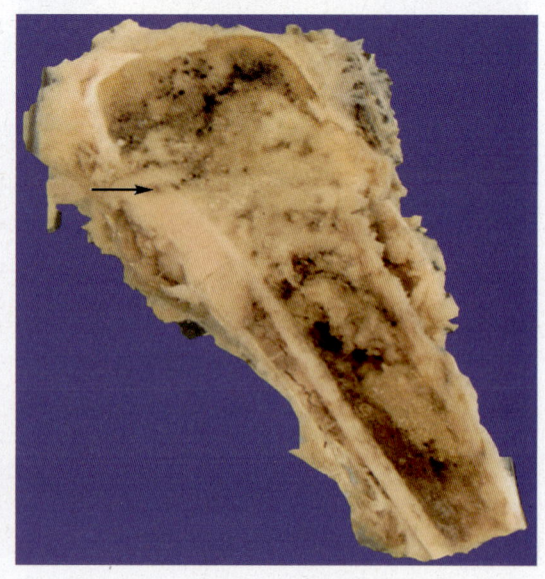

图5-12　骨肉瘤
肿瘤组织侵犯并破坏骨皮质(→)

7. 转移性肺癌(metastatic carcinoma of lung)
(1)肺表面可见散在的大小不等的灰白结节,稍隆起,境界清楚。

（2）切面见结节呈灰白色，无包膜，可伴有出血坏死。结节间的肺组织无明显病变。
请总结这组标本在生长方式、形态上有什么共同及各自特点？

三、组织切片观察

（一）观察要点

（1）先用肉眼观察肿瘤在切片中的位置、形状及其与正常组织的关系。

（2）用低倍镜观察肿瘤的组织结构，即瘤细胞排列、层次、极性；肿瘤实质与间质的关系；有无继发改变（出血、坏死等）。

（3）用高倍镜仔细观察肿瘤细胞的形态和排列特点，结合组织结构，分析其组织来源，并与起源组织作比较，判断异型性大小，从而判断肿瘤的良恶性。

（二）第一组切片：良性肿瘤

1. 皮肤乳头状瘤（papilloma of skin）

（1）肉眼观察：可见乳头状或圆形、卵圆形团块。

（2）低倍镜观察：每个树枝状突起即为一个乳头，乳头表层为增生的鳞状上皮细胞覆盖，基底膜完好。乳头的轴心为结缔组织和血管，有少数炎细胞浸润（图 5-13）。真皮内可见汗腺、毛囊等皮肤附属器。

（3）高倍镜观察：肿瘤细胞（复层鳞状上皮细胞）的排列和细胞形态与正常皮肤相似（即细胞异型性不明显），主要为组织结构异型性（呈外生乳头状）。

2. 肠腺瘤（adenoma of intestine）

（1）肉眼观察：可见息肉状团块。

（2）低倍镜观察：腺瘤与正常肠黏膜连续，表面为增生的肠上皮，上皮下为增生的肠腺。瘤体中腺体数量增多，腺体大小不等，排列紊乱，其间是纤维结缔组织间质，伴有炎细胞浸润（图 5-14）。

（3）高倍镜观察：腺上皮为高柱状的黏液细胞，细胞形态、大小较一致，排列整齐，核位于基底部，胞质充满黏液，与正常腺上皮相似。可见杯状细胞。

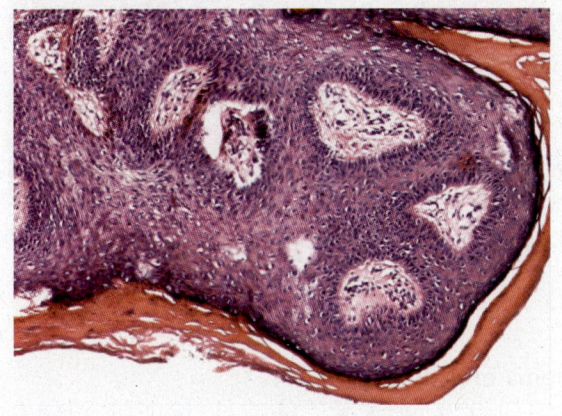

图 5-13　皮肤乳头状瘤

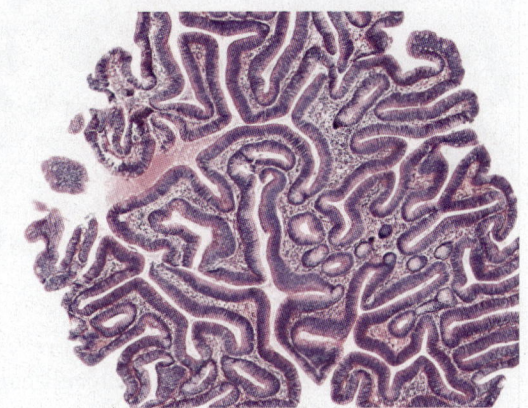

图 5-14　肠腺瘤

3. 子宫平滑肌瘤（leiomyoma of uterus）

（1）肉眼观察：可见边界清楚的结节。

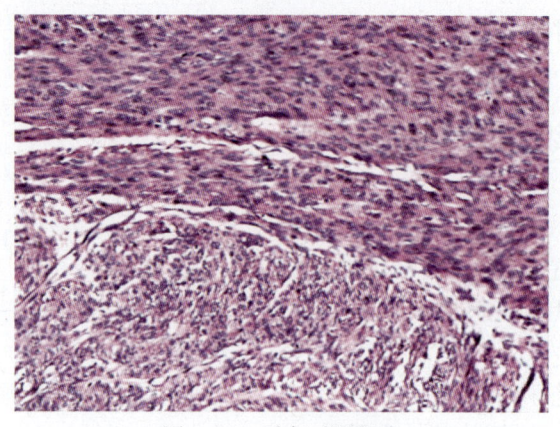

（2）低倍镜观察：肿瘤的实质由增生的平滑肌细胞组成，细胞排列成束状，纵横交错（图 5-15）。其间质为血管、结缔组织。平滑肌瘤无包膜，周边为受压萎缩的平滑肌所围绕。

（3）高倍镜观察：瘤细胞分化好，形态一致，与正常平滑肌细胞相似，为长梭形，胞质丰富，核呈长杆状，两端略钝圆。

请总结这组切片在形态上有什么共同及各自特点？

图 5-15　子宫平滑肌瘤

（三）第二组切片：恶性肿瘤

1. 宫颈癌细胞学涂片（carcinoma cytologic smear of cervix）

（1）低倍镜观察：在散在的红细胞和炎细胞中，见单个大细胞或大细胞团，即为肿瘤细胞。

（2）高倍镜观察：癌细胞成堆或散落分布，大小不等，形态不一（长梭形或圆形或多边形）；核相对大，核浆比例增大，形态不规则，核染色质浓密（图 5-16）。有时胞质可见角化蛋白。

2. 宫颈原位癌（carcinoma in situ of cervix）

（1）低倍镜观察：鳞状上皮全层癌变，基底膜完好，黏膜下无癌组织。若黏膜腺体癌变，仍未突破腺体基底膜向周围浸润，此时称原位癌累及腺体。

（2）高倍镜观察：瘤细胞极向紊乱，异型性明显，但基底膜完好（图 5-17）。

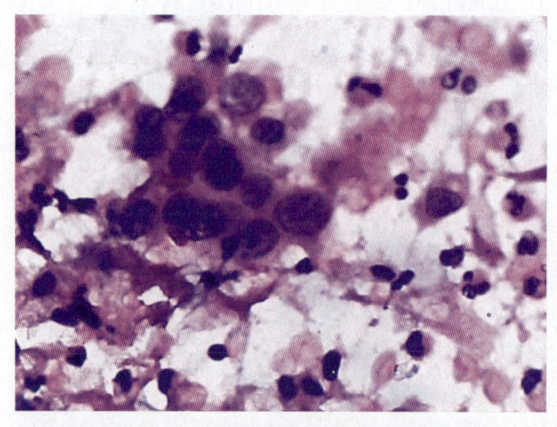

图 5-16　宫颈涂片

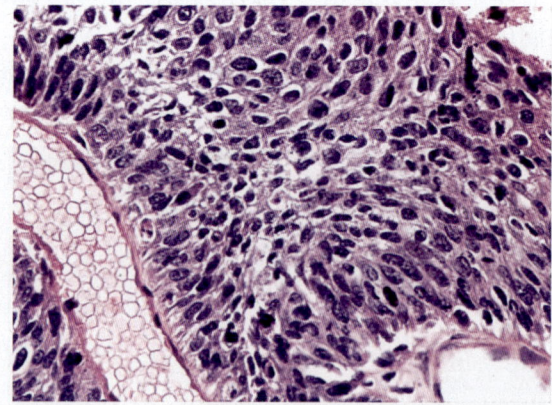

图 5-17　宫颈原位癌

3. 食管鳞状细胞癌（squamous cell carcinoma of esophagus）

（1）低倍镜观察：鳞状细胞异常增生，形成大小不等、形态不一的癌巢，可破坏、浸润食管壁各层。癌巢周围为结缔组织和血管，其内可有炎细胞浸润。在癌旁可见正常食管壁的四层结构。

（2）高倍镜观察：分化较好者，癌巢细胞近似正常鳞状上皮，由外向内观察，外层为基底层样细胞,内层细胞似棘细胞,多边形,体积大,镶嵌排列,部分细胞间可见细胞间桥,癌巢中心可有葱皮状红色角化物质,称为癌珠或角化珠(图5-18);分化较低者,细胞大小、形状及排列均不规则,特别是核大、深染,核质比例显著异常,可见病理性核分裂。肿瘤间质内可有较多的炎细胞浸润,中性粒细胞浸润常与肿瘤坏死和继发感染有关。

4. 肠腺癌(carcinoma of intestine)

(1)低倍镜观察:可见一侧为正常管壁,一侧已被癌组织取代。癌组织可呈形状、大小极不规则的腺样结构,排列紊乱,可破坏、浸润肠壁各层(图5-19)。与间质分界清楚。

(2)高倍镜观察:分化较好者,癌细胞可呈腺样结构,单层或多层排列,极性紊乱。细胞异型性明显,多数癌细胞呈柱状或立方状,细胞核大、深染,可见较多病理性核分裂。部分腺腔中见大量坏死脱落的癌细胞。分化较差者,癌细胞呈条索状或团块状。肿瘤间质内可有较多的炎细胞浸润。

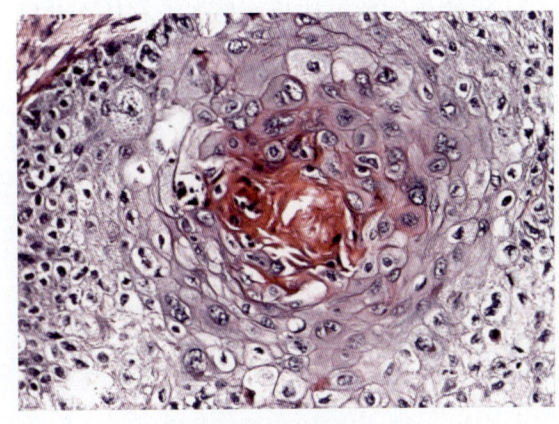

图5-18 食管鳞状细胞癌

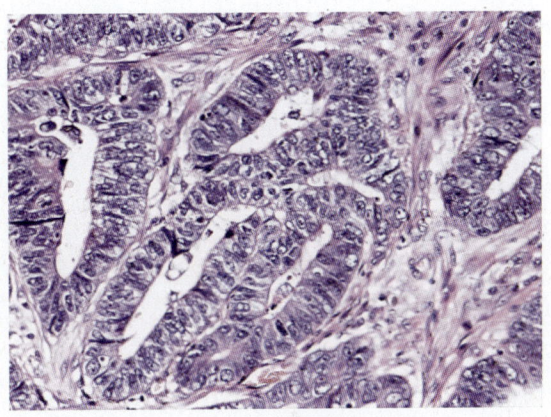

图5-19 肠腺癌

5. 平滑肌肉瘤(leiomyosarcoma)

(1)低倍镜观察:瘤组织由纵横交织呈束状或漩涡状排列的平滑肌细胞组成,但瘤细胞密度和紊乱排列皆较平滑肌瘤更明显。实质与间质分界不清,间质血管较丰富。可见出血坏死。

(2)高倍镜观察:瘤细胞较大,呈梭形或椭圆形,有明显异型性,核大、深染,形状不规则,核膜厚(图5-20),核分裂易见,可见瘤巨细胞和较多病理性核分裂。

6. 骨肉瘤(osteosarcoma)

(1)低倍镜观察:瘤细胞大小形态不一,弥漫分布,无巢状结构。

(2)高倍镜观察:瘤细胞形态多样,呈梭形或圆形,核大、深染,核仁明显,可有瘤巨细胞,易见病理性核分裂,瘤细胞间可见红染条索状骨样组织——肿瘤性骨小梁(图5-21)。

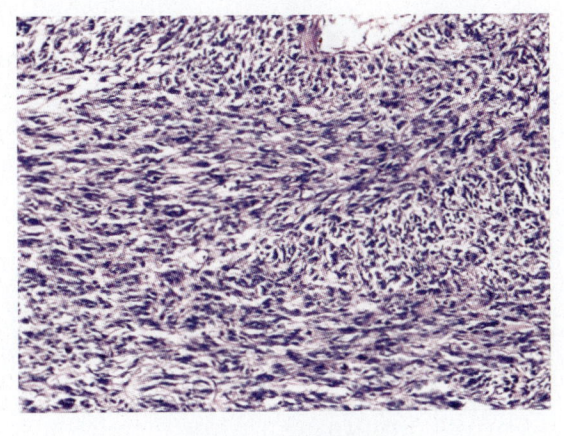

图5-20 平滑肌肉瘤

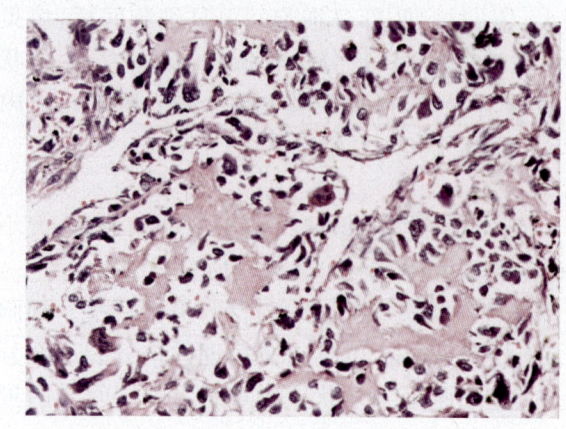

图 5-21 骨肉瘤

及各自特点?

7. 淋巴结转移性腺癌（lymphatic metastasis of adenocarcinoma）

（1）低倍镜观察：淋巴结结构可部分或全部被破坏，由癌组织取代。如为早期转移，仅在边缘窦见癌组织。肿瘤细胞排列成大小不等、形态不一的腺管样结构。

（2）高倍镜观察：癌细胞可呈多层排列，极向紊乱。细胞异型性明显，多数癌细胞呈柱状或立方状，细胞核大深染，可见较多病理性核分裂。部分腺腔中见大量坏死脱落的癌细胞。

请总结这组切片在形态上有什么共同

（何欣蓉 谢贤镛）

第六章 心血管系统疾病

一、心血管系统标本观察方法

1. 心脏 正常心脏呈前后略扁的圆锥形,大小与本人右拳相似。男性重约270g,女性重约240g。心内、外膜光滑,左室肌壁厚0.8～1.2cm,右心室壁厚约0.3～0.4cm,各瓣膜周径:二尖瓣为10cm,三尖瓣为12cm,主动脉瓣为7.5cm,肺动脉瓣为8.5cm。瓣膜菲薄,腱索细长,有弹性。

肉眼主要观察心脏的大小、形态及心外膜的色泽、光滑度。剖面:观察各心腔有无扩张,心肌壁的厚度、色泽及质地,有无梗死、出血及瘢痕病灶。心内膜是否光滑,有无出血灶及附壁血栓;各瓣膜周径有无改变,瓣膜有无水肿、增厚及变硬,有无赘生物附着(如有,则注意其大小、形态、数量、颜色及排列情况),瓣膜有无破溃、穿孔,瓣膜之间有无粘连;与瓣膜相连的腱索有无增粗、缩短或融合;乳头肌有无肥大,房间隔、卵圆孔是否闭锁,心室间隔有无缺损;冠状动脉开口及行程有无病变。

光镜观察:注意心壁各层有无炎症? 其特征性病变为何? 心肌细胞有无增粗、变细? 胞质横纹是否清晰;心内膜内皮细胞完整否? 瓣膜赘生物的组成成分是什么?

2. 血管 肉眼观察:注意血管外形改变(如囊状突出、梭形膨大、弯曲、结节等),管壁厚度、硬度有何改变;血管内膜光滑否,有无斑块及血栓。

镜下观察:注意血管内皮细胞是否完整,内膜有无增厚及异物沉积,弹力纤维是否断裂、增多或减少,中膜平滑肌细胞有何改变,管壁各层是否有炎症病变,管腔有无狭窄等。

二、目 的 要 求

(1) 掌握风湿病的基本病变,风湿性心脏病的病变特点;心瓣膜病时血流动力学改变;原发性高血压的各期病变特点,心、脑、肾等器官的病变及临床后果;动脉粥样硬化的基本病变,冠心病的病变特点及后果。

(2) 熟悉感染性心内膜炎的病变特点及后果。

(3) 了解心肌炎、心肌病的概念,病变及其后果。

三、大体标本观察

1. 急性风湿性心内膜炎(acute rheumatic heart disease)

(1) 儿童心脏,体积、心腔大小、左室壁厚度无明显改变。

(2) 在二尖瓣(或主动脉瓣)闭锁缘见呈串珠状的疣状赘生物,排列整齐,其直径约1～2mm,灰白色,与瓣膜黏附紧密,不易脱落(图6-1)。为什么?

2. 风湿性心包炎(rheumatic pericarditis)

(1) 儿童心脏,心包膜壁层已暴露。

(2) 在心包膜壁层内面及脏层表面,可见灰白色、细丝状纤维蛋白附着(图6-2)。

3. 慢性风湿性心瓣膜病(chronic rheumatic valvular disease)

(1) 心脏体积增大,左心房及右心房室扩张。

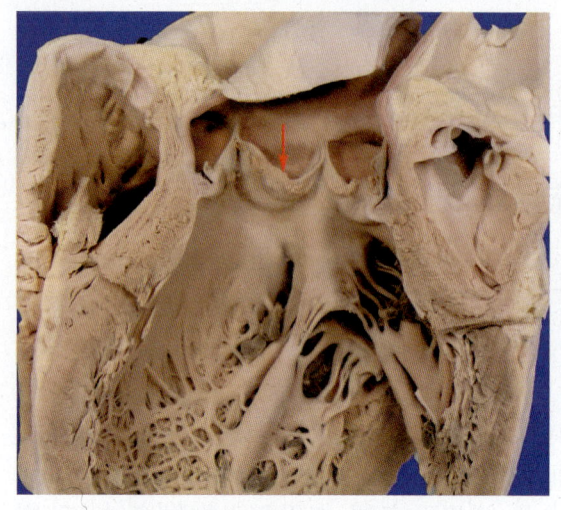

图 6-1　急性风湿性心内膜炎

主动脉瓣闭锁缘见呈串珠状赘生物(↓)

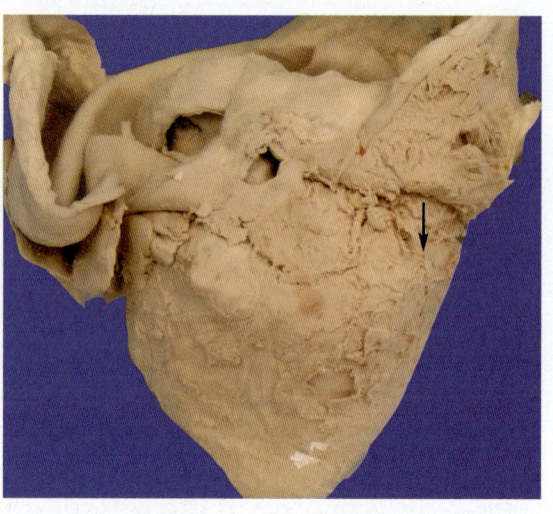

图 6-2　风湿性心包炎

心包膜表面细丝状纤维蛋白附着(↓)

(2) 二尖瓣增厚、缩短，瓣膜间粘连，腱索增粗、缩短并有融合，有的标本左室腔扩张。

(3) 在未切开左心室的标本，可见二尖瓣口明显狭窄，呈鱼口状(图 6-3)。

4. 亚急性细菌性心内膜炎(subacute bacterial endocarditis, SBE)

(1) 心脏体积明显增大。

(2) 左心室壁增厚，主动脉瓣(或二尖瓣)常有慢性心瓣膜病的形态改变。

(3) 瓣膜上可见赘生物，体积大，息肉状或菜花状，颜色污秽，质脆，易脱落(图 6-4)。个别标本可见瓣膜溃疡或穿孔。

【思考】　本病与风湿性心内膜炎有何关系？两者瓣膜赘生物的有何不同？

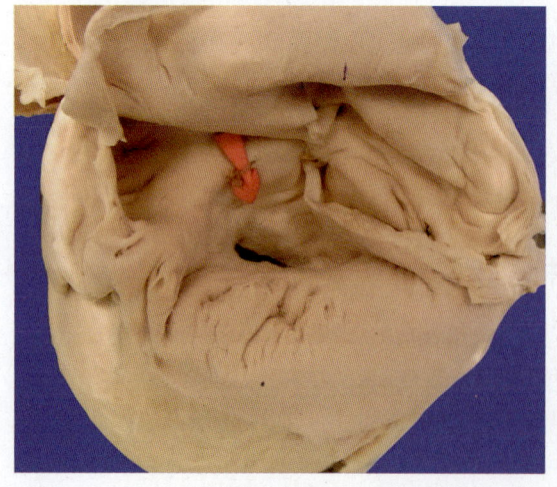

图 6-3　慢性风湿性心瓣膜病

二尖瓣口狭窄，呈鱼口状

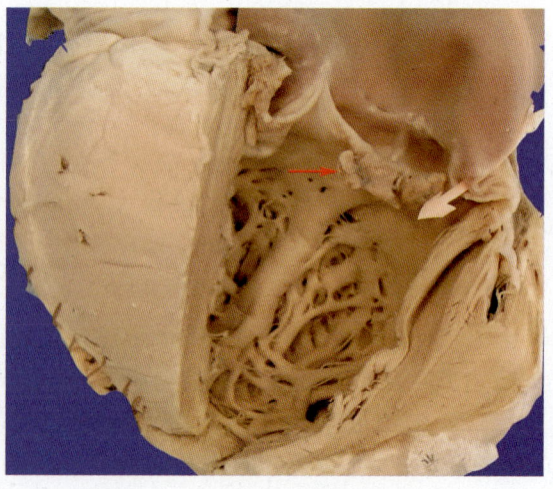

图 6-4　亚急性细菌性心内膜炎

主动脉瓣粗大赘生物附着(→)

5. 高血压病(心脏向心性肥大)

(1) 心脏体积增大，重量增加。

(2) 左心室肌壁明显增厚,乳头肌及肉柱增粗(图6-5)。
(3) 左心室腔无扩张。

6. 高血压病（心脏离心性肥大）
(1) 心脏体积增大,重量增加。
(2) 左心室肌壁明显增厚,但无向心性肥大者明显,乳头肌及肉柱增粗。
(3) 左心室腔明显扩张(图6-6)。

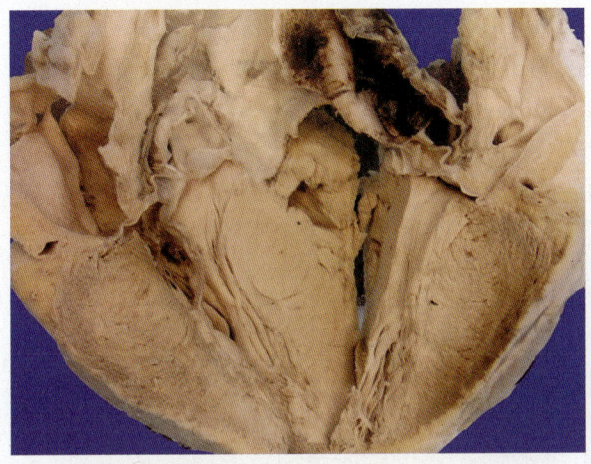 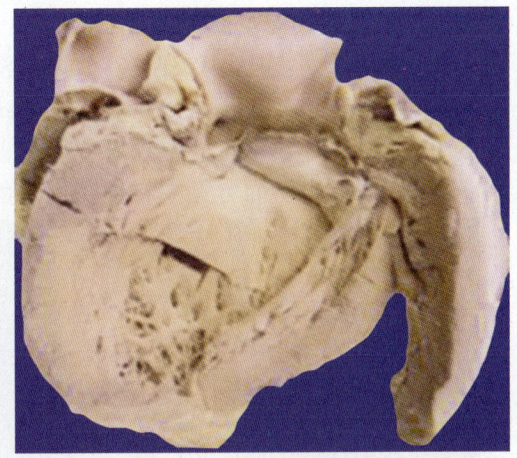

图6-5 心脏向心性肥大　　　　　　　　图6-6 心脏离心性肥大
左室壁明显增厚,心室腔不扩张　　　　　左室壁明显增厚,心室腔扩张

7. 高血压病脑出血(hypertensive cerebral hemorrhage)
(1) 标本为冠状切面的大脑组织,病变侧大脑半球体积增大,大脑中线偏位。
(2) 切面见在脑组织内囊及基底节处有不规则黑褐色的出血区,该处脑组织破坏(图6-7),有的标本可见出血破入侧脑室内。

8. 高血压性固缩肾
(1) 肾脏体积明显缩小,重量减轻,表面不光滑,弥漫分布细颗粒状(图6-8)。

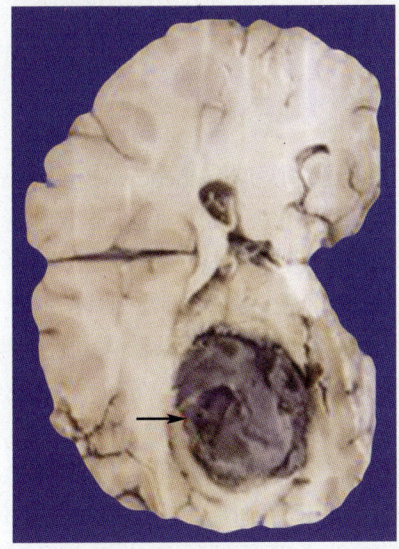 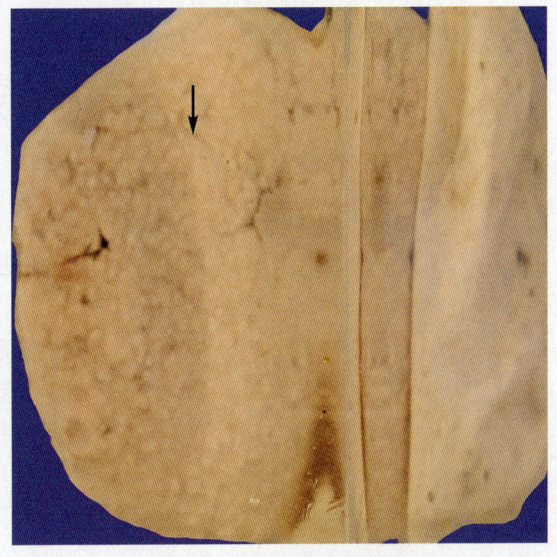

图6-7 脑出血　　　　　　　　　　　　图6-8 高血压性固缩肾
大脑实质可见出血灶(→)　　　　　　　肾表面呈弥漫分布的细颗粒状(↓)

(2) 切面：肾皮质变薄，皮髓质分界不清，皮髓质交界处小动脉壁增厚，腔狭窄。

(3) 肾盂肾盏黏膜无明显改变。

【思考】 肾脏病变可致什么后果？高血压病的常见死亡原因是什么？

9. 主动脉粥样硬化（aortic atherosclerosis）

(1) 标本为纵向暴露的胸主动脉。

(2) 动脉内膜面可见多个淡黄色或灰白色的斑点、斑块，在动脉分支开口处病变明显（图6-9），部分斑块可见溃疡形成。

(3) 斑块切面：表面为灰白色纤维帽，深层为黄色粥样物，其下为动脉中膜，受压变薄。

10. 冠状动脉粥样硬化（coronary atherosclerosis）

(1) 透过心外膜可见冠状动脉主干及前降支呈节段性灰黄色（图6-10）。

(2) 有的标本切面可见左室壁灰白色的陈旧性梗死灶。

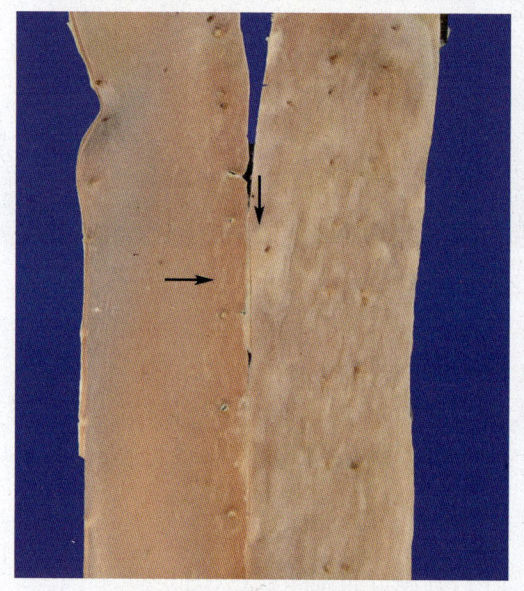

图6-9 主动脉粥样硬化
显示脂点、脂纹（→），显示纤维斑块（↓）

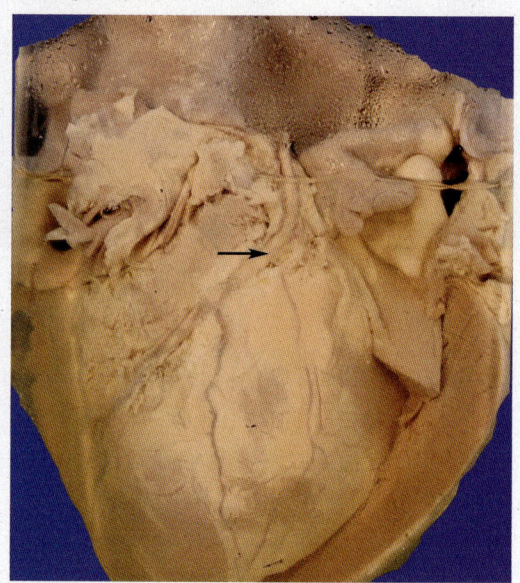

图6-10 冠状动脉粥样硬化
冠状动脉呈节段性灰黄色（→）

四、组织切片观察

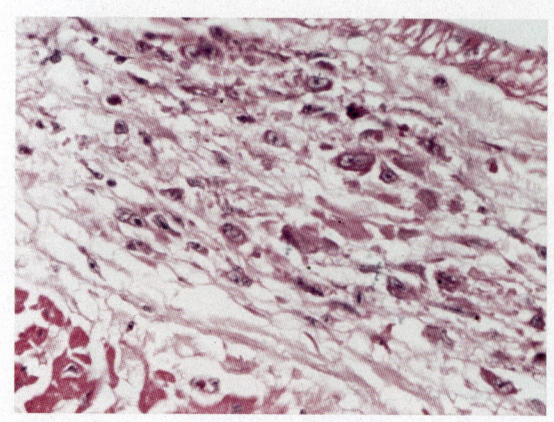

图6-11 风湿小体
心肌间质可见梭形肉芽肿形成

1. 风湿性心肌炎（rheumatic myocarditis）

(1) 低倍镜观察：心肌间质小血管周围可见椭圆形或梭形的风湿小体。

(2) 高倍镜观察：风湿小体主要由风湿细胞组成，该细胞体积较大，胞质丰富、嗜碱性，细胞核大（单个或多个），呈卵圆形，核膜清楚，染色质集中在核中央，横切面呈枭眼状，纵切面呈毛虫状。风湿小体内可见少量淋巴细胞和单核细胞浸润，有时在病变中央可见纤维素样坏死及黏液样变性（图6-11）。

2. 亚急性细菌性心内膜炎（subacute bacterial endocarditis）

（1）低倍镜观察：心瓣膜增厚，表面附有较大的赘生物（图 6-12）。

（2）高倍镜观察：赘生物由大片伊红色的血小板和网状的纤维蛋白构成，其中见较多的中性粒细胞，赘生物深部可见菌落，还可见紫蓝色钙盐沉积，根部有机化。

3. 主动脉粥样硬化（aortic atherosclerosis）

（1）低倍镜观察：病变主要位于动脉内膜，病灶处呈斑块状隆起，该处中膜变薄。

（2）高倍镜观察：血管内弹力膜消失，斑块表面为增生、玻变的纤维组织，深部为粥样坏死物及泡沫细胞，可见菱形、针状胆固醇结晶（图 6-13），还可见紫蓝色钙盐沉积，少量淋巴细胞。中膜平滑肌萎缩变薄。

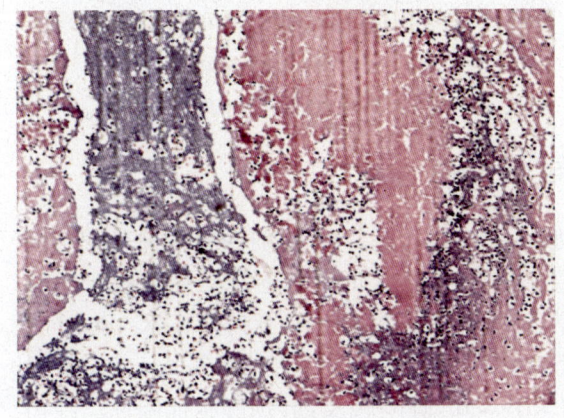

图 6-12 亚急性细菌性心内膜炎
赘生物内可见蓝染的细菌团和钙化

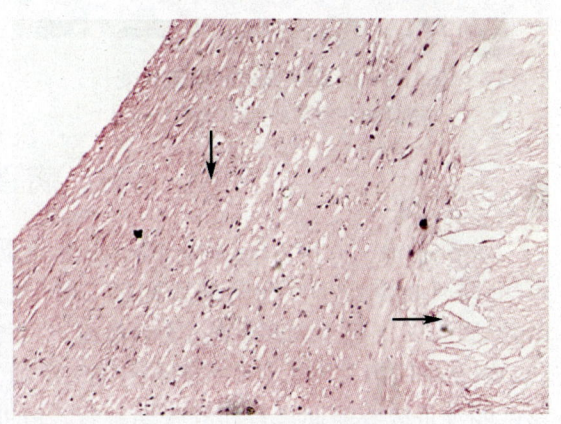

图 6-13 主动脉粥样硬化
表面为纤维帽（↓），下为粥样坏死及胆固醇结晶（→）

4. 冠状动脉粥样硬化（coronary atherosclerosis）

（1）低倍镜观察：冠状动脉横切面，部分区域管壁明显增厚，致管腔呈偏心性狭窄。

（2）高倍镜观察：血管内弹力膜消失，斑块表面为增生、玻变的纤维组织，深部为粥样坏死物及泡沫细胞，可见菱形、针状胆固醇结晶，还可见紫蓝色钙盐沉积，少量淋巴细胞。中膜平滑肌萎缩变薄（图 6-14）。

5. 脾脏中央动脉玻变

（1）低倍镜观察：脾组织内脾小体数量减少，其体积缩小。

（2）高倍镜观察：脾小体中央动脉内皮细胞下有较多均质红染的玻璃样物质沉积，导致内膜明显增厚，血管腔高度狭窄甚至闭塞（图 6-15）。

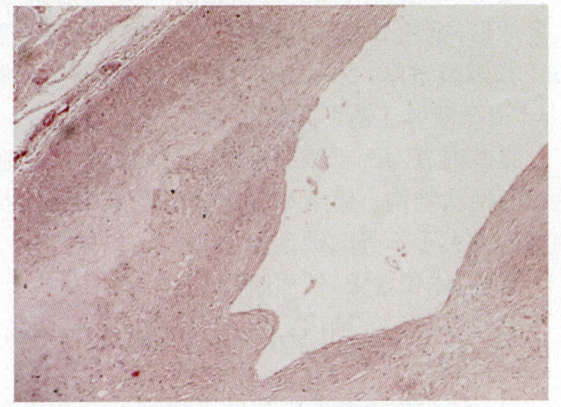

图 6-14 冠状动脉粥样硬化
血管内膜增厚，管腔偏心性狭窄

6. 心肌梗死

（1）低倍镜观察：左心室肌壁可见不规则梗死区（图 6-16）

（2）高倍镜观察：梗死区心肌结构消失，被纤维组织代替。

【思考】 心肌梗死的原因是什么？有哪些类型？其并发症是什么？

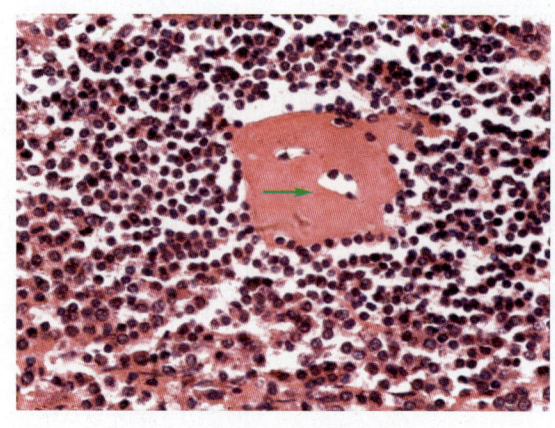

图 6-15　脾脏中央动脉玻璃样变
中央动脉内膜增厚，管腔狭窄(→)

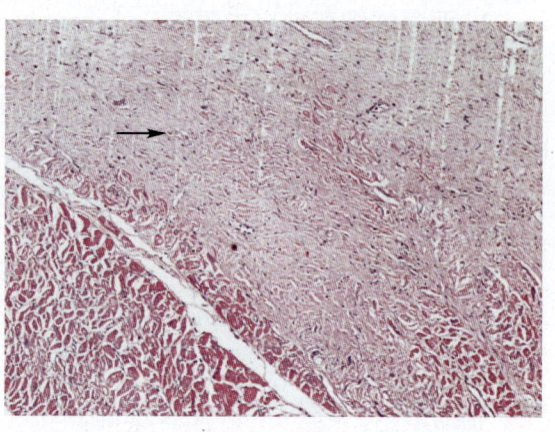

图 6-16　心肌梗死
右上方梗死灶机化并形成瘢痕(→)

五、病 案 分 析

患者，女性，35岁，因心悸、气急，反复双下肢水肿1年入院。20年前四肢大关节游走性疼痛，时有心悸感，5年前劳累后即感心悸、气急。近1年上述症状加重并反复出现双下肢水肿、腹胀。入院3天前咳嗽、痰中带血，伴发热。查体：体温38.6℃，脉搏104次/分，呼吸36次/分，唇、指发绀。双侧颈静脉怒张，双肺下叶湿啰音，心浊音界向左右扩大，二尖瓣听诊区闻及Ⅲ级收缩期杂音和舒张期杂音。肝肋缘下3cm，脾刚触及，肝颈静脉征阳性。经治疗无效死亡。

【尸体解剖】　双下肢肿胀，压之有凹陷。

双侧胸腔各有200ml清亮液体，双肺体积增大，表面可见黑色及褐黄色斑点，切面呈浅褐色质地变实，散在分布有黑色及褐黄色的斑点。镜下见肺泡壁增厚，血管扩张充血，纤维组织增生，肺泡腔内较多红细胞及成堆巨噬细胞，其胞质内含棕黄色细颗粒。心脏：体积增大呈球形，重约330g，左、右心房室壁增厚，心腔扩张。二尖瓣口呈鱼口状（面积大小约$1cm^2$），瓣膜增厚，变硬，表面粗糙，腱索增粗，缩短，部分腱索融合，乳头肌肥大，心包腔内有20ml清亮液体。镜下心肌纤维肥大。

腹腔内有400ml清亮液体，肝体积增大，包膜紧张，边缘变圆钝。表面和切面均见红黄色相间网状结构。镜下见中央静脉及周围肝窦扩张，充满红细胞，肝细胞萎缩，小叶周围肝细胞内见大小不等的圆形空泡。

脾脏：体积增大，切面暗红色。

脑：脑回变平，脑沟变浅，小脑扁桃体见压迹。

【讨论】
(1) 请对该患者各脏器做出病理诊断并阐明诊断依据。
(2) 各脏器的病变本质及其发生机制是什么？
(3) 简述各脏器病变的相互联系。

(文　彬　杨慧敏)

第七章 呼吸系统疾病

一、呼吸系统标本的观察方法

呼吸系统由鼻、咽、喉、气管、支气管和肺组成。

支气管：主支气管从肺门入肺后呈树枝状反复分支，达细支气管后再分支为终末细支气管，随分支而管径渐小，管壁渐薄。主要观察：①支气管各级分支是否有扩张或狭窄；②支气管壁结构是否完整，有无破坏；③支气管黏膜是否光滑，有无坏死糜烂，管腔内是否有新生物、出血或渗出等。

肺：呈圆锥形，分一尖（肺尖）、一底（膈面）、两面（外侧面又称肋面、内侧面又称纵隔面）和三缘（前、后、下缘），内侧面中间凹陷处为肺门，有肺的血管、主支气管、淋巴管和神经进出。右肺较左肺略大，较粗钝，分上、中、下三叶；左肺较狭长，分为上、下两叶，前缘下半有一弧形凹陷，称心切迹。每一细支气管连同它的分支和肺泡，称为肺小叶，包括细支气管、终末细支气管、呼吸性细支气管、肺泡管、肺泡囊和肺泡。主要观察：①根据外形、分叶情况等确定离体肺组织是左肺还是右肺；②观测肺组织有无肿大、缩小和变硬；③肺组织颜色变化和边缘情况；④肺表面是否光滑、有无渗出、粘连或隆起，肺膜是否增厚；⑤肺切面有无实变、结节、瘢痕、空洞或囊泡形成、出血坏死等。

二、目的要求

（1）掌握大、小叶性肺炎的病变特征，并比较两者的异同。

（2）掌握慢性支气管炎、肺气肿、支气管扩张症、肺硅沉着症和慢性肺源性心脏病的病理变化，并结合所观察到的特点讨论上述肺疾病间的联系、转归及后果。

（3）掌握肺癌的大体和组织学类型及临床病理联系。

三、大体标本观察

1. 大叶性肺炎(lobar pneumonia)

（1）病变肺叶增大、肿胀。

（2）切面灰白色，病变均匀一致，质地致密似肝组织（图7-1）。

（3）肺膜面可有灰白色纤维蛋白覆盖。

2. 小叶性肺炎(lobular pneumonia)

（1）肺表面光滑，表面和切面均散在灰黄色实变小病灶。

（2）病灶大小为 0.5~1cm，中央可见细支气管断面（图7-2）。

（3）相邻病灶融合成片，质地致密。

3. 支气管扩张症(bronchectasis)

（1）细小支气管呈囊状或圆柱状扩张（图7-3）。

（2）扩张的支气管黏膜粗糙（腔内脓性渗出物已于制作标本时流失）。

（3）病变支气管周围的肺组织可有纤维化、萎陷或气肿。

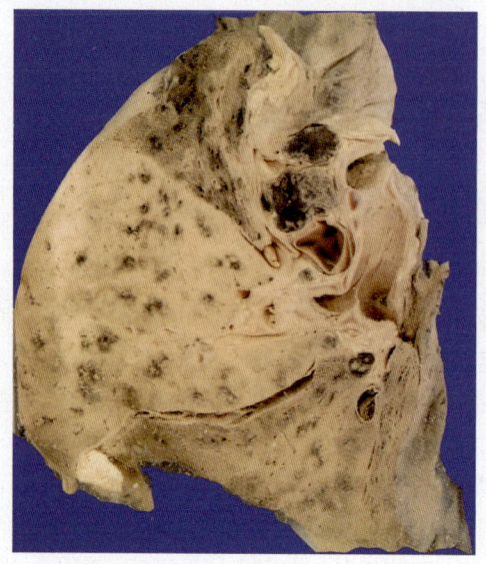

图 7-1　大叶性肺炎
灰色肝样变期，病变肺叶变实，灰白致密，似肝组织

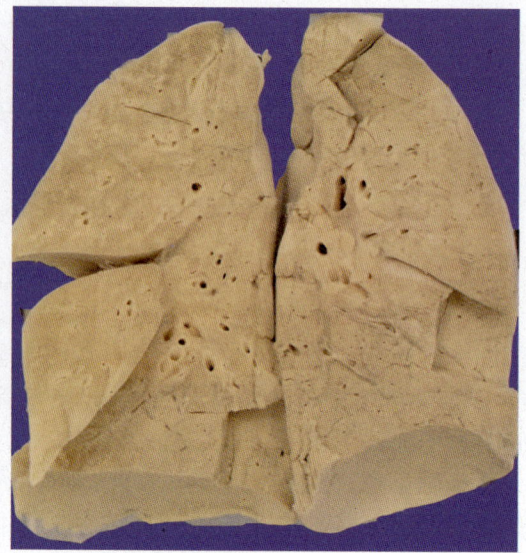

图 7-2　小叶性肺叶
小儿肺，切面散在灰黄色实变病灶，部分形成融合性支气管肺炎

4. 肺气肿（pulmonary emphysema）
（1）肺组织表面光滑，灰白色，可见肋骨压迹。
（2）肺组织膨胀，体积增大，边缘变钝。
（3）切面呈疏松海绵状，或明显的蜂窝状结构，可形成肺大泡（图 7-4）。
（4）肺组织柔软、弹性降低，指压后压痕不易消退。

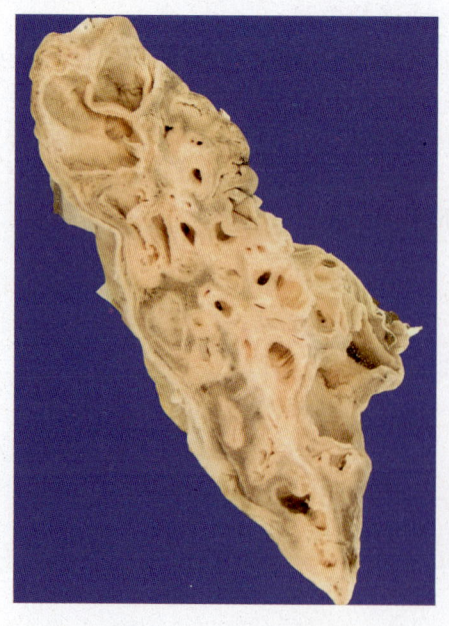

图 7-3　支气管扩张症
切面见近肺膜细小支气管呈囊状和柱状扩张

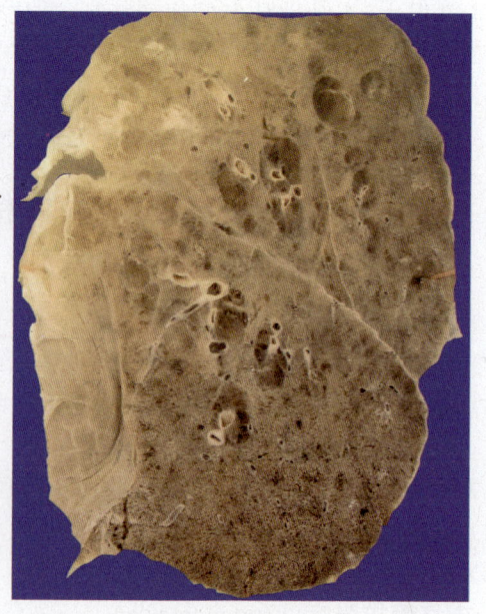

图 7-4　肺气肿
肺体积增大，肺膜光滑，切面结构疏松呈蜂窝状

5. 慢性肺源性心脏病（chronic cor pulmonale）

（1）肺体积增大，结构松软，呈阻塞性肺气肿改变。

（2）心脏体积增大，外观呈球形，肺动脉圆锥显著膨隆，心尖钝圆，主由右心室构成（图7-5）。

（3）右心室壁增厚，右心腔明显扩张，乳头肌和肉柱增粗，各瓣膜未见明显异常。

6. 肺癌（carcinoma of the lung）

（1）根据癌肿发生部位，分为中央型、周围型和弥漫型。

（2）中央型位于肺门部，发生于主支气管或叶支气管，肿块呈息肉状突入支气管腔或弥漫浸润支气管壁，引起管腔狭窄，并向周围肺组织侵袭，形成巨大的肿块，周界欠清，支气管镜活检易确诊。受阻支气管远端肺组织，可发生肺炎或肺萎陷等病理变化。

（3）周围型位于肺叶近胸膜的周边区，发生于肺段或其远端支气管，常为近球形肿块，切面灰白色，质地较脆，周界较清，无包膜，胸膜易受累，周围肺组织受挤压明显（图7-6）。

（4）弥漫型发生于末梢肺组织，沿肺泡或肺泡管弥漫浸润，或形成多发性小结节散布于肺组织内，周界不清。

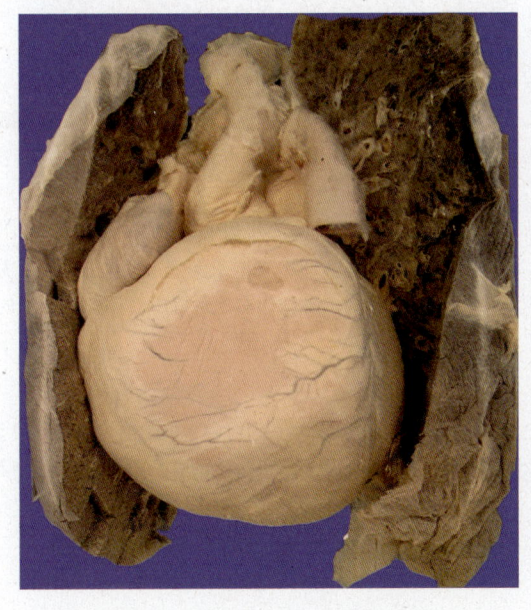

图7-5　慢性肺源性心脏病
阻塞性肺气肿；心脏增大，心尖圆钝，外观呈球形，
肺动脉圆锥膨隆

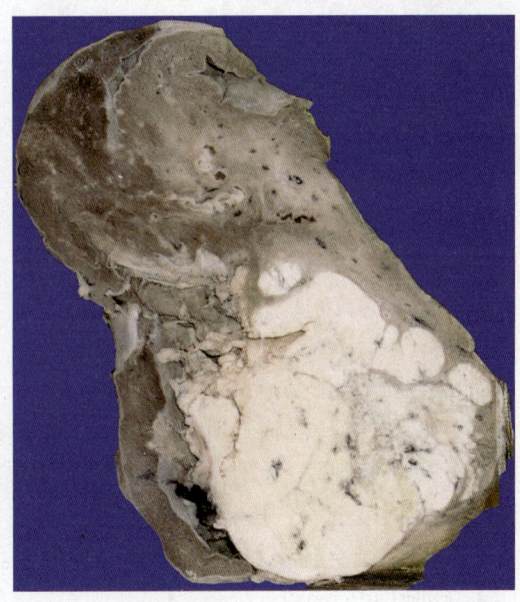

图7-6　肺癌
周围型，近球形灰白肿块，界清，位于肺叶周边部并
累及肺膜，周围肺组织受挤压

四、组织切片观察

1. 大叶性肺炎（lobar pneumonia）

（1）低倍镜观察：肺泡壁的轮廓可辨，大部分肺泡腔内充满细胞成分；肺膜血管扩张，表面可见红染渗出物附着。

（2）高倍镜观察：肺泡腔内充满大量中性粒细胞为主的炎细胞和纤维蛋白，部分区域可见纤维蛋白经肺泡间孔相互连接；肺泡壁结构较清楚，毛细血管受压（图7-7）；肺膜血管扩张、充满红细胞，肺表面可见较多渗出的纤维蛋白附着。

【思考】　结合镜下特点诊断该病变发生于大叶性肺炎的哪个时期？并解释其大体特

征和临床病理联系。

2. 小叶性肺炎(lobular pneumonia)

(1) 低倍镜观察:肺组织内可见散在小灶性实变病灶,病灶中央见结构不完整的细支气管,部分病灶融合成范围较大的实变区。

(2) 高倍镜观察:病灶中央细支气管管壁部分平滑肌坏死消失,上皮细胞大部分坏死脱落,管腔和管壁内及其周围肺组织有大量以中性粒细胞为主的炎细胞浸润,部分肺泡结构破坏(图 7-8);病灶附近肺组织充血、炎性渗出或代偿性肺气肿。

【思考】 比较大叶性肺炎和小叶性肺炎的异同。

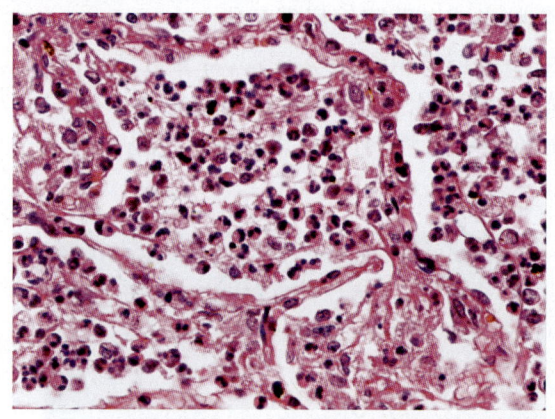

图 7-7 大叶性肺炎

肺泡壁轮廓尚存,肺泡腔内充满以中性粒细胞为主的炎细胞浸润和较多纤维蛋白渗出

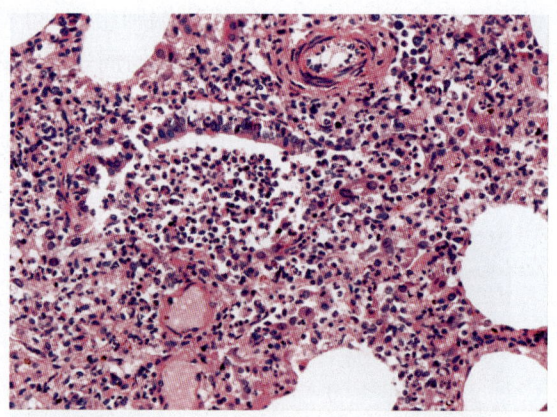

图 7-8 小叶性肺炎

病灶中央见一细支气管,管壁平滑肌和上皮不完整,支气管腔、管壁和周围肺组织有大量以中性粒细胞为主的炎细胞浸润

3. 肺气肿(pulmonary emphysema)

(1) 低倍镜观察:肺泡明显扩张,肺泡壁变薄、断裂并融合成较大的含气囊腔(图 7-9)。

(2) 高倍镜观察:肺泡壁毛细血管数目减少,肺小动脉内膜纤维性增厚,细小支气管可见慢性炎症改变。

【思考】 结合形态特点解释肺气肿的发生、发展过程及其后果。

4. 硅肺(silicosis)

(1) 低倍镜观察:肺组织中散在分布多个大小不等的硅结节,结节间肺组织肺泡壁增厚(图 7-10)。

(2) 高倍镜观察:多数硅结节中央玻璃样变,周围是呈同心圆状排列的大量胶原纤维,有时可见到残留的小血管;结节边缘可见较多的巨噬细胞、成纤维细胞和纤维细胞及淋巴细胞,并可见黑色粉尘颗粒沉着。结节间肺组织肺泡间隔内纤维增生,肺小动脉管壁增厚。

【思考】 硅肺的形成过程及对机体的影响。

5. 肺鳞状细胞癌(squamous cell carcinoma of the lung)

(1) 低倍镜观察:部分肺组织结构明显破坏,被大小不等的细胞团(癌巢)取代,与周围间质界限清楚,大部分癌巢内可见角化珠(癌珠),部分区域可见残存的支气管结构(图 7-11)。

(2) 高倍镜观察:癌细胞异型性明显,可见病理性核分裂象和细胞间桥,大多数癌巢内见呈同心圆状结构的红染角化珠。癌组织周围肺组织受挤压或呈现炎症反应。

【思考】 肺组织内无鳞状上皮,为什么会发生鳞状细胞癌?

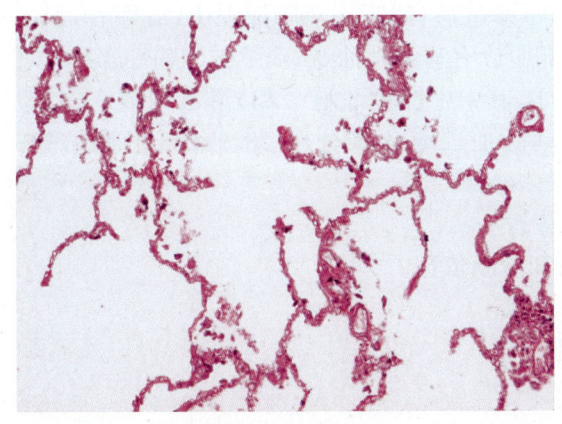

图 7-9 肺气肿
肺泡扩张,间隔变窄,部分肺泡壁断裂,形成较大含气囊腔

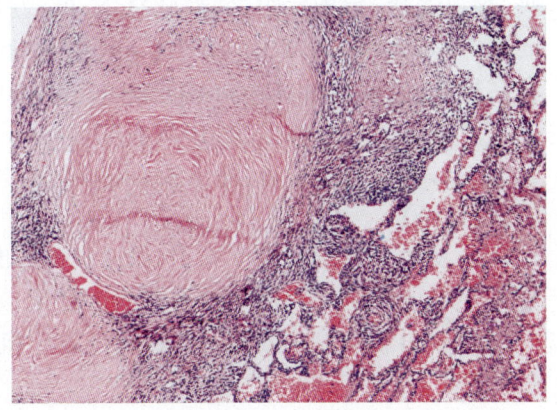

图 7-10 硅肺
硅结节(左上)中央玻变,周围纤维化伴较多巨噬细胞浸润和粉尘沉着,右下肺组织出血

6. 细支气管肺泡癌(bronchoalveolar carcinoma)

(1) 低倍镜观察:病变区肺泡壁轮廓尚存,癌细胞主要沿肺泡、肺泡管和细支气管腔呈单层、多层生长或假乳头样增生,形成腺样结构(图 7-12)。

(2) 高倍镜观察:癌细胞体积大,细胞质丰富,核大而染色质分布不均,可见病理性核分裂象。病灶周围肺组织萎陷、气肿或炎症反应。

【思考】 结合镜下特征分析细支气管肺泡癌的组织发生和大体形态特点。

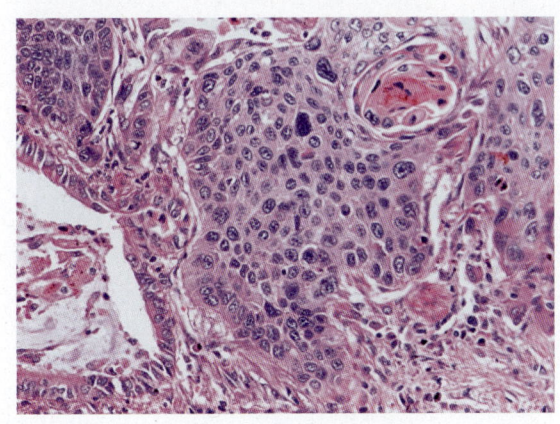

图 7-11 肺鳞状细胞癌
癌细胞异型性明显,排列成巢并形成角化珠,与间质分界清楚;左下为残存支气管

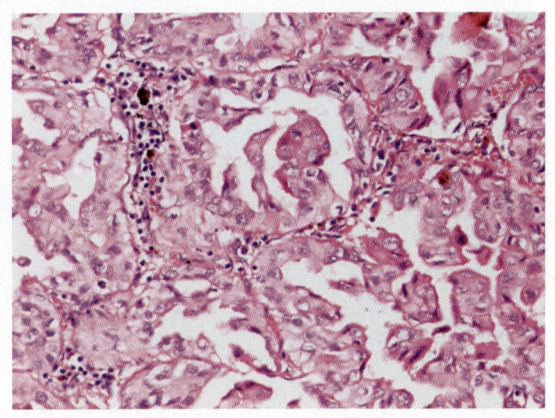

图 7-12 细支气管肺泡癌
肺泡壁轮廓清楚,肺泡腔内癌细胞呈多层和乳头状增生

五、病 案 分 析

患者,男,62岁。因反复咳嗽、咳痰 16 年,胸闷、气促 5 年,加重伴腹胀、双下肢水肿 15 天入院。16 年来反复出现咳嗽、咳白色泡沫痰,有时呈脓痰,并伴喘息,尤以春冬季为重。近 5 年以来,自觉胸闷、气促,活动后加重,近 2 年来休息时亦感呼吸困难,有时双下肢水肿。15 天前因感冒病情加重,出现腹胀,双下肢水肿,不能平卧。有 40 年吸烟史,每天约 1 盒。体格检查:体温 38.5℃,呼吸 30 次/分,脉搏 110 次/分,血压 14/10kPa。慢性病容,端坐呼

吸,神智清楚,唇指发绀,颈静脉怒张,桶状胸,叩诊过清音,听诊双肺散在干、湿啰音,肝右肋缘下4cm,剑突下6cm,脾肋缘下可触及,腹部叩诊有移动性浊音,双下肢凹陷性水肿。实验室检查:血红蛋白98g/L,白细胞12.0×10^9/L,其中中性粒细胞0.81,淋巴细胞0.12,动脉血氧分压6.3kPa(正常10.6～13.3kPa),动脉血二氧化碳分压28.9kPa(正常4.7～6.0kPa),腹水常规检查:漏出液。

【讨论】
1. 根据所学的病理学知识,谈谈你的诊断和诊断依据。
2. 患者的肺、心、肝及脾有何病理变化。
3. 试分析疾病的发展演变过程及发生机制。

(李祖茂 王 琼)

第八章 消化系统疾病

一、消化系统标本的观察方法

消化系统包括消化管和消化腺两部分,消化管包括食管、胃、小肠及大肠,观察时首先确定是何部位,再观察其外形大小。比如,胃要识别胃大弯、胃小弯、幽门端及贲门端及前后壁(标本切开方式,胃一般沿胃大弯剖开,肠则沿肠系膜附着处剖开);其次由表及里观察浆膜、肌层及黏膜。浆膜面注意颜色、光泽、有无渗出物覆盖及增厚,与邻近器官有无粘连;黏膜面应注意颜色厚度,有无充血出血、坏死、溃疡、假膜及包块,若有异常改变,应注意病变的部位、颜色、大小、性质及毗邻关系,如果标本带有淋巴结,则要注意其数量、大小、硬度、颜色及切面的特点。

肝脏是人体最大的消化腺,正常呈红褐色,表面光滑。肝体积约 25.8cm×15.2cm×5.8cm(长×宽×厚),平均重量约 1200~1500g,观察时要注意肝脏颜色、体积有无增大或缩小(增大时边缘变圆钝,包膜紧张;缩小时边缘变锐,包膜皱缩),包膜有无渗出物、增厚或粘连、肝表面是光滑还是结节状。若有结节则要注意结节的数量、大小、颜色、分布(弥漫还是局限性)。观察切面时注意结构是否正常,颜色有何变化,有无充血、出血、坏死、囊腔或结节;若有结节仍需注意结节大小、分布、颜色、质地、周界等,若为弥漫性的结节还要注意结节间结缔组织的宽窄。

组织切片主要观察消化管各层有无变性、坏死、出血、充血、渗出、增生及其他异常,如有溃疡应注意溃疡深度、溃疡底部及边缘的改变。若为肿瘤,则要注意肿瘤的形态特点、有无浸润及浸润深度。

正常肝脏组织切片可见肝小叶,小叶中心有中央静脉,肝细胞索围绕中央静脉呈放射状排列,肝细胞索间为肝窦。小叶间可见汇管区,内有小叶间胆管,小叶间静脉,小叶间动脉,淋巴管及神经纤维。围绕汇管区的肝细胞呈立方状,排列整齐称界板,观察肝组织切片要注意小叶结构是否存在,肝细胞索排列有无紊乱,界板是否整齐,肝细胞有无变性、坏死、增生或癌变,有无淤胆及炎性渗出。汇管区有无扩大,胆管有无扩张、增生,血管有无改变,有无结缔组织增生。被膜有无增厚或炎性渗出。

二、目 的 要 求

(1) 掌握消化性溃疡的病变特点、并发症和临床病理联系。
(2) 掌握病毒性肝炎的类型及各型肝炎的病变特点和临床病理联系。
(3) 掌握肝硬化的病变特点及临床病理联系。
(4) 熟悉慢性胃炎的病变特点及对机体的影响,消化道肿瘤和肝癌的病变特点及后果。

三、大体标本观察

1. 慢性胃炎(chronic gastritis)
(1) 慢性胃炎可分为慢性浅表性胃炎(chronic superficial gastritis)、慢性萎缩性胃炎(chronic atrophic gastritis)、慢性肥厚性胃炎(hypertrophic gastritis)。
(2) 慢性浅表性胃炎以胃窦部常见,病变呈多灶性或弥漫性分布;黏膜表面常有灰白色

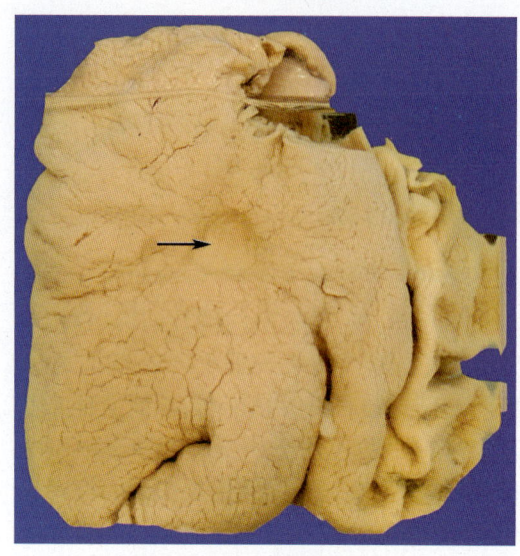

图 8-1 胃溃疡
溃疡底部平坦,边缘整齐(→)

分泌物及点状出血、糜烂。

(3) 慢性萎缩性胃炎主要发生在胃窦或胃体部,呈灶性或弥漫分布,病变黏膜变薄,皱襞变平或消失,可见黏膜下血管影。

(4) 慢性肥厚性胃炎常发生在胃体或胃底部,黏膜肥厚,黏膜皱襞肥大、增厚变宽呈脑回状。

2. 溃疡病(peptic ulcer disease)

(1) 病变好发于胃小弯近幽门部或十二指肠球部前壁或后壁。

(2) 常为单发的圆形或椭圆形溃疡(图 8-1)。

(3) 胃溃疡直径多在 2.5cm 以内,十二指肠溃疡多在 1cm 以内。

(4) 溃疡边缘整齐,不隆起,周边黏膜皱襞呈放射状向溃疡集中。

(5) 溃疡底部平坦,浅者仅累及黏膜下层,深者可达肌层甚至浆膜层。

3. 胃癌(gastric carcinoma)

(1) 好发于胃窦部,尤以胃小弯侧多见

(2) 早期胃癌有隆起型、表浅型、凹陷型三种形态。

(3) 中晚期胃癌可呈息肉状或蕈伞样突起、溃疡、浸润三种主要变化。

(4) 以溃疡型胃癌常见,溃疡具有恶性溃疡的特征(图 8-2)。

(5) 息肉型或蕈伞型胃癌,肿瘤突向腔内。

(6) 浸润型胃癌,癌组织向胃壁内弥漫浸润,致胃壁增厚变硬,胃腔缩小,形似皮革制成的囊带,称革囊胃(图 8-3)。

(7) 所有类型癌组织均向深层浸润。

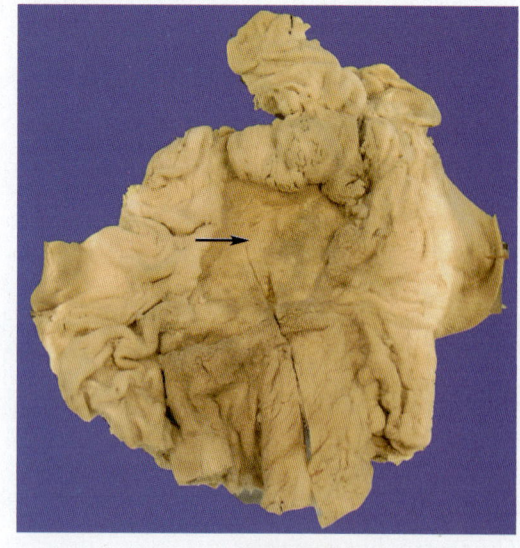

图 8-2 胃癌(溃疡型)
溃疡巨大,边缘隆起,不整齐,底部凹凸不平(→)

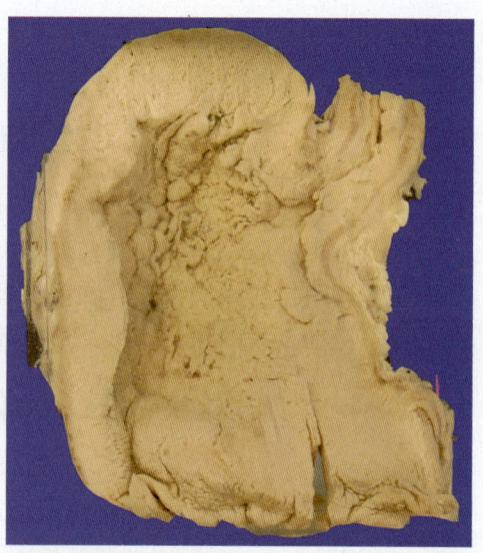

图 8-3 胃癌(弥漫浸润型)
黏膜皱襞大部消失,胃腔缩小,胃壁增厚

4. 食管癌(carcinoma of the esophagus)

(1) 食管癌以食管中段最多见,下段次之,上段最少。

(2) 早期食管癌管壁基本正常或仅表现为局部黏膜粗糙、糜烂或肿胀。

(3) 中晚期食管癌表现为局部肿块、溃疡、缩窄等(图 8-4,图 8-5)。

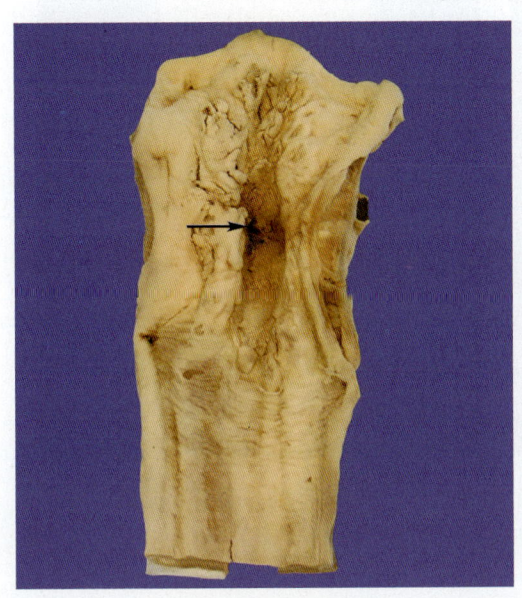
图 8-4　食管癌(缩窄型)
病变段食管腔严重狭窄(→)

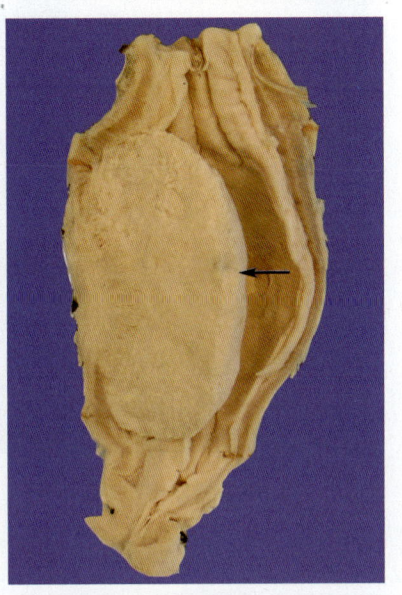
图 8-5　食管癌(蕈伞型)
癌组织呈蘑菇状突向管腔,息肉状(←)

5. 大肠癌(carcinoma of large intestine)

(1) 大肠癌好发于直肠,其次为乙状结肠、盲肠、升结肠、横结肠和降结肠。

(2) 肉眼上常分为隆起型、溃疡型、浸润型和胶样型 4 型。

(3) 隆起型:肿瘤呈息肉样或蕈伞样向肠腔突出,广基或有蒂,肿瘤表面常有坏死和溃疡。

(4) 溃疡型:溃疡形态不规则,直径多在 2cm 以上(图 8-6)。

(5) 浸润型:肿瘤向肠壁深层弥漫浸润,常累及肠管全周,致局部肠壁增厚。

(6) 胶样型:肿瘤外观及切面均呈半透明胶冻状。

6. 病毒性肝炎(viral hepatitis)

(1) 急性肝炎:肝体积轻度增大,质软,黄疸型者呈黄绿色。

(2) 轻、中度慢性肝炎:肝体积增大,表面光滑。

(3) 重度慢性肝炎:肝脏体积增大,表面呈细颗粒状。

(4) 急性重型肝炎:肝脏体积显著缩小,重量减轻,质较软,被膜皱缩。切面呈黄色或红褐色(图 8-7)。

(5) 亚急性重型肝炎:肝脏体积缩小,被膜皱缩,表面和切面呈黄绿色,病程长者可见到大小不等结节。

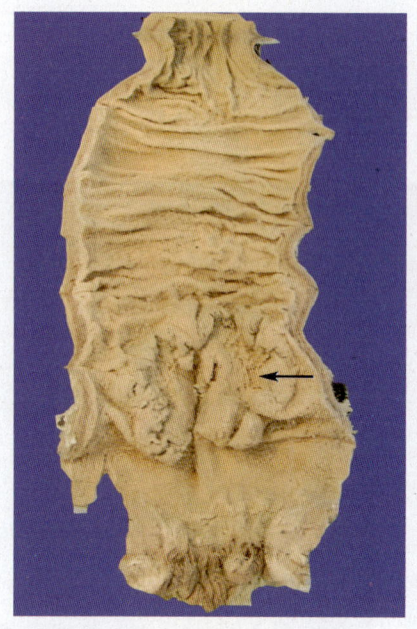

图 8-6 直肠癌（溃疡型）
溃疡呈火山口状，底部凹凸不平（←）

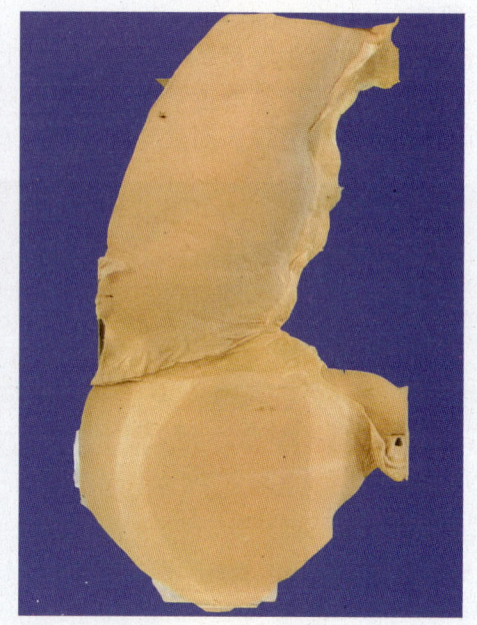

图 8-7 急性重型肝炎
肝体积显著缩小，被膜皱缩

7. 肝硬化（liver cirrhosis）

（1）肝脏病变

1）肝脏体积缩小，重量减轻（早期体积可无缩小，或可增大）。

2）肝脏质地变硬，表面呈颗粒状或结节状，结节大小不等。

3）切面亦见大小不等的结节，结节之间为灰白纤维结缔组织间隔，间隔宽窄不一。

4）依据结节大小和纤维间隔的宽窄，肝硬化可分为：①小结节型肝硬化（相当于门脉性肝硬化，酒精性肝硬化），结节大小相仿，直径多在 1.5～5mm 之间，纤维隔窄（图 8-8）。②大结节型肝硬化（坏死后性肝硬化），结节大小不一，直径≥1cm，纤维隔宽。③混合型肝硬化，大小结节各占一半。

5）胆汁性肝硬化：肝体积常增大，黄绿色，表面平滑或呈细颗粒状，切面结节常不明显。

（2）其他改变

1）淤血性脾大：脾脏体积显著增大，被膜增厚，质地较硬；切面暗红色，可见含铁小结。

2）食管静脉曲张：食管下段黏膜面静脉扩张、淤血，弯曲似蚯蚓。

8. 原发性肝癌（primary carcinoma of liver）

（1）肝脏体积显著增大。

（2）肝内常可见大小不等灰白色结节或肿块，小者直径可小于1cm，大者可超过10cm（图8-9）。

（3）肿块常无包膜。

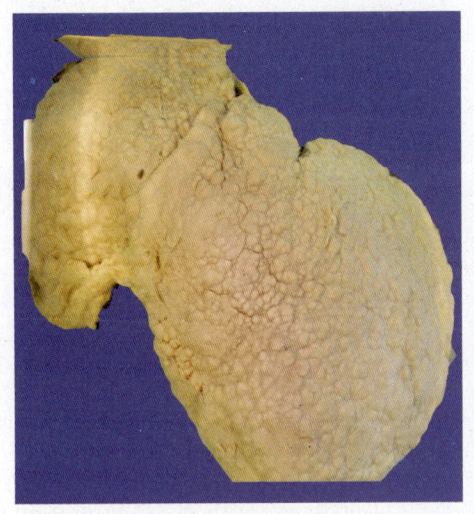

图 8-8　门脉性肝硬化
肝体积缩小，表面呈结节状，结节大小相仿

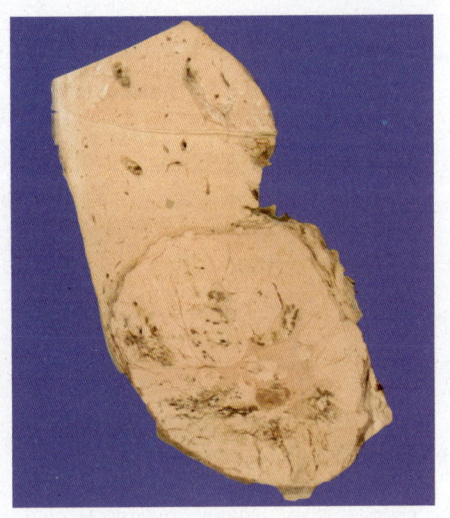

图 8-9　原发性肝癌
肿瘤结节灰白，质软，灶性出血

四、组织切片观察

1. 慢性胃炎

（1）低倍镜观察：慢性浅表性胃炎主要改变为黏膜浅层甚至全层炎症细胞浸润，固有腺体保持完整；慢性萎缩性胃炎显示一般性慢性炎症累及全层，胃黏膜固有腺体缩小或减少，常伴肠上皮化生（图 8-10）和（或）幽门腺化生。慢性肥厚性胃炎黏膜腺体增生肥大、变长。

（2）高倍镜观察：浸润的炎细胞主要为淋巴细胞和浆细胞，萎缩性胃炎还常有淋巴滤泡形成，萎缩腺体的壁细胞和主细胞明显减少，甚至消失。肥厚性胃炎炎症细胞浸润不明显。

2. 溃疡病

（1）低倍镜观察：胃壁黏膜面有溃疡形成，严重时肌层断裂。溃疡底部由内向外分四层：炎性渗出层、坏死组织层、肉芽组织层和瘢痕层。

（2）高倍镜观察：溃疡周围黏膜常有慢性炎症，炎性渗出层以中性粒细胞浸润为主，坏死层由渗出的纤维素和坏死的细

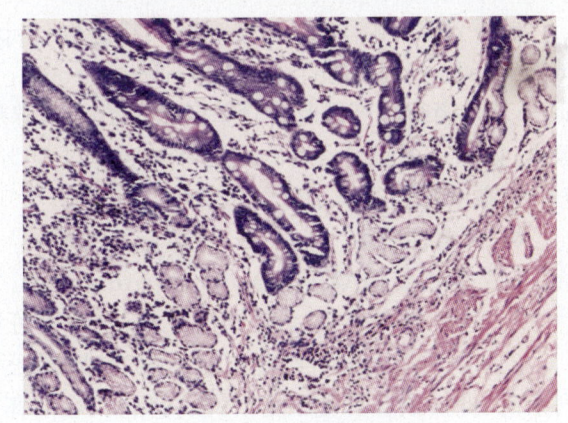

图 8-10　慢性萎缩性胃炎
固有腺体轻度减少，肠上皮化生

胞碎片组成，在瘢痕层内常见增殖性动脉内膜炎（图 8-11）。溃疡底部的神经节细胞变性，神经纤维也常发生变性、断裂，断裂神经纤维可呈小球状增生（图 8-12）。

3. 食管癌

（1）低倍镜观察：绝大多数为不同分化程度的鳞状细胞癌，癌组织呈浸润性生长，可累及食管壁各层（图 8-13）。癌细胞排列成巢状，有的癌巢中央有同心圆状的角化珠（癌珠）形成，癌巢间常有明显的纤维性间质。

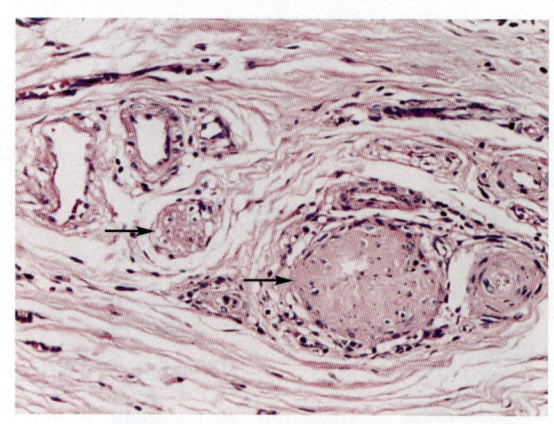

图 8-11 胃溃疡
瘢痕层增殖性动脉内膜炎,小动脉管壁增厚,管腔狭窄(→)

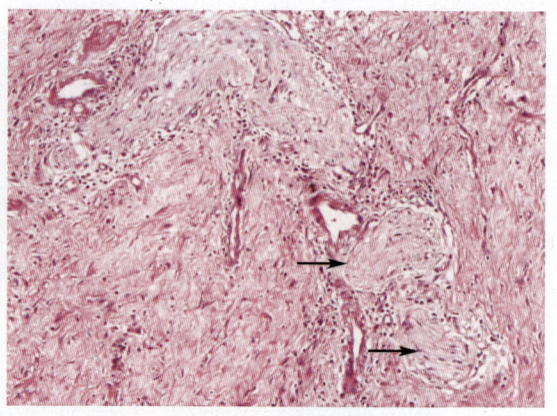

图 8-12 胃溃疡
瘢痕层神经纤维小球状增生(→)

(2) 高倍镜观察:癌细胞和细胞核的形态不一、大小不等,核染色深,染色质粗块状,可见单个细胞角化,有的癌细胞间可见细胞间桥。

4. 胃癌 组织学类型以管状腺癌和黏液癌多见,癌组织侵及胃壁各层。依据腺管样结构的比例,可将腺癌分为高、中、低及未分化 4 个等级。

镜下观察:高分化腺癌:腺管样结构较规则,超过肿瘤组织的 95% 以上。中分化腺癌:腺管形态不规则,大小不一,可见不完整的腺管结构及无腺管结构的腺癌组织。腺管样结构占腺癌组织的 50%~94%。低分化腺癌:癌细胞异型性显著,呈实性条索状、单行或单个细胞孤立排列、腺管结构高度不规则,不易辨认。

5. 大肠癌

镜下观察:组织学类型包括乳头状腺癌(papallary adenocarcinoma)、管状腺癌(tubular adenocarcinoma)、黏液腺癌(mucinous adenocarcinoma)、印戒细胞癌(signet-ring cell carcinoma)等,癌组织可侵及肠管壁各层。乳头状腺癌属于高分化腺癌,印戒细胞癌属于低分化腺癌;如果一个腺癌含有的细胞外黏液超过 50% 并有黏液湖形成,即可诊断为黏液腺癌(图 8-14),黏液腺癌亦属于低分化腺癌。

6. 病毒性肝炎

(1) 急性普通型肝炎(acute hepatitis)

1) 低倍镜观察:肝小叶结构完整,小叶内可见坏死灶,汇管区有炎细胞浸润。

2) 高倍镜观察:肝细胞广泛变性(胞质疏松化和气球样变,图 8-15),细胞体积增大,排列紊乱、拥挤致肝窦受压变窄;散在点状、灶性坏死及肝细胞凋亡。

(2) 轻度慢性肝炎

1) 低倍镜观察:肝小叶结构完整,汇管区周围有少量纤维组织增生,汇管区和小叶内有炎细胞浸润。

2) 高倍镜观察:肝细胞变性、坏死较轻,可见碎片状坏死。若为慢性乙型肝炎,可见到毛玻璃样肝细胞。

(3) 中度慢性肝炎

1) 低倍镜观察:小叶结构大部保存,汇管区纤维组织增生,并形成纤维隔向小叶内伸展,但无肝硬化。汇管区和小叶内炎细胞浸润较明显。

2) 高倍镜观察:肝细胞变性、坏死较明显,出现桥接坏死和中度碎片状坏死。

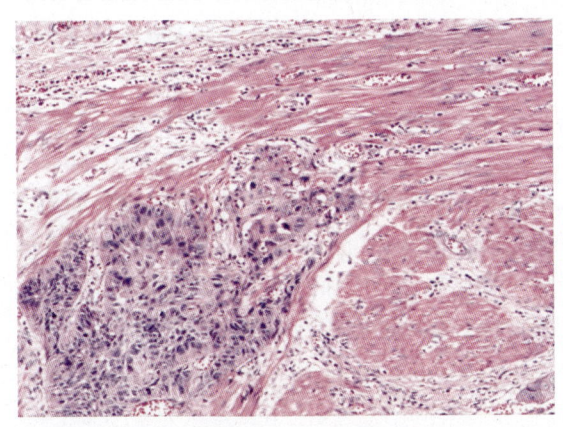

图 8-13　食管癌

癌细胞排列成巢状,浸润并破坏肌层

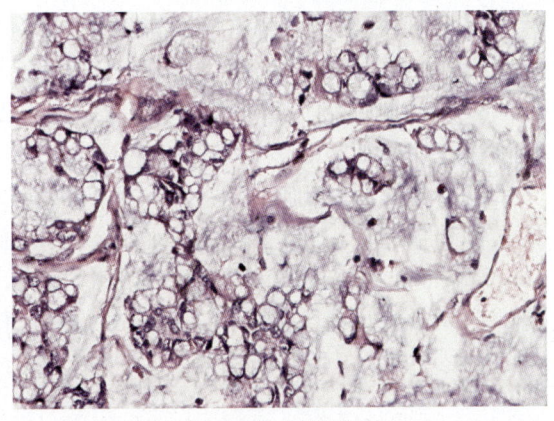

图 8-14　黏液腺癌

细胞外黏液积聚形成黏液湖,癌细胞漂浮在黏液湖中

(4) 重度慢性肝炎

1) 低倍镜观察:肝小叶结构紊乱,小叶周边与小叶内肝细胞坏死区间可见纤维条索连接形成,重者可有假小叶形成。

2) 高倍镜观察:肝细胞变性、坏死较重且广泛,有重度碎片状坏死和广泛桥接坏死。

(5) 急性重型肝炎

1) 低倍镜观察:肝细胞坏死严重而广泛,残留肝细胞无再生现象。小叶内及汇管区大量炎细胞浸润。

2) 高倍镜观察:肝窦扩张充血、出血;Kupffer 细胞增生、肥大,出现吞噬现象(图 8-16)。小叶内及汇管区炎细胞浸润以淋巴细胞、巨噬细胞为主。

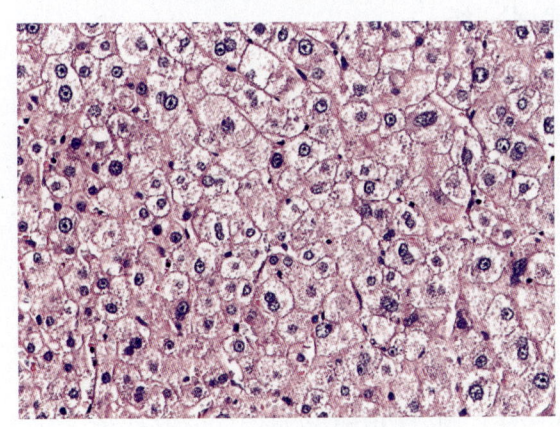

图 8-15　急性普通型肝炎

肝细胞水肿,气球样变,肝窦受压变窄

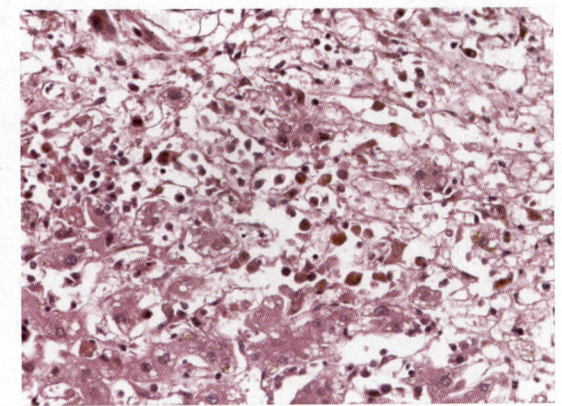

图 8-16　急性重型肝炎

肝细胞大片坏死,Kupffer 细胞增生

(6) 亚急性重型肝炎

镜下观察:肝细胞大片状坏死,并有肝细胞结节状再生。小叶结构破坏,小叶内外均可见明显的炎细胞浸润。小胆管增生、胆栓形成。

7. 肝硬化

镜下观察:正常肝小叶结构破坏,假小叶形成及纤维组织增生(图 8-17)。假小叶之间的纤维间隔宽窄不一。假小叶内肝细胞排列紊乱,中央静脉缺如、偏位或多个。如系胆汁性肝硬化,则肝细胞内常有胆色素沉积,有羽毛状变性和坏死;毛细胆管淤胆,胆栓形成;汇管区胆管扩张,小胆管增生;纤维组织增生但小叶结构破坏较轻。

8. 原发性肝癌 组织学类型有3种:肝细胞癌、胆管细胞癌、混合细胞型肝癌,以不同分化程度的肝细胞癌多见。

镜下观察:肝细胞性肝癌(hepatocellular carcinoma):癌细胞呈多边形,排列成片巢状、梁索状或腺泡状,其间有扩张的血窦或毛细血管,无纤维组织(图8-18)。胆管细胞性肝癌(cholangiocarcinoma):癌细胞呈腺管状排列,可分泌黏液,癌组织间质较多。混合细胞型肝癌(mixed primary carcinoma of liver):具有肝细胞性肝癌和胆管细胞癌两种成分。

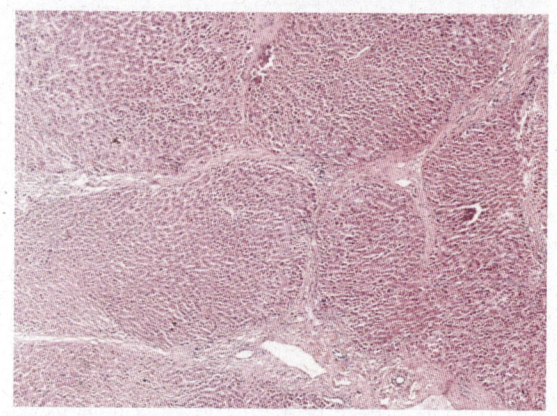

图 8-17 门脉性肝硬化
小叶结构破坏、纤维组织增生及假小叶形成

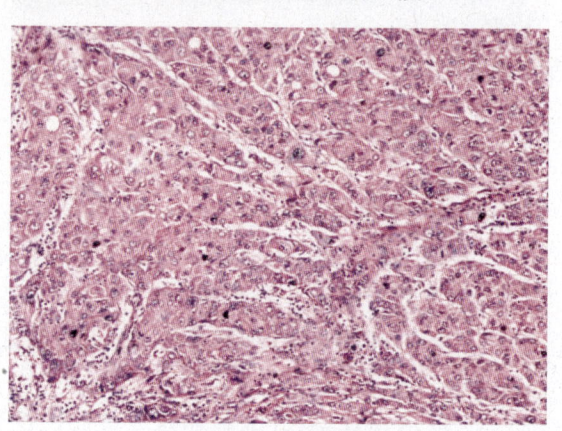

图 8-18 肝细胞性肝癌
癌细胞梁索状排列,其间血窦丰富

五、病 案 分 析

患者,男性,50岁。肝区隐痛2年多,双下肢反复水肿8月,复发加重伴乏力、腹胀20天入院。2年多前开始不明原因出现肝区疼痛,为持续隐痛、伴鼻出血及刷牙后牙龈出血。体格检查:颈部和面部见多个蜘蛛状血管痣。右侧腹上区膨隆、叩痛,肝肋下未扪及,剑下4cm,质韧。脾大,腹腔积液征阳性,双下肢凹陷性水肿。

入院后经保肝、利尿、支持等对症治疗。于入院后2周突发呕血,抢救无效死亡。

【尸体解剖】 口、鼻腔内有血性液体,胃及空肠内约2000ml 咖啡色液体,胃底食道下段静脉曲张,并见一破口,长约1cm。肝:体积小、质硬、表面为0.1~0.5cm不等的细小均匀的结节。镜下见肝小叶结构破坏,代之以大小不等的假小叶,假小叶间纤维结缔组织内慢性炎细胞浸润明显,肝细胞广泛变性、小灶性坏死。脾:体积增大、重450g,暗红色,切面有较多血液流出。腹腔:各脏器无粘连,腹腔内有淡黄色液体1000ml。双肺胸膜广泛陈旧性粘连,其余各脏器未见明显异常。

【讨论】
(1) 请写出病理诊断并分析死亡原因。
(2) 用脏器病变解释临床表现:鼻和牙龈出血、呕血、腹腔积液。

(寒顺海 刘 钧)

第九章 淋巴造血系统疾病

一、淋巴造血系统标本的观察方法

淋巴及造血系统主要包括骨髓、脾、淋巴结、胸腺及人体广泛分布的淋巴组织。

骨髓:正常成人的长骨骨髓呈黄色(黄骨髓),儿童为红色(红骨髓)。观察时应注意:①骨髓的色泽、质地有无改变。②骨皮质有无增厚及破坏。

脾和淋巴结:正常脾约120~150g,体积约(3~4)cm×9cm×(12~14)cm。观察时应注意:①脾及淋巴结的大小。②被膜是否光滑,有无粘连或增厚。③切面的颜色及结构。④若有病变则应观察病灶的数量、大小、分布、色泽及质地。

二、目的要求

(1) 掌握恶性淋巴瘤的概念、分类及其病变特点。
(2) 掌握白血病的概念,熟悉白血病的分类及病变特点。

三、大体标本观察

1. 淋巴结非霍奇金淋巴瘤(non-Hodgkin lymphoma,NHL) 淋巴结肿大,切面灰白或淡粉红色,鱼肉状,可见坏死灶。

2. 小肠恶性淋巴瘤 小肠一段,其中部分管腔扩张,管壁增厚,管壁正常结构消失,被均匀一致的灰白或淡粉红、鱼肉状组织取代(图9-1)。

3. 白血病肝 体积增大,切面灰白色或灰红色,可见弥漫散在分布灰白色、粟米大小的病灶。

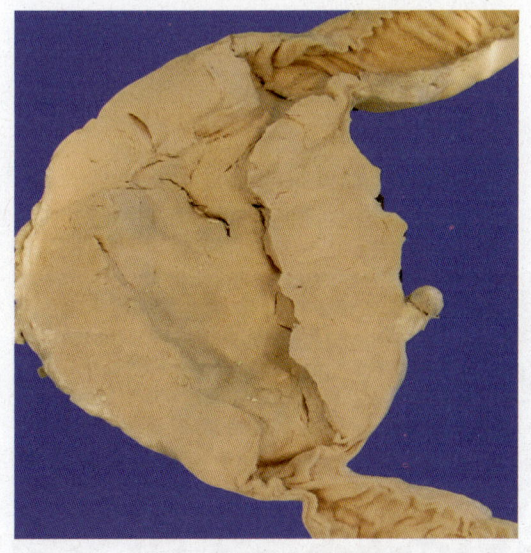

图9-1 小肠恶性淋巴瘤

四、组织切片观察

1. 霍奇金淋巴瘤(Hodgkin lymphoma,HD)

(1) 低倍镜观察:淋巴结结构部分或全部破坏,被肿瘤细胞取代。

(2) 高倍镜观察:瘤细胞种类多样,有典型R-S细胞、爆米花样细胞、陷窝细胞等霍奇金细胞(图9-2)及各种反应性细胞。

2. 滤泡性淋巴瘤(follicular lymphoma,FL)

(1) 低倍镜观察

1) 淋巴结正常结构被破坏,被肿瘤组织取代。

2) 肿瘤细胞呈明显的结节状排列(图9-3)。

(2) 高倍镜观察:肿瘤细胞主要以中心细胞和中心母细胞组成。
(3) 免疫表型:肿瘤细胞表达 CD20、CD10、Bcl-2 等。

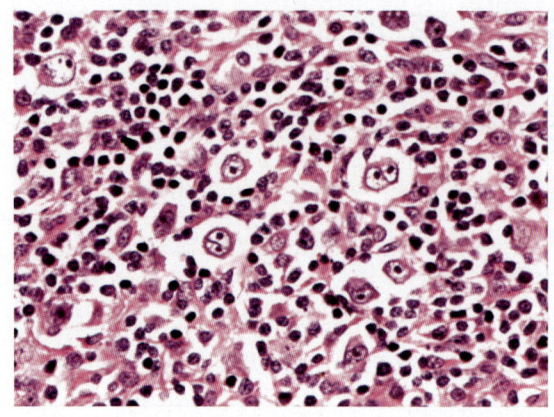

图 9-2　霍奇金淋巴瘤　　　　　　　　　图 9-3　滤泡性淋巴瘤

3. 弥漫大 B 细胞淋巴瘤(diffuse large B-cell lymphoma,DLBCL)
(1) 低倍镜观察:淋巴结正常结构被破坏,被肿瘤组织取代。
(2) 高倍镜观察:肿瘤细胞弥漫浸润,体积较大,形态多样,类似中心母细胞、免疫母细胞、间变大细胞或浆母细胞等(图 9-4)。
(3) 免疫表型:肿瘤细胞表达 CD19、CD20、CD79a、mum-1 等。

4. NK/T 细胞淋巴瘤(natural killer/T-cell lymphoma)
(1) 低倍镜观察:肿瘤细胞弥漫浸润,常伴有明显坏死。
(2) 高倍镜观察
1) 在凝固性坏死和混合炎细胞浸润的基础上,肿瘤细胞散在或弥漫分布。
2) 肿瘤细胞大小不等,形态多样,细胞核形态多样,核深染。不见核仁或可见 1~2 个核仁。
3) 肿瘤细胞可浸润血管壁致血管腔狭窄或闭塞(图 9-5)。
(3) 免疫表型:肿瘤细胞可表达 CD2、CD45RO、胞质型 CD3、CD56、TIA-1、granzyme B 等。

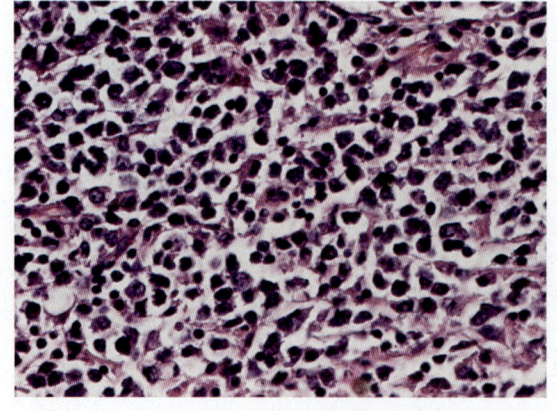
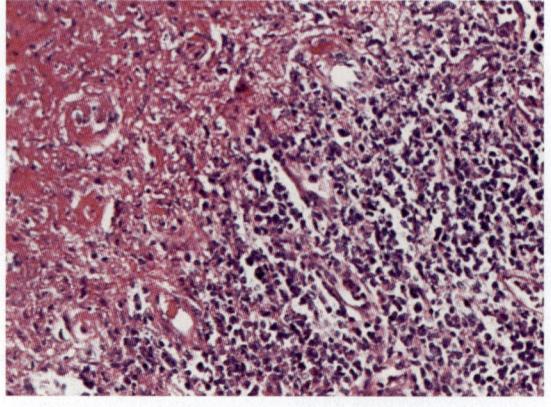

图 9-4　弥漫大 B 细胞淋巴瘤　　　　　　　图 9-5　NK/T 细胞淋巴瘤

五、病 案 分 析

患者,女,38岁。乏力、消瘦3年。体格检查:贫血貌,脾大,左季肋下10cm。周围血检查:WBC $10.5×10^9$/L,主要为中性粒细胞和髓细胞,也有较多的嗜碱粒细胞和嗜酸粒细胞,血小板增多。骨穿涂片:粒细胞和巨核系细胞明显增多,主要为晚幼和成熟粒细胞。

【讨论】

(1) 该病员身患何病?

(2) 诊断依据?

(3) 还可做何种检查?查什么?

(王 琼 李祖茂)

第十章 泌尿系统疾病

一、泌尿系统标本观察方法

泌尿系统器官主要有肾脏、输尿管、膀胱和尿道。

肾脏：正常成人肾脏大小约为11cm×6cn×3cm，重约120g。呈豆状，表面光滑暗红色（固定后呈灰白色），切面皮质厚约0.3～0.5cm，皮髓质分界清楚，近肾门处为肾盂和肾盏，呈鹿角状，黏膜光滑菲薄，灰白色，观察时应注意：①肾脏形态、大小、颜色和质地变化；②包膜有无粘连；③切面观察包膜有无增厚、皮质厚度及皮髓质分界是否清楚；④实质内有无病灶，其大小、形态、颜色、质地及与周围组织的分界等；⑤肾盂肾盏有无扩张，腔内有无异物，黏膜是否光滑，有无渗出物、增厚等。

输尿管：长约25cm，管壁较薄，观察时应注意：①管腔有无扩张、狭窄，腔内有无异物；②黏膜是否光滑及渗出物附着；③管壁有无增厚、变薄。

膀胱：为囊性器官，黏膜有多少不等的皱襞，在输尿管口及尿道口处形成膀胱三角区，观察时应注意：①黏膜有无出血、溃疡、新生物、渗出等；②膀胱壁有无增厚、变薄。

正常成人肾脏组织切片的肾小球直径约217μm，每个肾小球断面约有48～100个细胞核，分为5～8小叶，毛细血管袢呈花瓣状；肾球囊外层被覆壁层上皮细胞，内层的脏层上皮细胞被覆于毛细血管丛表面；肾近曲小管位于肾小球附近，单层锥形上皮覆盖，胞界不清，胞质嗜酸性；肾间质少，主要为结缔组织、血管等。观察时应注意：①包膜有无增厚；②肾小球血管充盈状态，内皮细胞有无肿胀、增生，系膜细胞有无增生，有无炎细胞浸润，基底膜有无增厚，球囊壁与肾小球有无粘连；③肾小管上皮有无变性、坏死，管腔内有无异常物质；④肾间质有无炎细胞浸润及结缔组织增生；⑤肾盂黏膜有无改变。

二、目 的 要 求

（1）掌握急性弥漫性增生性肾小球肾炎、新月体性肾小球肾炎和慢性硬化性肾小球肾炎的病变特点及临床病理联系。

（2）掌握急性肾盂肾炎、慢性肾盂肾炎的病变特点、发展过程及临床病理联系。

（3）了解肾脏及膀胱常见肿瘤的病变特点临床病理联系。

三、大体标本观察

1. 急性弥漫性增生性肾小球肾炎（acute diffuse proliferative glomerulonepritis）

（1）肾脏轻到中度肿大，包膜紧张，表面光滑、充血，称为"大红肾"。部分病例肾脏表面及切面有散在粟粒大小出血点，称为"蚤咬肾"（图10-1）。

（2）切面见肾皮质增厚，皮质及髓质分界清楚。

2. 新月体性肾小球肾炎（cresentic glomerulonephritis）

（1）肾脏体积肿大，颜色苍白。

（2）切面肾皮质增厚，皮髓质分界清楚，可见点状出血（图10-2）。

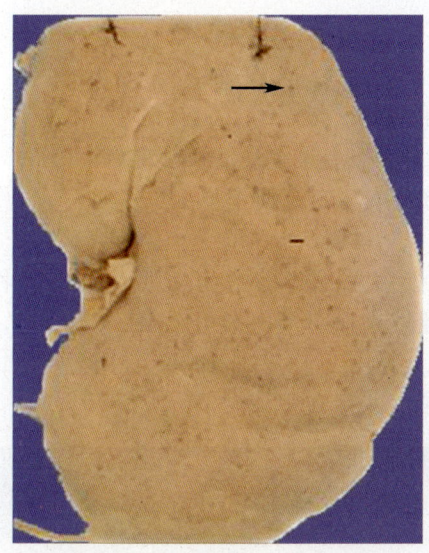 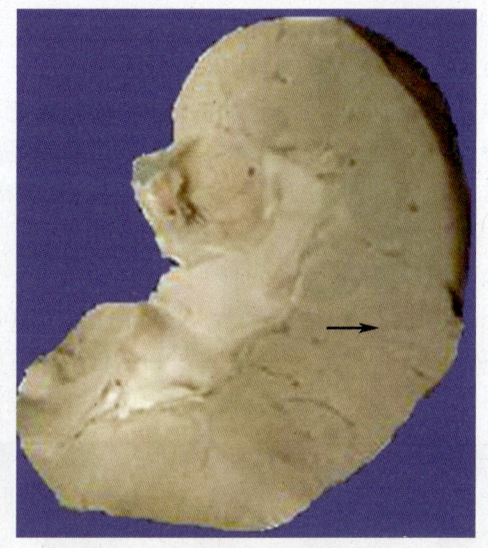

图 10-1　急性肾小球肾炎　　　　　图 10-2　快速进行性肾小球肾炎
肾体积增大，肾表面可见点状出血灶(→)　　肾体积增大，肾皮质增厚(→)

3. 慢性硬化性肾小球肾炎(chronic sclerosing glomerulonephritis)

（1）双侧肾脏对称性缩小，肾被膜与肾实质粘连，表面呈弥漫性细颗粒状称为颗粒性固缩肾（图 10-3）。

（2）肾切面见实质变薄，皮髓质分界不清，肾盂周围脂肪组织增多。

4. 急性肾盂肾炎(acute pyelonephritis)

（1）肾脏体积增大、充血，表面可见多个散在稍隆起的黄白色小脓肿，周围有紫红色充血带环绕（图 10-4）。多个病灶可融合形成大的脓肿。

（2）切面肾髓质内有黄色条纹，并向皮质延伸，条纹融合处有脓肿形成。

（3）肾盂黏膜充血水肿，可有散在出血点，黏膜表面可有脓性渗出物，严重时，肾盂内可有积脓。

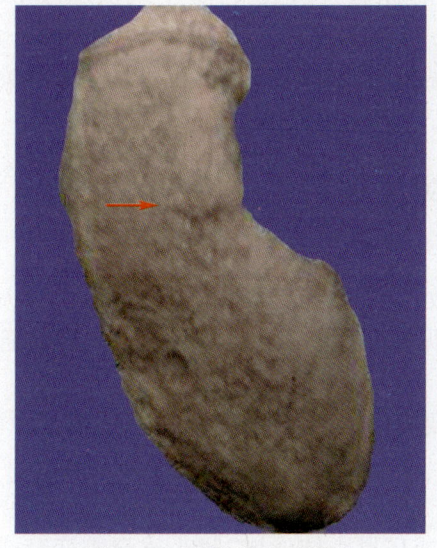 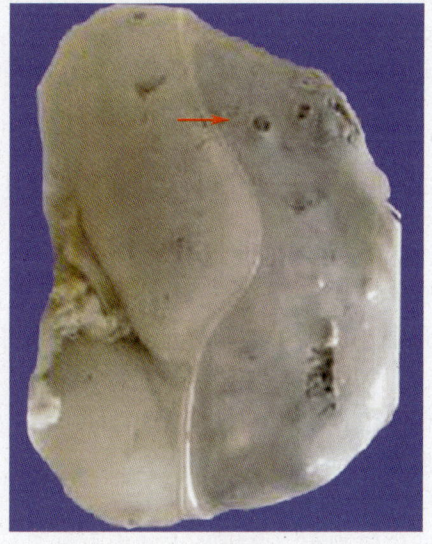

图 10-3　慢性肾小球肾炎　　　　　图 10-4　急性肾盂肾炎
肾体积缩小，表面弥漫分布细小颗粒(→)　　肾脏体积增大，可见散在脓肿病灶(→)

5. 慢性肾盂肾炎(chronic pyelonephritis)

(1) 病变可限于一侧肾脏,也可为双侧性。

(2) 肾脏表面出现不规则的瘢痕,双侧病变不对称。

(3) 切面皮髓质分界不清,肾乳头萎缩,肾盂肾盏变形,肾盂黏膜粗糙(图10-5)。

【思考】 慢性肾小球肾炎与慢性肾盂肾炎的大体病变有何不同?

6. 肾细胞癌(renal cell carcinoma)

(1) 肿瘤可发生于肾的任何部位,以上下两极多见。肿瘤常为实质性圆形肿物,直径3～15cm。切面肿瘤组织淡黄色或灰白色,常有灶性出血、坏死、软化或钙化等改变,表现为红、黄、灰、白等多种颜色交错的多彩状(图10-6)。

(2) 肿瘤边缘常有假包膜形成,有时肿瘤周围有小的瘤结节。

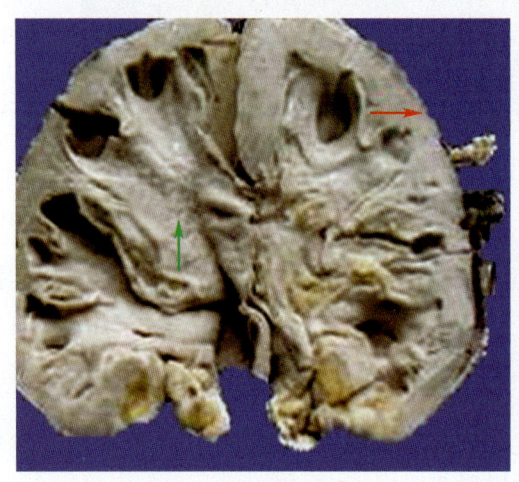

图10-5 慢性肾盂肾炎

肾盂黏膜粗糙(↑);皮髓质分界不清(→)

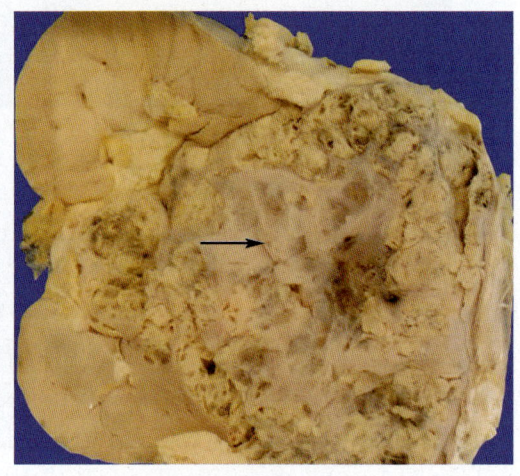

图10-6 肾细胞癌

肿瘤结节界限清楚,切面多彩样(→)

7. 膀胱移行细胞癌(transitional cell carcinoma of the bladder)

(1) 肿瘤好发于膀胱侧壁或膀胱三角区近输尿管开口处,可单个或多发性,大小不等,直径数毫米至数厘米。

(2) 可呈乳头状或息肉状,常有蒂与膀胱黏膜相连(图10-7)。也可呈扁平状突起,基底宽,无蒂,肿瘤切面灰白色,可有坏死等改变。

四、组织切片观察

1. 急性弥漫性增生性肾小球肾炎

(1) 低倍镜观察:病变弥漫分布,绝大多数肾小球广泛受累。肾小球体积增大,细胞数量增多。近曲小管上皮细胞轻度水肿,管腔可见管型(蛋白管型、细胞管型、颗粒管型)。肾间质充血、水肿,少量炎细胞浸润(图10-8)。

(2) 高倍镜观察:肾小球内增生的细胞主要为内皮细胞和系膜细胞,还可见中性粒细胞和单核细胞浸润。

2. 新月体性肾小球肾炎

(1) 低倍镜观察:多数肾小球内有新月体或环形小体形成,肾小球囊腔变窄或闭塞,毛细血管丛萎缩,部分肾小球纤维化、玻璃样变性。肾小管上皮细胞水肿,腔内可见管型,部分肾小管萎缩。间质淋巴细胞浸润,纤维组织增生。

(2) 高倍镜观察:肾小球囊壁层上皮细胞增生,突向肾小球囊腔,呈新月体状或环形体状。可表现为细胞性、纤维-细胞性、纤维性新月体(图10-9)。

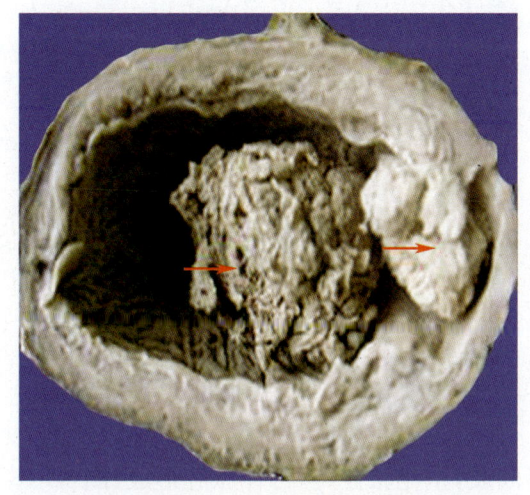

图 10-7　膀胱移行细胞癌
两个肿瘤结节呈乳头状突向膀胱腔(→)

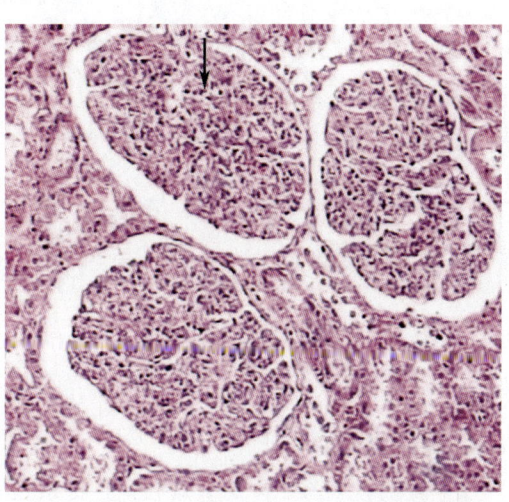

图 10-8　急性弥漫性增生性肾炎
肾小球细胞数量增多,毛细血管腔狭窄(↓)

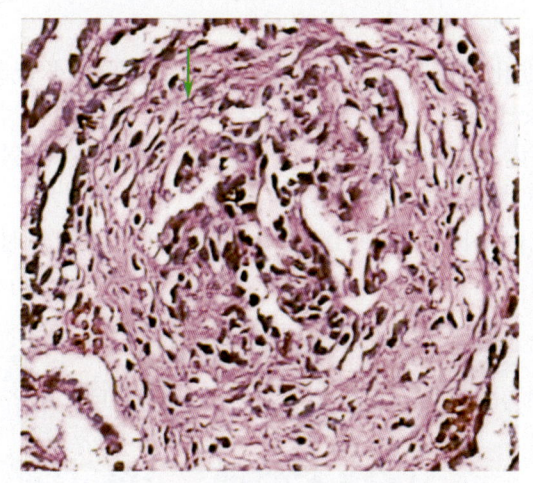

图 10-9　新月体性肾小球肾炎
肾小球囊内新月体形成(↓)

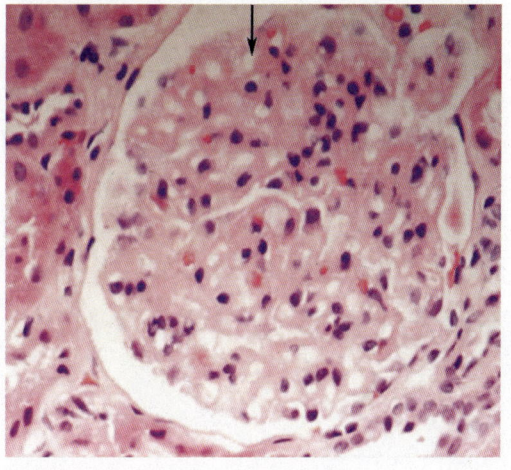

图 10-10　膜性肾小球肾炎
肾小球基膜弥漫性增厚(↓)

3. 膜性肾小球肾炎

高倍镜观察:肾小球毛细血管基膜弥漫性增厚,血管腔狭窄(图10-10)。六胺银染色显示增厚的基膜及与之垂直的钉突形如梳齿,钉突向沉积物表面延伸并将其覆盖,使基膜明显增厚(图10-11)。

4. 慢性硬化性肾小球肾炎

(1) 低倍镜观察:肾被膜明显增厚,大多数肾小球不同程度纤维化、玻璃样变,相应肾小管萎缩、纤维化或消失(图10-12)。残存肾小球代偿性肥大,肾小管扩张,可见管型。病变肾小球相互靠拢、集中。

(2) 高倍镜观察:间质结缔组织增生、纤维化,淋巴细胞、浆细胞浸润。

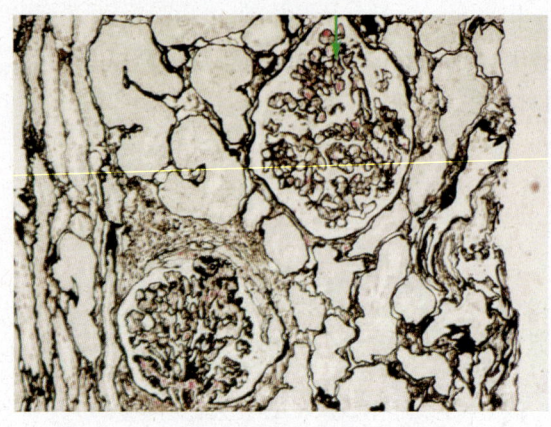

图 10-11 膜性肾小球肾炎银染
肾小球基膜增厚,钉状突起(↓)

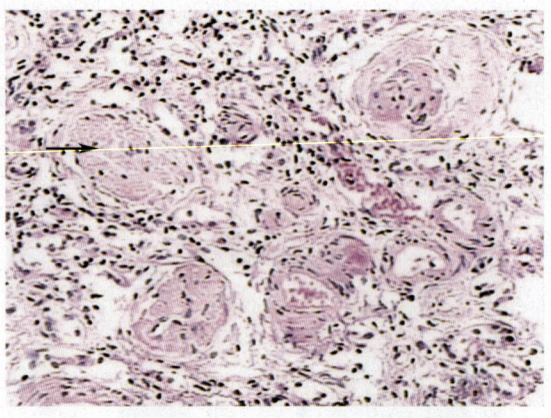

图 10-12 慢性肾小球肾炎
肾小球纤维化、玻变,肾小管萎缩消失,间质纤维组织增生,淋巴细胞浸润(→)

5. 急性肾盂肾炎

(1) 低倍镜观察:病变呈灶性,主要累及肾间质,呈化脓性炎,可伴脓肿形成(图 10-13)。部分肾小管腔内见渗出性改变。

(2) 高倍镜观察:肾间质病灶及肾小管内见大量中性粒细胞、脓细胞及细菌。

6. 慢性肾盂肾炎

(1) 低倍镜观察:肾间质不规则灶性纤维化,球囊周围纤维化,病变严重处肾小管萎缩;代偿区肾小管扩张,管腔内见均质红染的胶样管型,似甲状腺滤泡样。

早期肾小球改变不明显,晚期肾小球纤维化、玻璃样变(图 10-14)。残存肾单位代偿性肥大。瘢痕内弓形动脉和小叶间动脉出现闭塞性动脉内膜炎。

(2) 高倍镜观察:病变区域浸润的炎细胞以淋巴细胞、浆细胞为主。炎症急性发作时,可见大量中性粒细胞浸润及小脓肿形成。

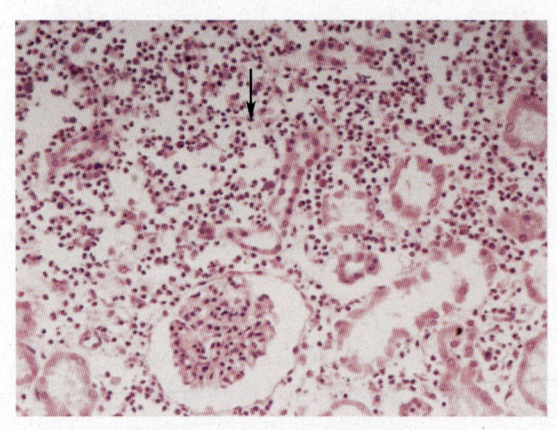

图 10-13 急性肾盂肾炎
肾间质内大量中性粒细胞浸润(↓)

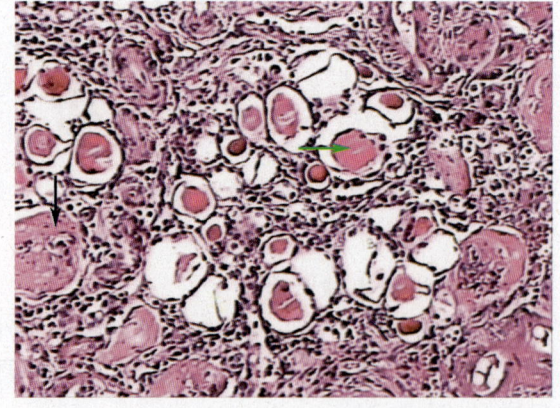

图 10-14 慢性肾盂肾炎
肾小球纤维化(↓),肾小管内见胶样管型(→)

7. 膀胱移行细胞癌 根据肿瘤细胞分化程度分为三级

(1) 低倍镜观察:移行细胞癌Ⅰ级:具有典型的乳头状结构,细胞层次增多,超过 5~7 层,极性尚存(图 10-15)。移行细胞癌Ⅱ级:细胞层次明显增多,超过 10 层,排列紊乱,癌细胞可浸润至固有膜甚至肌层。移行细胞癌Ⅲ级：癌细胞形成不规则癌巢，无乳头状结构。癌组织浸润到深层组织。

(2) 高倍镜观察：移行细胞癌Ⅰ级细胞异型性小，核分裂象少见；移行细胞癌Ⅲ级异型性明显，极性消失，病理性核分裂多见；移行细胞癌Ⅱ级则介于二者之间。

> **附**：根据世界卫生组织（WHO）和国际泌尿病理学会分类，移行细胞癌现称为尿路上皮癌，包括：尿路上皮原位癌、低级别尿路上皮乳头状癌、高级别尿路上皮乳头状癌。

8. 肾细胞癌

(1) 低倍镜观察：瘤细胞圆形或多角形，胞质透明，核小，深染位于中央。瘤细胞呈巢状、梁索状或管状排列（图10-16）。肿瘤间质少，血管丰富，常有出血、坏死和钙化。

(2) 高倍镜观察：肿瘤细胞异型性小，体积较大，轮廓清晰，胞质丰富、透明，核小而深染。

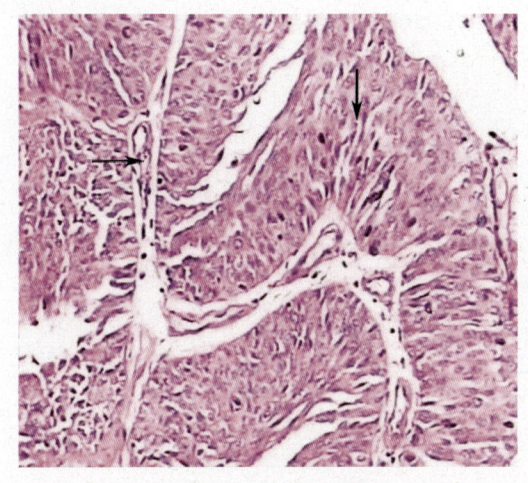

图 10-15　膀胱移行细胞癌
肿瘤性乳头（↓）；中轴为结缔组织（→）

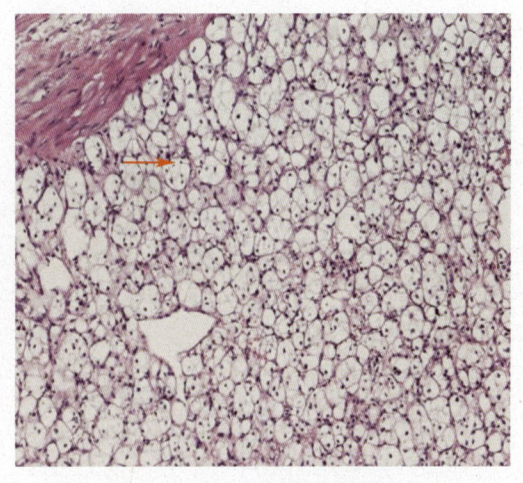

图 10-16　肾透明细胞癌
肿瘤细胞胞质透明，呈巢状或腺样排列（→）

五、病 案 分 析

患者，女性，47岁。因体弱、乏力2年，嗜睡伴恶心、呕吐1个月入院。

现病史：2年前，不明原因出现乏力、身体虚弱常有低热（体温38℃左右），近1个月前出现终日嗜睡、感恶心、偶伴呕吐，且感皮肤瘙痒。3天前出现气促，呼出气中有氨味。既往史无特殊。

体格检查：慢性病容，嗜睡，体温38.1℃。脉搏105次/分，呼吸25次/分，血压19/10kPa。体表见多处抓痕，浅表淋巴结无肿大。听诊可闻及双肺散在湿鸣及心包摩擦音。腹部无异常发现。神经系统检查无病理反射。

实验室检查：Hb 50g/L，白细胞 8.5×10^9/L。NPN 67.5mmol/L，CO_2CP 10.5mmol/L。血培养：无细菌生长。尿液检查：蛋白（+），比重1.005，查见白细胞、红细胞及管型。尿培养：大肠杆菌生长。X线胸片：双肺野呈不规则片状模糊阴影。

入院后予以支持及对症治疗，但体温不退。输血多次，病情无好转。入院后三周出现神志不清,NPN 达 220mmol/L,抢救无效死亡。

【**尸体解剖**】 双肺重 1580g,切面双肺下叶实变,挤压见少量液体溢出。镜下肺淤血、水肿,肺泡腔内大量纤维蛋白及少量单核细胞。心包有纤维蛋白附着,各瓣膜无异常。镜下心肌纤维变性,心外膜大量纤维蛋白附着,其间见少量淋巴细胞浸润。肾脏:左右肾大小不一,表面见多个不规则凹陷性瘢痕,切面皮髓质分界不清,肾盂黏膜粗糙,镜下:多数肾小球纤维化、玻变,肾小管消失,间质大量纤维组织增生,淋巴细胞和单核细胞浸润,部分肾小球代偿性肥大,肾小管扩张,内有胶样管型。肾盂、肾盏黏膜及黏膜下淋巴细胞浸润及纤维化。脑重 1460g,脑沟变窄变浅,脑回增宽,小脑扁桃体疝形成。镜下神经细胞变性、水肿。

【**讨论**】

(1) 本病例的诊断、死因。

(2) 该疾病的发生、发展过程。

(3) 请用病理改变解释其临床症状。

(文　彬　杨慧敏)

第十一章　生殖系统和乳腺疾病

一、生殖系统和乳腺标本的观察方法

1. 子宫　子宫为一肌型空腔器官,呈倒置的梨形。前面扁平,覆盖的浆膜较短;后面稍突出,覆盖的浆膜较长。子宫大小与年龄和生育状况相关,成年妇女未生育子宫上下径为7~8cm、左右最大径为4~5cm、前后最大径为2~3cm。子宫上部较宽,称为子宫体,其上端隆突部分称为子宫底。子宫底两侧为子宫角,与输卵管相通。子宫下部较窄而呈圆柱状,称子宫颈。宫体与宫颈之比在成年妇女为2∶1,婴儿为1∶2。子宫中央为一上宽下窄呈扁三角形的子宫腔,容量约5ml。腔内面被覆子宫内膜,其厚度随月经周期而改变(增生早期厚约0.2cm,分泌期可达1.2cm)。观察要点:①子宫外观:大小、形状、浆膜面状况;②子宫肌壁:有无肿瘤及其部位、性质,有无编织状增厚,有无咖啡色样出血点;③子宫内膜:厚度,表面光滑度,有无新生物及其性质,有无息肉;④子宫腔:有无积血或其他物质;⑤子宫颈:是否光滑,有无出血糜烂,有无新生物及其性质,有无息肉、潴留囊肿及黏液栓。

2. 卵巢　正常卵巢为一灰白色椭圆形组织,成年妇女卵巢大小约4cm×3cm×1cm,重约5~6g。切面灰白,质地致密稍硬,有时可见黄体或白体形成。观察要点:

(1) 非肿瘤性疾病:①卵巢外观,大小、形状、表面与输卵管的关系。②切面,卵巢正常结构有无受挤压,有无囊肿形成及其性质。

(2) 肿瘤性疾病:肿瘤的大小、形状、颜色、质地,肿瘤属囊性还是实性。

3. 乳腺　大体标本观察内容包括皮肤、乳头及乳晕、乳腺实质、脂肪组织。观察要点:①皮肤有无溃破及橘皮样变。②乳头有无内陷、糜烂、溃破。③乳腺内有无包块,包块的大小、形状、部位、质地(与周围组织对比),有无出血、坏死(乳腺癌坏死多呈灰白细颗粒状),肿块与周围组织的分界,有无浸润。

二、目 的 要 求

(1) 掌握子宫肿瘤和乳腺癌的形态学特征和临床病理联系。
(2) 掌握滋养层细胞疾病的形态学特征和临床病理联系。
(3) 熟悉卵巢肿瘤的常见类型和大体形态。

三、大体标本观察

1. 子宫体癌(carcinoma of corpus uterus)或称**子宫内膜癌**(carcinoma of endometrium)

(1) 弥漫型:子宫内膜弥漫增厚形成菜花状或息肉状新生物,表面常见坏死,切面浸润肌层。

(2) 局限型:多累及子宫底或子宫角,常呈息肉状。

2. 子宫颈癌(carcinoma of the cervix)(图11-1)

(1) 根据癌发展的过程,分为早期浸润癌与浸润癌。

(2) 早期浸润癌肉眼一般不能判断,可以表现为子宫颈糜烂、肥大。

(3) 浸润癌可分为糜烂型、外生菜花型、内生浸润型、溃疡型。肿瘤破坏子宫颈结构,并可见坏死、出血。

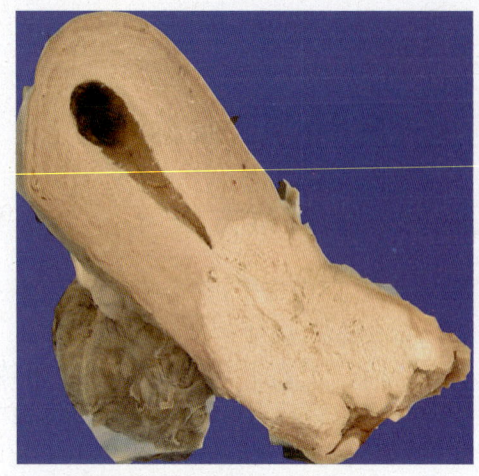

图 11-1　子宫颈癌（内生浸润型）

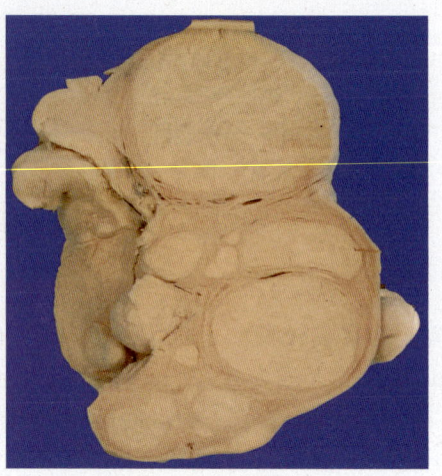

图 11-2　子宫平滑肌瘤

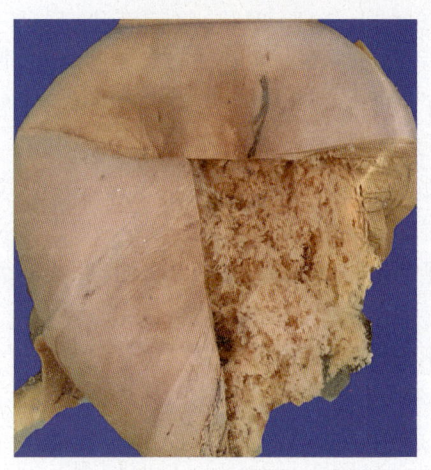

图 11-3　葡萄胎

3. 子宫平滑肌瘤（leiomyoma of the uterus）

（1）平滑肌瘤可位于子宫浆膜下、肌壁间、内膜下，可单发，但常为多发，大小不一。

（2）平滑肌瘤多呈灰白结节，切面呈编织状、漩涡状，周围有假包膜（图 11-2）。

（3）肿瘤可发生各种继发改变，如黏液变、透明变性等。

4. 葡萄胎（hydatidiform mole）

（1）分为完全性葡萄胎和部分性葡萄胎。

（2）绒毛水肿呈半透明的水泡，状似葡萄串。其大小不一，直径 0.5～3cm，其间为纤细结缔组织相连（图 11-3）。

5. 侵蚀性葡萄胎（invasive mole）（图 11-4，图 11-5）　可见多少不一的水泡侵蚀子宫肌壁。

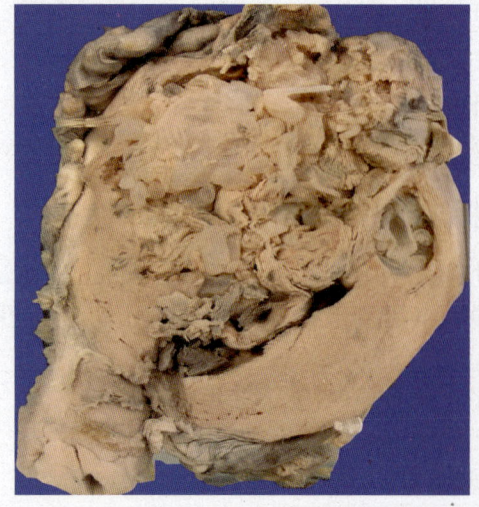

图 11-4　侵蚀性葡萄胎

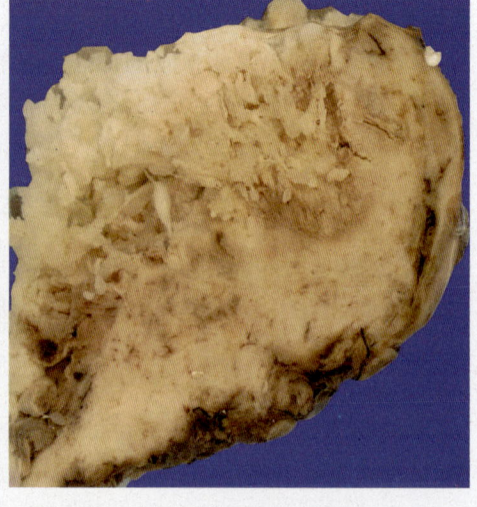

图 11-5　侵蚀性葡萄胎

6. 绒毛膜癌（choriocarcinoma） 子宫体积不规则增大，切面可见呈暗红色、出血坏死明显的肿块充塞宫腔，或呈结节状，浸润子宫肌层（图 11-6）。

7. 卵巢畸胎瘤（teratoma） 肿瘤呈囊性，表面光滑，囊内含皮脂、毛发、牙齿等（图 11-7），并可见头节形成。

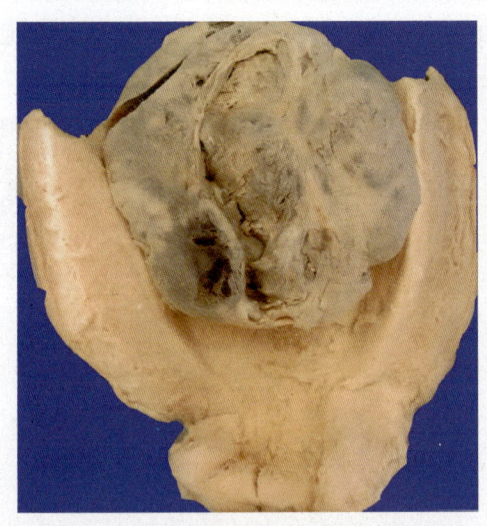

图 11-6　子宫绒毛膜癌　　　　　图 11-7　卵巢畸胎瘤

8. 卵巢浆液性囊腺瘤（serious cystadenoma） 卵巢体积增大，表面光滑，包膜完整。切面可见单个或多个囊腔，囊内含清亮液体，偶可混有黏液，内壁较光滑。

9. 卵巢黏液性囊腺瘤（mucinous tumors） 卵巢体积增大，表面包膜完整，呈结节状。切面正常结构消失，由大小不一的多个囊腔组成，囊内充满黏稠液体（图 11-8）。

10. 乳腺癌（carcinoma of the breast）

（1）根据肿瘤累及部位，可见乳头内陷，皮肤可呈橘皮样外观。

（2）切面可见灰白色肿块，边缘欠规则，呈放射状浸润于周围组织（图 11-9）。

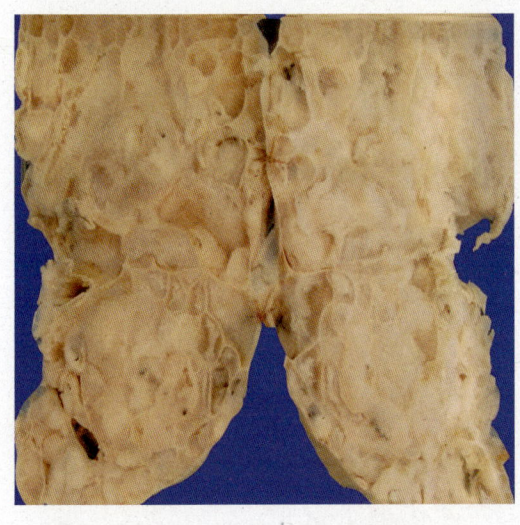
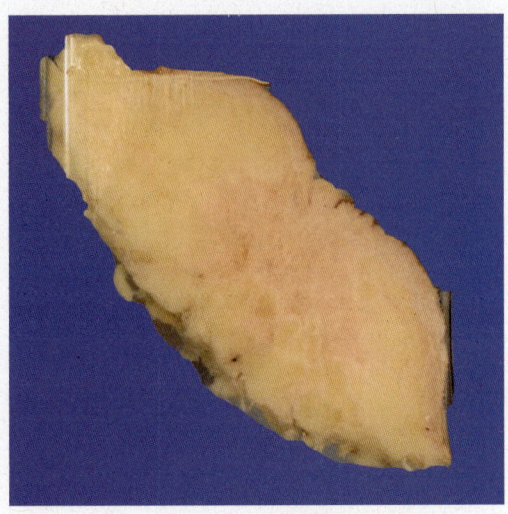

图 11-8　卵巢黏液性囊腺瘤　　　　图 11-9　乳腺癌

四、组织切片观察

1. 葡萄胎(hydatidiform mole)

(1) 低倍镜观察:绒毛间质水肿致绒毛明显肿大,间质毛细血管稀少或消失(图 11-10)。

(2) 高倍镜观察:滋养层细胞有不同程度的增生。增生细胞包括合体滋养层细胞和细胞滋养层细胞(图 11-11)。

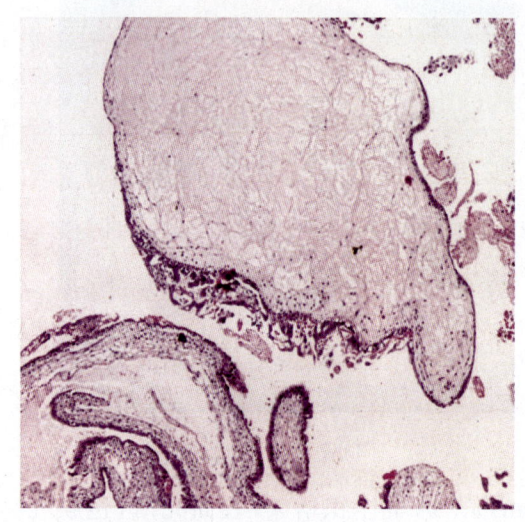
图 11-10 葡萄胎

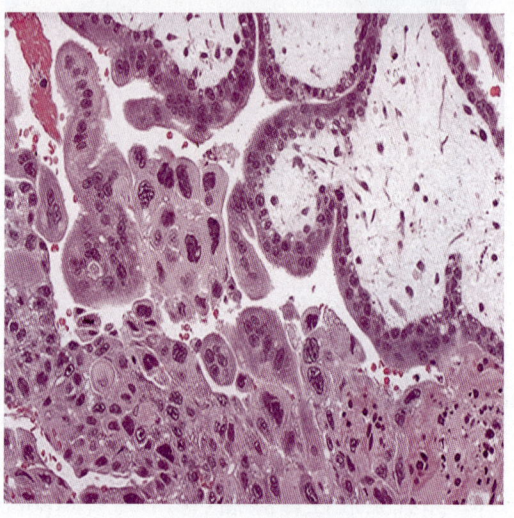
图 11-11 葡萄胎

2. 绒毛膜癌(choriocarcinoma)

(1) 低倍镜观察:瘤细胞成片或散在浸润生长,并见大量出血、坏死(图 11-12)。

(2) 高倍镜观察

1) 瘤细胞由细胞滋养层和合体滋养层细胞转变而来,混杂排列。由细胞滋养层来源者胞界较清,胞质染色较浅淡,核仁明显;合体滋养层来源者胞质丰富,深红染,核染色质均一深染,核仁不明显(图 11-13)。

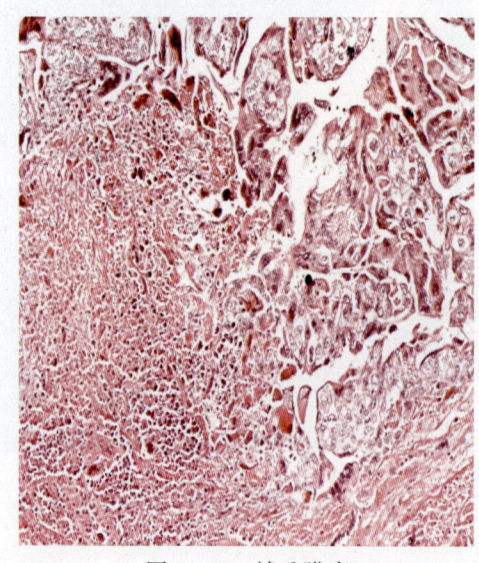
图 11-12 绒毛膜癌

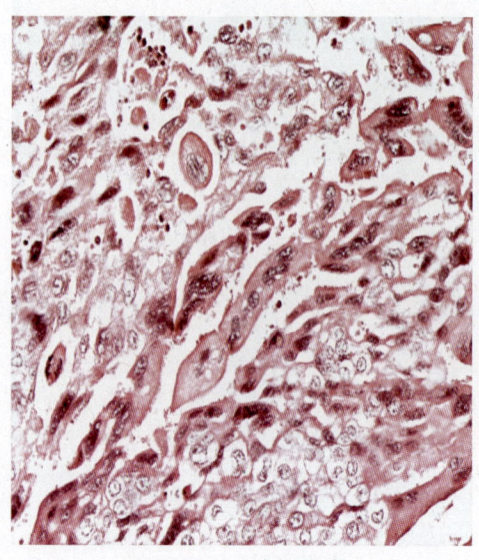
图 11-13 绒毛膜癌

2) 肿瘤无血管和间质，不形成绒毛结构。

3. 乳腺浸润性导管癌(invisive ductal carcinoma)

（1）低倍镜观察：癌细胞排列呈巢状、条索状或伴少量腺样结构，可部分保留原有导管内癌结构，或完全缺如（图11-14）。

（2）高倍镜观察

1) 癌细胞大小形态各异，异型性明显，核分裂多见。常见局部肿瘤细胞坏死。

2) 间质致密纤维组织增生，其内可见浸润的癌细胞，实质和间质比例各不相同。

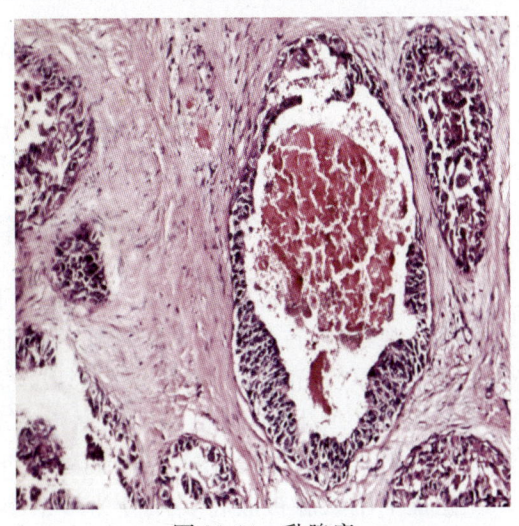

图 11-14　乳腺癌

五、病 案 分 析

患者，女，53岁，农民。因"白带增多伴腥臭味、接触性出血10个多月，以及右颈部包块3个多月伴咯血1个月"入院。体格检查：患者消瘦，右颈部淋巴结肿大、质硬、不活动。妇科检查：宫颈肥大、宫颈表面见菜花状新生物突起，触之质脆，易出血。X线片提示双肺内见多个散在分布的结节状块影。既往病史：患者患慢性宫颈炎（病理诊断）10多年，1年多前取宫颈活检，病理诊断为慢性宫颈炎伴宫颈鳞状上皮呈中至重度不典型增生，建议随访。既往无结核病及其他病史。

病理资料：颈部包块活检，病理诊断为：（右颈部）淋巴结转移性鳞癌。后宫颈活检为中分化鳞癌。

【讨论】

（1）本病的病理诊断？

（2）诊断依据？

（3）本病的病变发展经过及咯血的病理基础？

（王　琼　李祖茂）

第十二章 内分泌系统疾病

一、内分泌系统标本观察方法

正常甲状腺有左、右两叶及中央峡部,其表面光滑,有薄的纤维包膜,切面呈浅褐色、半透明状。观察时,首先应注意甲状腺的大小、形态、质地及色泽变化,注意其表面是否光滑,包膜有无增厚、是否完整,有无结节形成,与周围组织有无粘连;其次,观察切面是否有弥漫性或局限性的增生肿大,特别注意增生结节的大小、数量、颜色,有无包膜,边界是否清楚,对周围组织有无挤压或浸润,结节内外是否伴有出血、坏死、囊性变、纤维化及钙化等改变。

光镜下甲状腺被膜将实质分为多个小叶,每个小叶含有多个滤泡,滤泡周围有丰富的毛细血管。滤泡有滤泡上皮细胞和滤泡旁细胞,滤泡腔内富含胶质。观察时注意病灶的大小、分布及与周围组织的界限,有无滤泡结构,滤泡的大小、形态、胶质多少。滤泡上皮细胞形态,有无乳头结构、炎细胞浸润、包膜浸润等。

二、目的要求

(1) 熟悉单纯性甲状腺肿和毒性甲状腺肿的病变特点及临床表现。
(2) 了解甲状腺炎的病变特点。
(3) 了解常见甲状腺肿瘤的类型及病变特点。

三、大标本观察

1. 弥漫性非毒性甲状腺肿(diffuse nontoxic goiter) 甲状腺肿大,有多个大小形态不一的结节。结节边界清楚,无包膜或包膜不完整,对周围组织无挤压。切面常有出血、坏死及囊性变(图 12-1)。

2. 弥漫性毒性甲状腺肿(diffuse toxic goiter)
(1) 甲状腺对称性弥漫性肿大,表面光滑、无结节,质较软。
(2) 切面胶质少,暗红色、致密状似牛肉组织(图 12-2)。

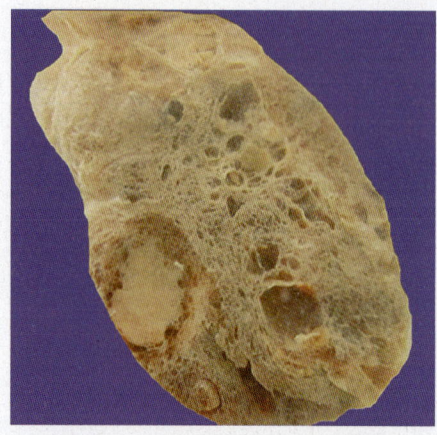

图 12-1 弥漫性非毒性甲状腺肿
弥漫性肿大,切面呈淡褐色,多结节、多囊腔形成

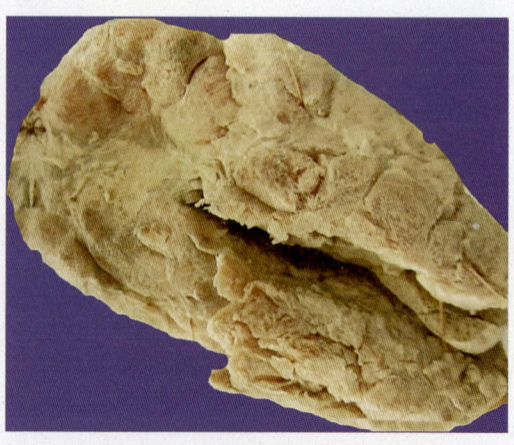

图 12-2 弥漫性毒性甲状腺肿
甲状腺弥漫性肿大,切面暗褐色,牛肉样外观

3. 甲状腺腺瘤(thyroid adenoma)

(1) 肿瘤呈圆形结节,表面光滑,有完整包膜。

(2) 切面肿瘤与周围组织分界清楚(图12-3,图12-4),肿瘤内外结构迥然不同,瘤内可有出血、囊性变、纤维化和钙化,肿瘤周围组织受压。

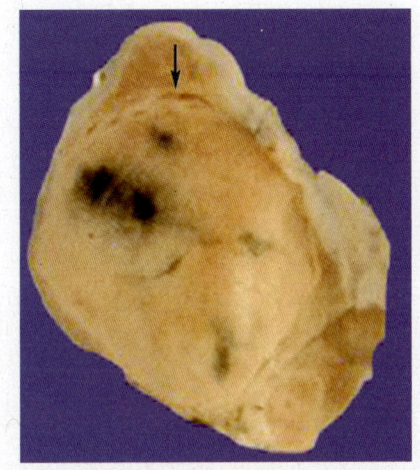

图12-3 甲状腺腺瘤

切面见一结节(↓),包膜完整,结节呈实性,致密,有出血

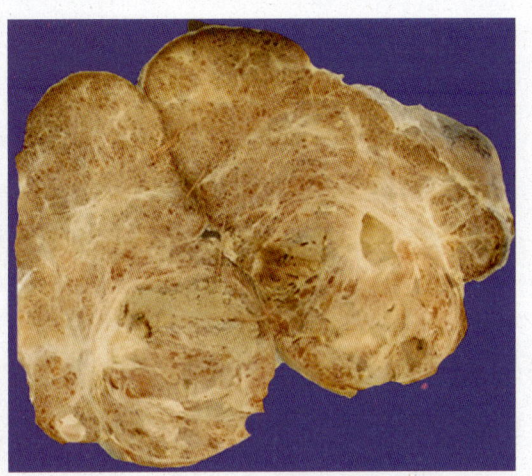

图12-4 甲状腺腺瘤

切面甲状腺一极可见一包膜完整的结节,界清,切面暗褐色,囊性变

4. 甲状腺乳头状癌(thyroid adenocarcinoma)(图12-5,图12-6)

(1) 表面观:甲状腺被膜灶性灰白色、粗糙,部分与周围组织可有粘连。

(2) 切面:肿瘤白色、灰色或灰棕色,质脆,无包膜或包膜不完整,向周围浸润。

(3) 常可见囊腔形成,囊内可见乳头状结构。

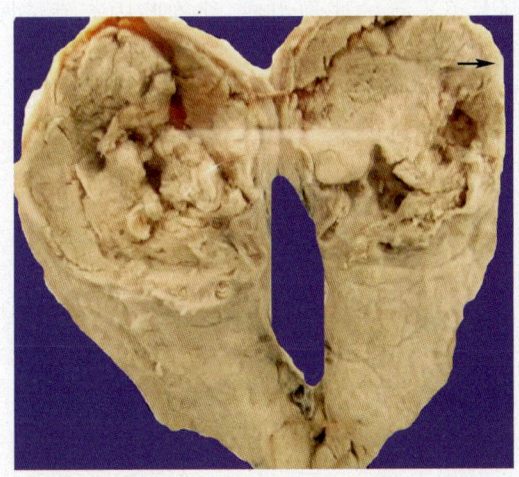

图12-5 甲状腺乳头状癌

病灶呈囊实性,有乳头,并向周围组织浸润(→)

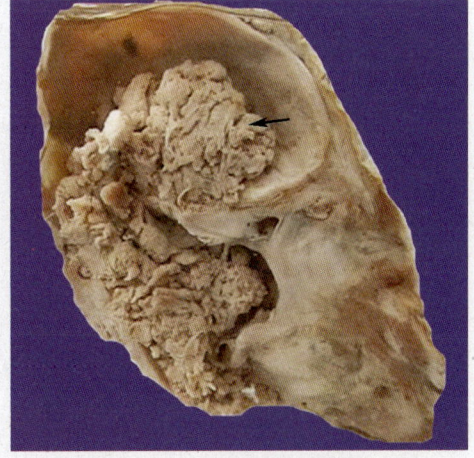

图12-6 甲状腺乳头状癌

切面见囊壁附有乳头状组织,并向被膜浸润(←)

四、组织切片

1. 弥漫性非毒性甲状腺肿(diffuse nontoxic goiter)

(1) 低倍镜观察:滤泡较正常大,胶质多(图12-7)。另有少数滤泡小,缺少胶质,上皮细

胞增生、肥大，未见明显包膜。

（2）高倍镜观察：上皮细胞受压变扁平，偶见乳头状增生。

2. 弥漫性毒性甲状腺肿（toxic goiter）

（1）低倍镜观察：间质血管丰富、充血、淋巴细胞增生（图12-8）。

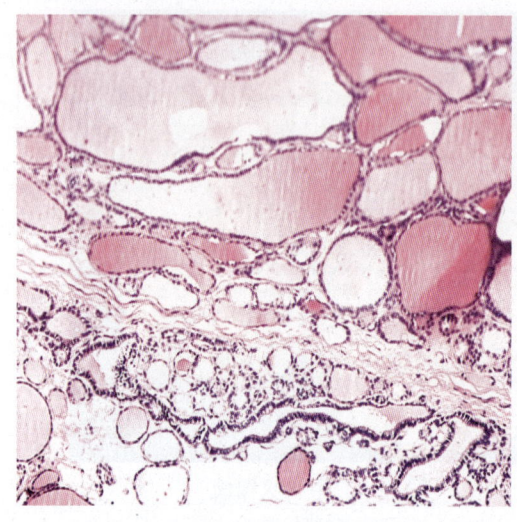

图12-7　弥漫性非毒性甲状腺肿
滤泡大，胶质多，上皮细胞扁平

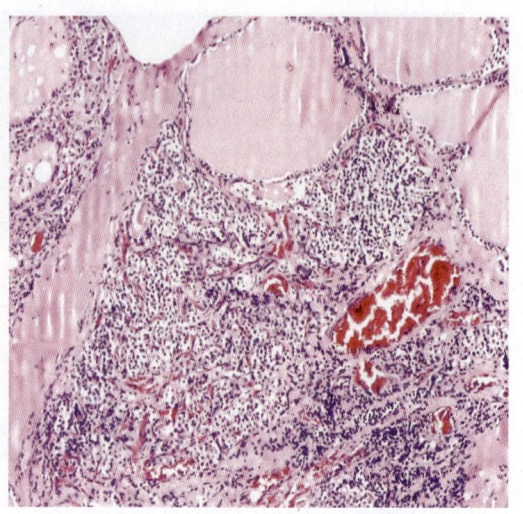

图12-8　弥漫性毒性甲状腺肿
滤泡大小不等，间质充血，大量淋巴细胞浸润

（2）高倍镜观察：滤泡上皮增生呈高柱状，有的呈乳头状增生，并有小滤泡形成；滤泡腔内胶质稀薄，周边有大小不一的吸收空泡（图12-9）。

3. 甲状腺腺瘤（thyroid adenoma）

（1）低倍镜观察：肿瘤有完整包膜，肿瘤由大小不等的滤泡组成，滤泡腔内充满浓厚的胶质（图12-10），包膜外为受压的正常甲状腺组织。

（2）高倍镜观察：滤泡上皮为立方形，无明显异型。

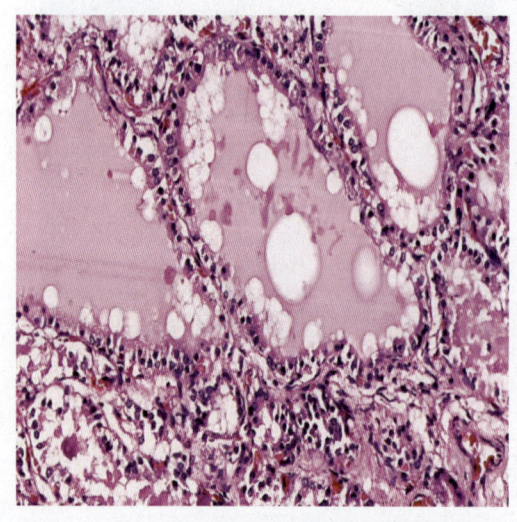

图12-9　弥漫性毒性甲状腺肿
滤泡上皮增生呈高柱状，可见吸收空泡，胶质少

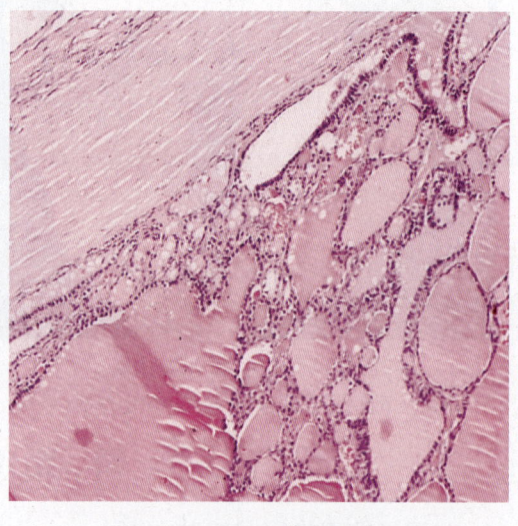

图12-10　甲状腺肿腺瘤
结节内滤泡大小、形状不一，周围有完整包膜

4. 甲状腺乳头状癌（thyroid papillary carcinoma）

（1）低倍镜观察：肿瘤细胞呈立方状或矮柱状，排列呈乳头状、分支较多、乳头中心有纤维血管轴心（图 12-11）；间质中有砂粒体，常有浸润。

（2）高倍镜观察：细胞核染色质少、细致弥散，呈透明或毛玻璃样核，无核仁，可见核沟（图 12-12）。

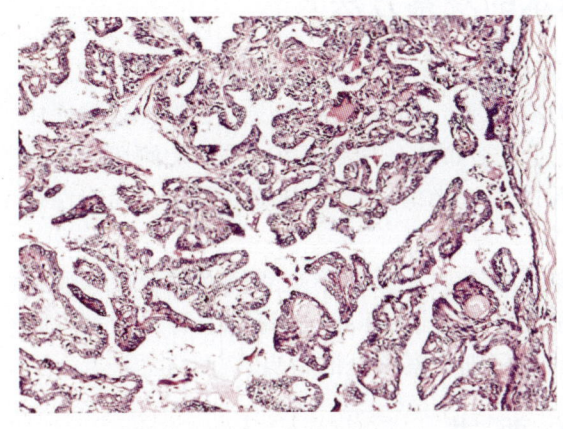
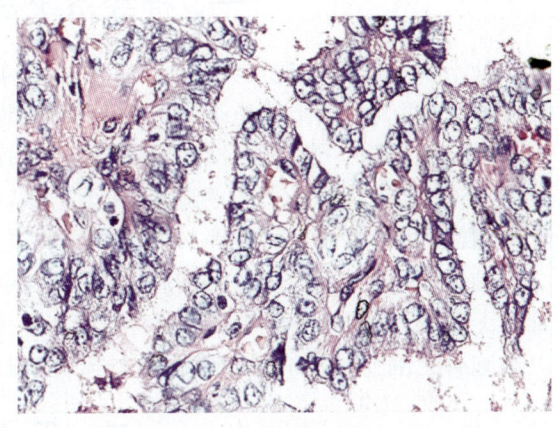

图 12-11　甲状腺乳头状癌
肿瘤细胞呈乳头状排列，分支多，包膜有浸润

图 12-12　甲状腺乳头状癌
肿瘤细胞立方状或矮柱状，毛玻璃样细胞核

五、病案分析

患者，男，40 岁，软弱无力，性情急躁 2 年。2 年来患者食量增加，但软弱无力，逐渐消瘦，时感心悸，性格急躁，近半年来上述症状日渐加重。体格检查：双眼球微突，双手震颤，甲状腺弥漫性肿大，可闻及血管杂音，心率加快，基础代谢率显著增加。

【讨论】

（1）该患者的病理诊断是什么？有何诊断依据？

（2）如果该病例做手术，请分析可能有哪些主要的病理变化（肉眼和镜下）？

（刘　钧　寒顺海）

第十三章　神经系统疾病

一、神经系统标本的观察方法

脑组织大体标本观察方法：①首先观察软脑膜血管有无充血，蛛网膜下腔有无出血积液或积脓，两侧大脑半球是否对称，脑回有无增宽或变窄，脑沟有无变浅或变深。②脑底中等动脉有无硬化。③小脑及海马沟回处有无压迹。④如是一片脑组织（注意是何切面），观察切面有无出血、软化灶。侧脑室有无扩张，腔面是否光滑。⑤发现占位病变或局限性病灶，则观察其大小、颜色、质地与周围组织关系等。

脑组织切片观察方法：①肉眼观察有无淡染或深染区。②镜下观察蛛网膜及软脑膜血管有无改变，蛛网膜下腔有无渗出物；脑神经细胞有无变性、坏死，血管周隙有无增宽及淋巴细胞有无围血管浸润等。③发现局限性病灶，应仔细观察该处的特点。

二、目 的 要 求

（1）掌握流行性脑脊髓膜炎、流行性乙型脑炎的病变特点。
（2）熟悉常见中枢神经系统肿瘤的形态特点。

三、大体标本观察

1. 流行性脑脊髓膜炎
（1）脑脊膜血管明显充血。
（2）严重者蛛网膜下腔充满灰黄色脓性渗出物，覆盖于脑沟、脑回表面，病变轻者见脓性渗出物沿血管分布。脓性渗出物可累及凸面矢状窦附近或脑底部（图13-1）。
（3）如脑脊液循环发生障碍，可引起脑室扩张。

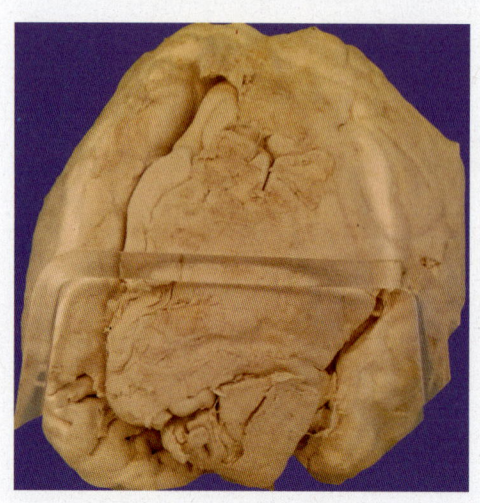

图13-1　流行性脑脊髓膜炎

2. 流行性乙型脑炎
（1）脑膜充血，脑水肿明显。
（2）切面见皮质深层、基底核、视丘等部位有粟粒或针尖大小的半透明软化灶，境界清楚，弥漫分布或聚集成群。

3. 脑膜瘤
（1）肿块呈球形或分叶状，有完整包膜。
（2）切面质地实，灰白色，颗粒状或条索状。有时可见白色钙化之砂粒，偶见出血。

4. 神经鞘瘤
（1）肿瘤呈圆形或分叶状，境界清楚，包膜完整，与其所发生的神经粘连在一起。
（2）切面灰白或灰黄，可见出血，囊性变。

四、组织切片观察

1. 流行性脑脊髓膜炎

(1) 低倍镜观察：蛛网膜血管明显充血；蛛网膜下腔增宽，腔内充满渗出物（图 13-2）。

(2) 高倍镜观察

1) 渗出物中有大量中性粒细胞及纤维蛋白和少量巨噬细胞、淋巴细胞浸润（图 13-3）。

2) 脑实质一般不受累，脑皮质可有轻度水肿和神经元变性，小血管周围可有轻度中性粒细胞浸润。

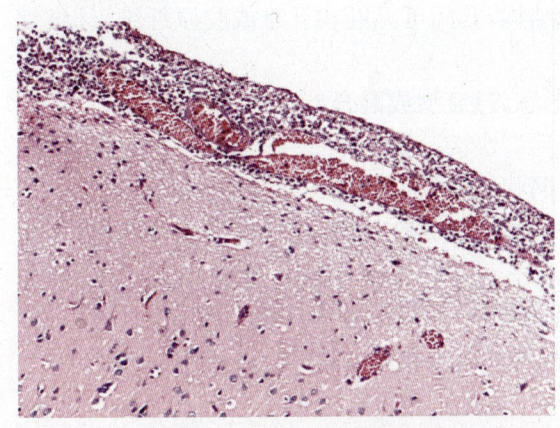

图 13-2　流行性脑膜炎

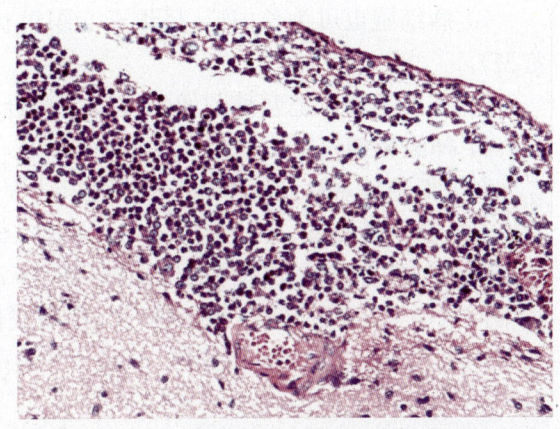

图 13-3　流行性脑膜炎

2. 流行性乙型脑炎

(1) 低倍镜观察：可见散在分布染色浅淡、大小不等的筛网状软化灶（对本病的诊断具一定的特征意义）（图 13-4）。

(2) 高倍镜观察

1) 神经细胞变性、坏死，出现卫星现象和噬神经细胞现象（图 13-5）。

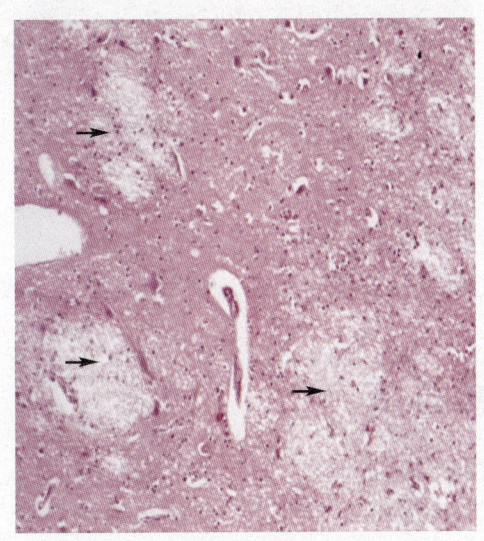

图 13-4　流行性乙型脑炎

软化灶（→）

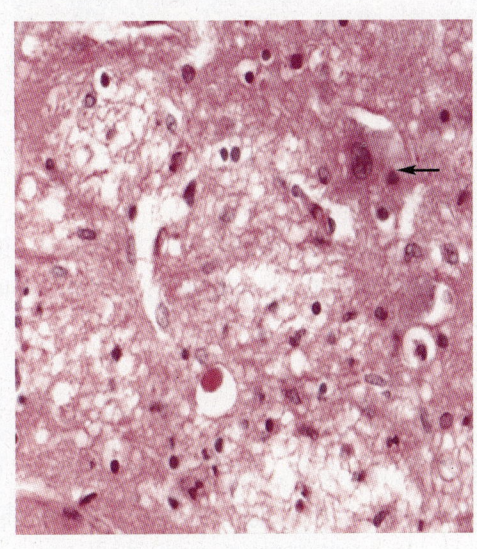

图 13-5　流行性乙型脑炎

噬神经细胞现象（←）

2) 血管充血,出现以淋巴细胞为主的炎细胞浸润,炎细胞以变性坏死神经细胞为中心或围绕血管形成血管淋巴套。

3) 小胶质细胞弥漫或结节状增生,在坏死的神经细胞附近或小血管旁形成小胶质细胞结节。

3. 脑膜瘤

(1) 低倍镜观察:肿瘤细胞呈大小不一的同心圆或漩涡状排列(图13-6)。

(2) 高倍镜观察

1) 中央血管壁常有透明变性,或钙化形成砂粒体(脑膜细胞型或合体细胞型)。

2) 瘤细胞也可为长梭形,呈致密交织束状结构,其间可见网状纤维或胶原纤维(纤维细胞型)。

3) 还可呈现以上两种图像的过渡或混合形态(过渡型或混合型)。

4. 神经鞘瘤

(1) 低倍镜观察:肿瘤可见两种组织结构(网状结构及束状结构)。

(2) 高倍镜观察:束状型(Antoni A 型):细胞梭形,境界不清,核呈梭形或卵圆形,互相紧密排列成栅栏状或不完全的漩涡状(图13-7)。

网状型(Antoni B 型):细胞稀少,排列成稀疏的网状结构,常有小囊腔形成。

以上两种结构往往同时存在于同一肿瘤中,其间有过渡形式,以其中一型为主。

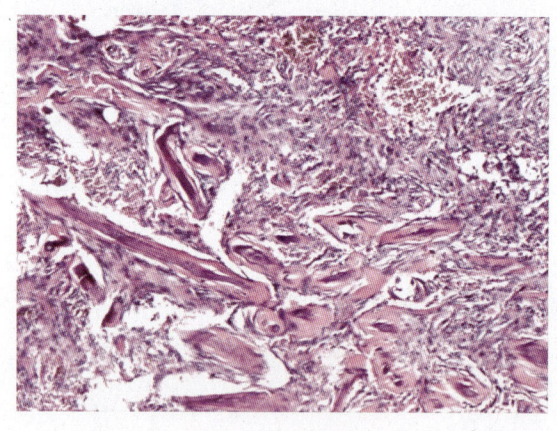

图13-6　脑膜瘤

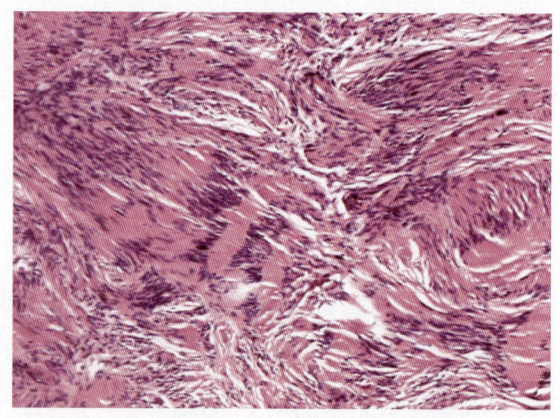

图13-7　神经鞘瘤

5. 星形细胞瘤

(1) 低倍镜观察:脑组织正常结构消失,被弥漫增生的肿瘤细胞取代。

(2) 高倍镜观察:肿瘤细胞形态多样,不同类型肿瘤细胞形态、血管内皮增生程度及肿瘤坏死情况不一。

五、病案分析

患者,女性,19岁。因头痛5小时,呕吐、昏迷0.5小时于1957年2月23日入院。5小时前开始头痛,半小时前出现呕吐、全身酸痛、呼吸短促、昏迷。体格检查:体温39.8℃,脉搏128次/分,呼吸短促、昏迷,瞳孔散大,对光反射消失,膝腱反射消失。外周血:白细胞$43.0×10^9$/L,其中中性粒细胞0.92。临床诊断:脑膜炎? 入院后经急救治疗无效于入院后

2小时死亡。

【尸体解剖】 身高156cm,发育、营养良好;双侧瞳孔散大(直径0.8cm);双侧扁桃体大;右肺500g,左肺460g,双肺下叶散在实变,实变区以呼吸性细支气管为中心的肺泡壁毛细血管扩张、肺泡腔内有淡红色物质充填、肺泡壁和肺泡腔内中性粒细胞浸润;肝1730g,表面和切面呈红色与黄色相间,肝窦变窄,部分肝细胞质呈空泡状、并将细胞核挤向胞膜下、形似脂肪细胞;左肾160g,右肾130g,左肾皮质散在直径0.2cm的黄白色、圆形病变,其肾小球和肾小管结构破坏、消失、代之为中性粒细胞;脑1460g,脑膜、脊膜血管扩张,左顶及右颞叶血管周有黄白色的渗出物,脑底部有较多黄绿色液体,蛛网膜下腔血管扩张,大量蛋白渗出和中性粒细胞浸润,革兰染色查见G^-球菌,部分神经细胞变性。

【讨论】
(1) 死者生前患有哪些疾病?其诊断依据是什么?
(2) 死者的死亡原因是什么?
(3) 死者所患疾病是怎样发生、发展的?

(王 琼 李祖茂)

第十四章 传染病及寄生虫病

一、目的要求

（1）掌握常见传染病的基本病变及其一般发生发展规律；掌握结核病的基本病变特点及其转归；掌握原发性肺结核病与继发性肺结核病的区别。

（2）熟悉常见肺外结核病、伤寒、细菌性痢疾、钩端螺旋体病、梅毒的病变特点；熟悉阿米巴病、血吸虫病的基本病理改变。

二、大体标本观察

1. 原发性肺结核病（primary pulmonary tuberculosis） 切开的儿童肺组织，切面可见一侧肺野中部近胸膜处有一实变灶，灰黄色，质地致密干燥，注意观察其大小、形状，相应肺门淋巴结明显肿大、可相互粘连，切面见到有干酪样坏死（图14-1）。

2. 局灶型肺结核（apical fibrocaseous pulmonary tuberculosis） 肺切面上见一灰黄色、圆形的结核病灶，位于肺上叶近肺膜处，直径约1cm，边界较清楚（图14-2）。肺门淋巴结未见明显病变。

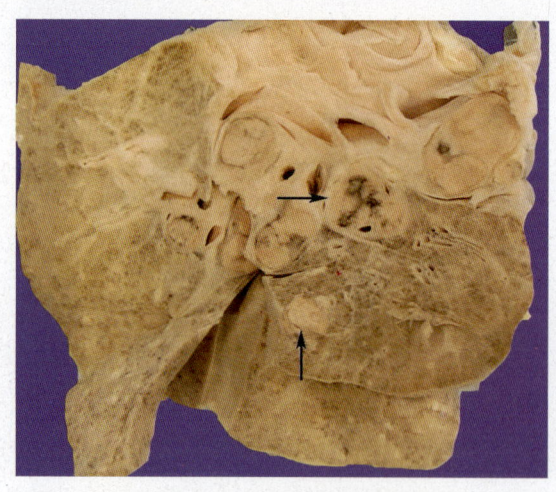

图14-1 原发性肺结核病
肺原发灶（↑）；肺门淋巴结肿大（→）

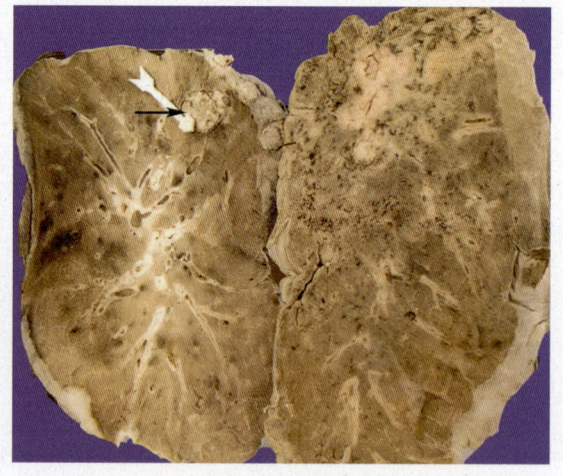

图14-2 局灶型肺结核
局灶型肺结核灶（→）

3. 浸润型肺结核（exudative pulmonary tuberculosis） 肺组织一块，肺上叶切面见边缘模糊的灰黄色病灶，形状不规则，范围较局灶型肺结核扩大（图14-3），有的病灶中可见钙化。

4. 慢性纤维空洞型肺结核（chronic fibrocavitary pulmonary tuberculosis） 剖开的肺组织一块。肺切面上可见肺上叶有一个（或多个）空洞，空洞壁较厚，为纤维组织所包绕，空洞壁内尚可有干酪样坏死物质及残剩之梁柱状组织。周边肺组织从上到下有大小不等、新老不一的病灶（图14-4），有的为急性空洞，有的为渗出、干酪样坏死灶，有的伴有纤维化，有的已钙化。这些病灶是怎样形成的？注意观察肺膜有何改变。

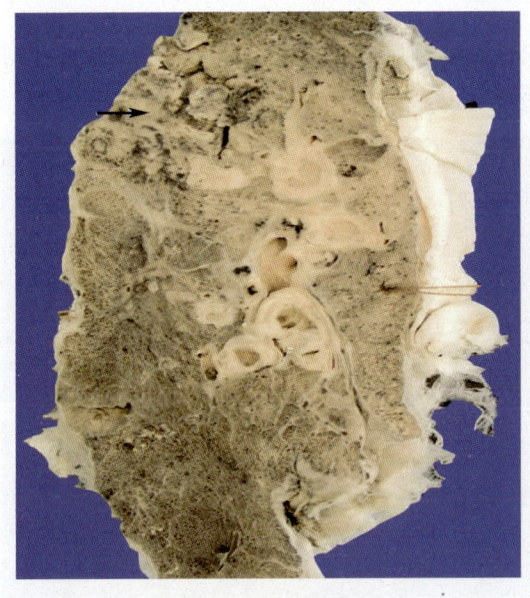

图 14-3　浸润型肺结核
病灶边缘模糊(→)

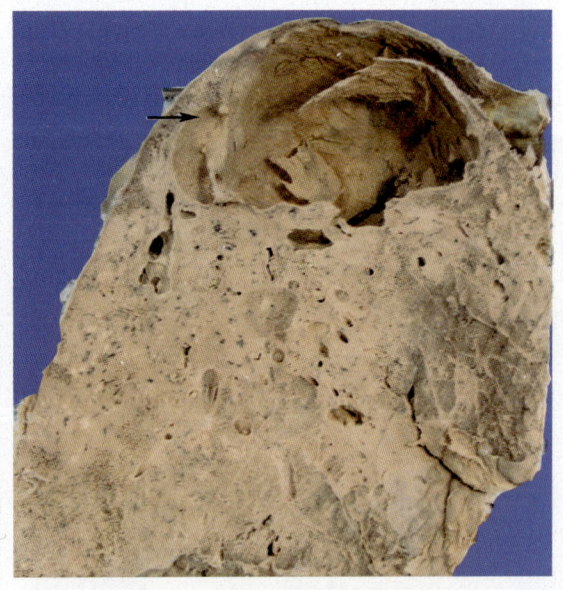

图 14-4　慢性纤维空洞型肺结核
厚壁空洞。空洞上大下小，上多下小，上旧下新(→)

5. 结核球(tuberculoma)　肺组织一块，切面有一球形干酪样病灶，直径约 3cm，周围有纤维组织包绕，境界分明(图 14-5)。

6. 结核性胸膜炎(tuberculous pleurisy)　标本为慢性纤维空洞型肺结核之肺表面。肺膜广泛性增厚、粘连，表面粗糙(图 14-6)。

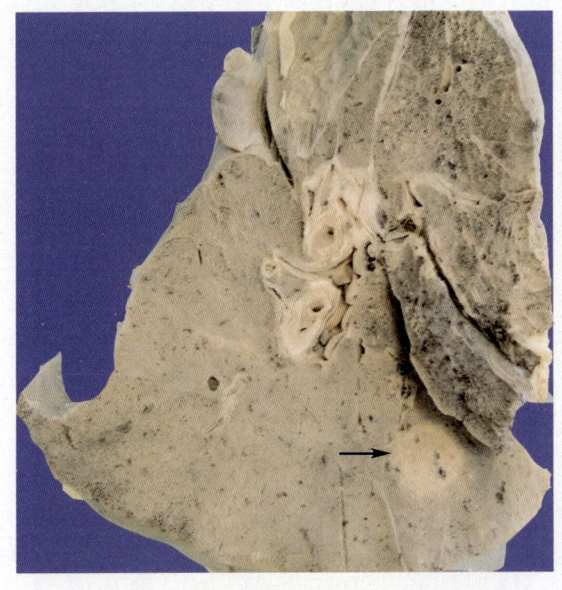

图 14-5　结核球
有纤维包裹、境界分明(→)

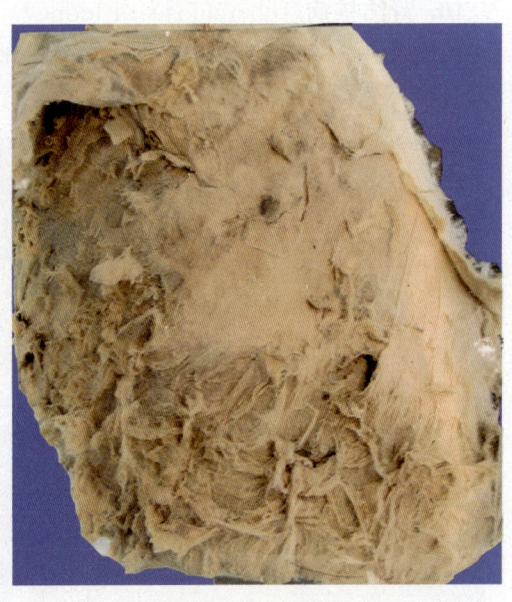

图 14-6　结核性胸膜炎
胸膜增厚、粗糙，粘连

7. 粟粒性肺结核病(miliary pulmonary tuberculosis)　儿童肺，表面透过肺膜可见均

匀分布于两肺的细小结节状病灶,切面见许多粟粒大小(直径 0.1~0.2cm)、灰白或灰黄色小结节弥漫分布于双肺(图 14-7)。

8. 脾粟粒性结核(miliary tuberculosis of spleen) 脾脏组织一块,体积增大,表面及切面均可见散在分布粟粒大、圆形、境界较清楚的灰白或灰黄色结节(图 14-8)。

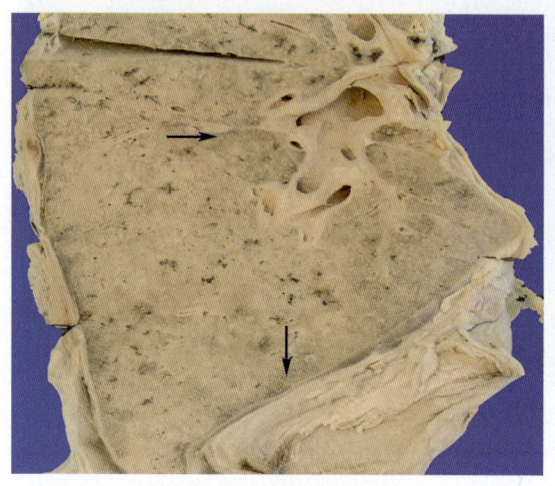 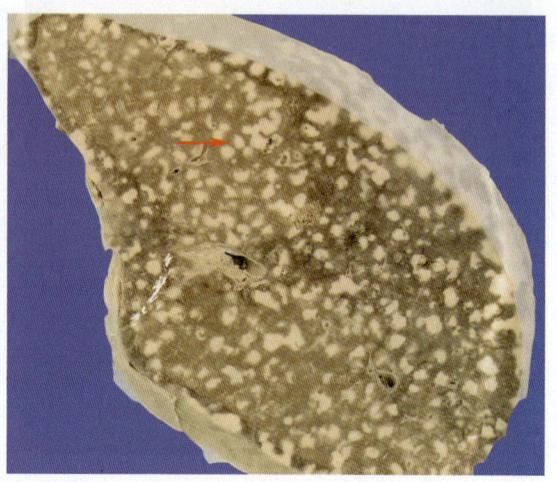

图 14-7 粟粒性肺结核病
粟粒大小灰黄色结节,分布均匀(→);
本例胸膜受累,增厚粘连(↓)

图 14-8 脾粟粒性结核
粟粒大小灰黄色病灶,境界清楚(→)

9. 肠结核病(tuberculosis of intestines) 结肠一段,已剖开,局灶肠壁内大量纤维组织增生,肠壁高度肥厚,在局部形成肿块致肠腔狭窄,黏膜面皱襞消失,可形成细小息肉突向肠腔,亦可有浅溃疡形成(图 14-9)。此型为肠结核病哪一型?其他类型可有哪些表现?

10. 肾结核病(tuberculosis of kidney) 剖开的变形肾脏,表面呈结节状,体积增大,切面见肾实质内多个干酪样坏死灶,有的坏死物破溃排出,形成大小不等的空洞(图 14-10)。若带有输尿管,可见输尿管变粗,壁增厚,腔变狭窄,腔内充有干酪样物质。

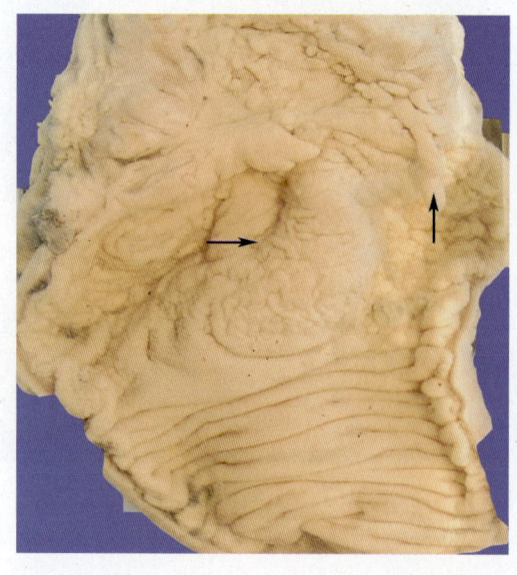 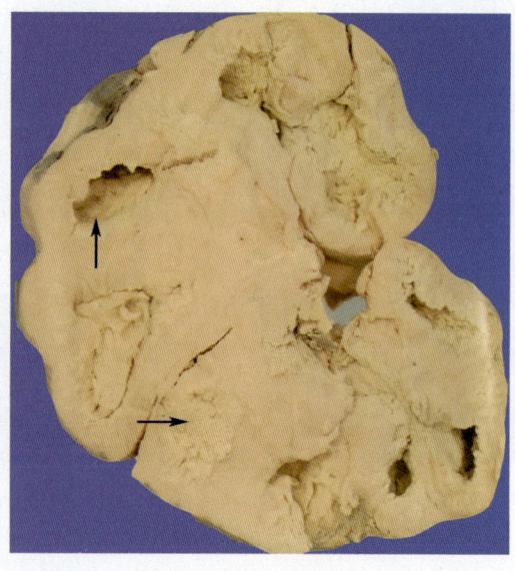

图 14-9 肠结核病
肠壁增厚、腔狭窄(→);可形成小息肉(↑)

图 14-10 肾结核病
干酪样坏死灶(→);坏死物排出形成空洞(↑)

11. 淋巴结结核病(tuberculosis of lymph node)　淋巴结肿大、彼此粘连、融合成团块，切面见正常淋巴组织几乎全部被破坏而代以大片干酪样坏死物(图 14-11)。

12. 细菌性痢疾(bacillary dysentery)　结肠一段。肠壁水肿增厚，黏膜表面见灰白色糠皮样假膜覆盖，以黏膜皱襞顶端最多(图 14-12)，部分假膜脱落后，可在肠黏膜表面形成多个散在不规则的浅、小溃疡，溃疡之间黏膜充血水肿。

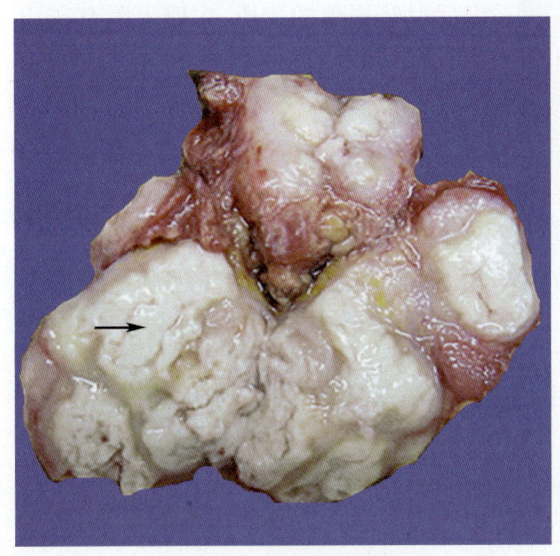

图 14-11　淋巴结结核病
淋巴结肿大、彼此融合，切面见大量干酪样坏死(→)

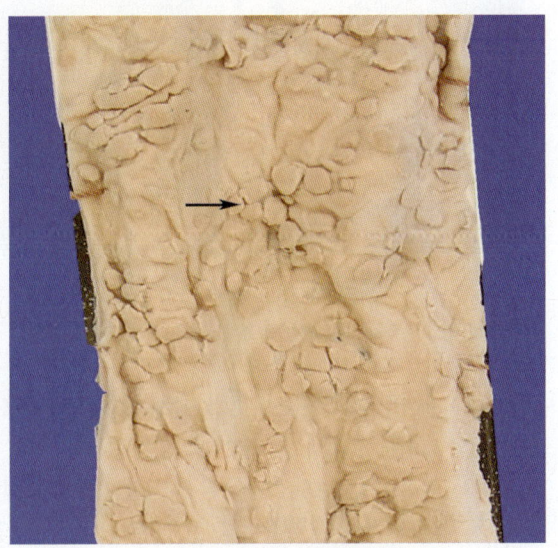

图 14-12　细菌性痢疾
假膜呈灰白色糠皮样，多位于黏膜皱襞顶端(→)

13. 肠伤寒(typhoid fever of intestines)　标本为回肠，黏膜面集合淋巴小结及孤立淋巴小结肿胀，似脑回状隆起于黏膜表面，其外形呈圆形或椭圆形，长轴与肠的长轴平行(图 14-13)。

14. 钩端螺旋体病肺(pulmonary leptospirosis)　肺组织切面，可见弥漫性出血实变，形似血凝块(图 14-14)。

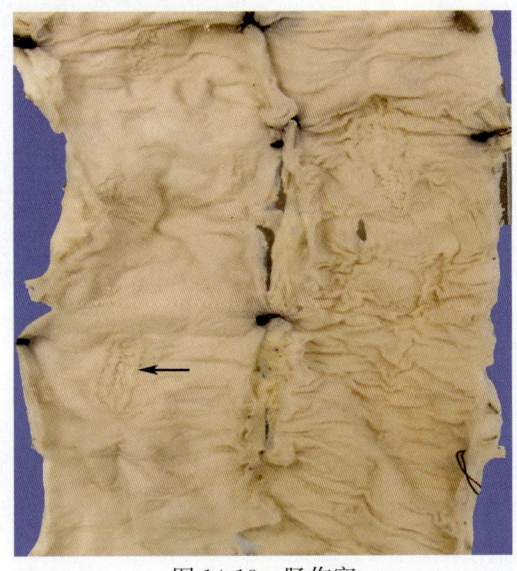

图 14-13　肠伤寒
黏膜面淋巴小结肿胀、隆起，呈椭圆形，表面似脑回状，与肠长轴平行(←)

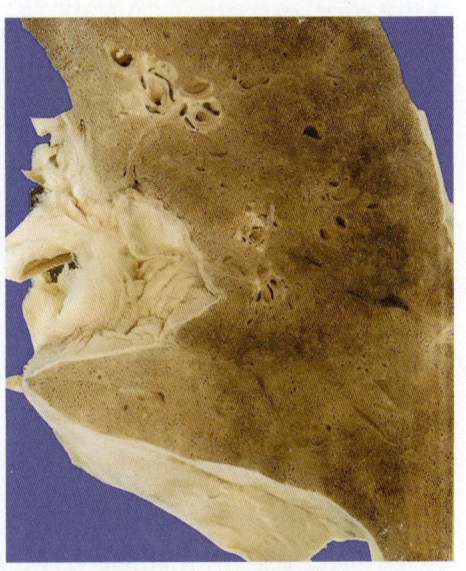

图 14-14　钩端螺旋体病肺
肺组织切面弥漫出血实变

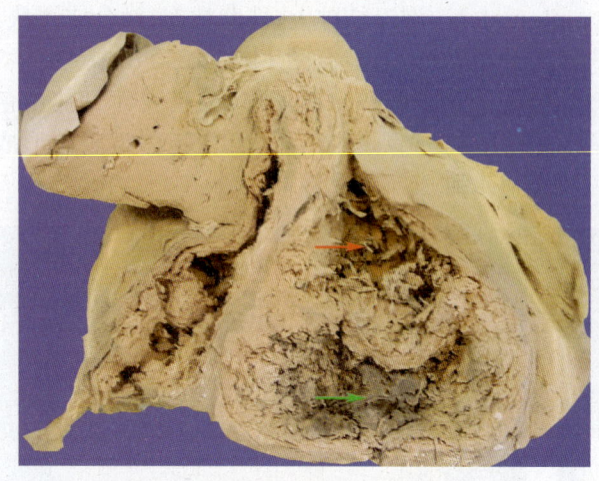

图 14-15 阿米巴肝脓肿
肝脏变形,脓肿腔内壁破絮状(→);残留的内容物(→)

15. 阿米巴肝脓肿(amebic liver abscess) 肝脏体积增大,切面见 3 个大小不等的形状不规则的"脓肿腔",几乎破坏整个肝右叶结构,其边缘不整齐,内容物部分流失,有的残留少许固定后呈暗褐色的物质,内壁上附有灰白色破絮状物。周围肝组织受挤压变致密(图 14-15)。

三、组织切片观察

1. 粟粒性肺结核病

(1) 肉眼观察:疏松的肺组织内有许多散在的粟粒大小的实变灶均匀分布。

(2) 低倍镜观察:实变灶由结核结节构成,境界清晰(图 14-16),常见 2~3 个结节融合在一起。周围为正常含气的肺泡组织。

(3) 高倍镜观察:结核结节由上皮样细胞组成(细胞呈梭形或多角形,胞质丰富淡红染,境界不清,核圆或椭圆形,染色质稀疏淡染),其中可见 Langhans 巨细胞(胞体巨大,胞质丰富,多核,核形态与上皮样细胞一致,核可呈环状、马蹄状排列或密集于细胞的一端)(图 14-17),外围淋巴细胞及少量成纤维细胞。有的结节中央发生干酪样坏死,呈红染碎屑状,其内细胞核消失。

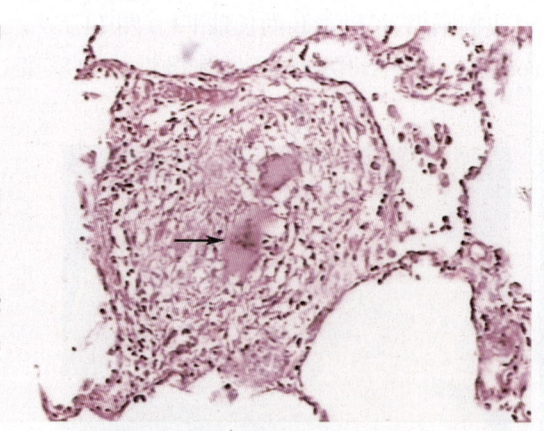

图 14-16 粟粒性肺结核病
境界清楚的结节状病灶(结核结节),Langhans 巨细胞(→)

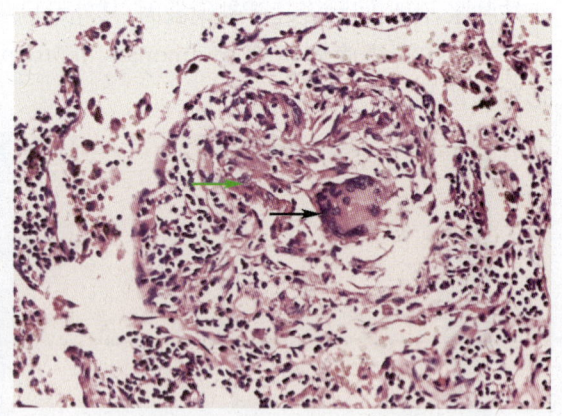

图 14-17 粟粒性肺结核病
Langhans 巨细胞(→);上皮样细胞(→)

2. 淋巴结结核病

(1) 低倍镜观察:正常淋巴结结构大部被破坏,为增生的结核结节所替代(图 14-18)。

(2) 高倍镜观察:结核结节主要由成团的上皮样细胞组成,结节中央可见到干酪样坏死物及 Langhans 巨细胞,结节周边部有淋巴细胞浸润(图 14-19)。

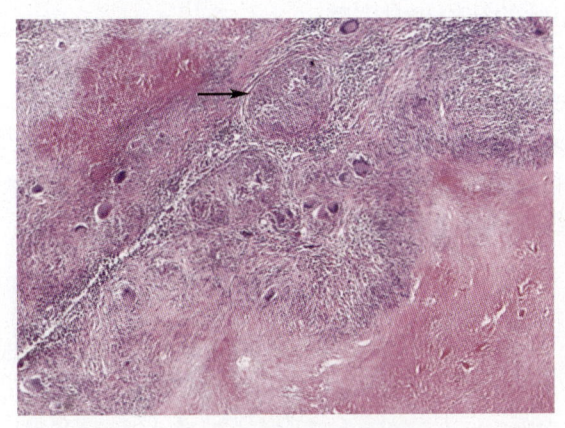 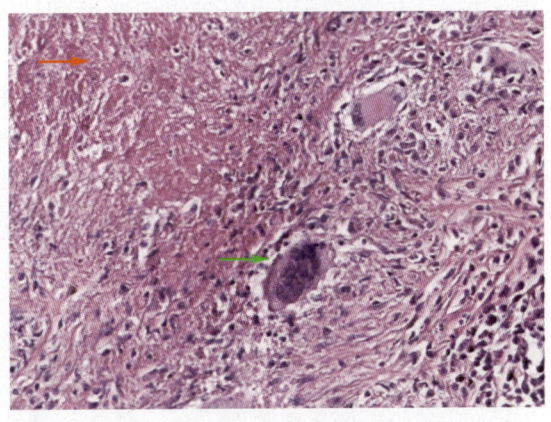

图 14-18 淋巴结结核病　　　　　　　　图 14-19 淋巴结结核病
淋巴结结构破坏,为大量结核结节替代(→)　　干酪样坏死物(→);上皮样细胞及 Langhans 巨细胞(→)

3. 细菌性痢疾

（1）低倍镜观察：观察结肠壁结构,分清黏膜面。见肠壁黏膜层充血水肿,炎细胞浸润,结肠黏膜浅表部分发生坏死,其中有多量细胞碎屑,与渗出物混合在一起,形成假膜（图 14-20）。

（2）高倍镜观察：假膜由坏死的表层黏膜、渗出的红染纤维蛋白与大量炎细胞组成,其内还可见红细胞及细菌。炎细胞以中性粒细胞为主,伴有巨噬细胞及淋巴细胞（图 14-21）。

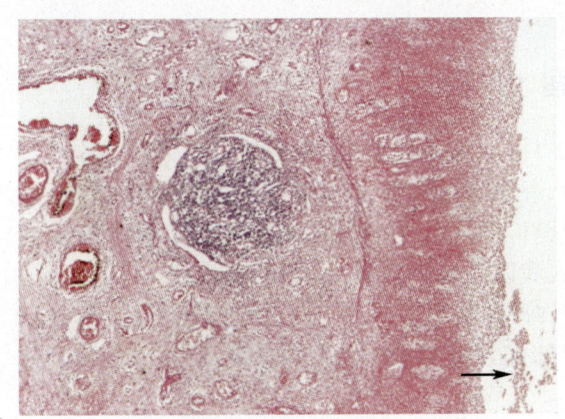 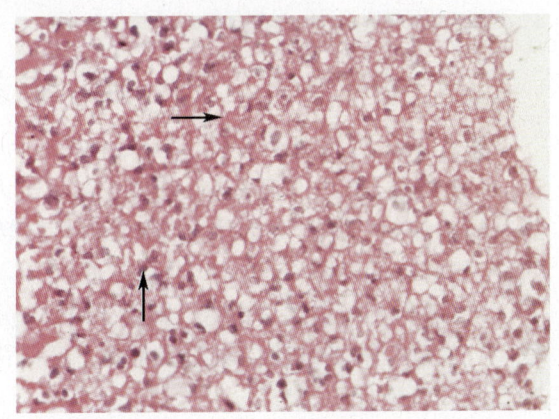

图 14-20 细菌性痢疾　　　　　　　　　图 14-21 细菌性痢疾
肠壁各层充血水肿,炎细胞浸润黏膜面假膜附着(→)　　红染纤维素(→);中性粒细胞(↑)

4. 肠伤寒

（1）低倍镜观察：肠壁各层充血、水肿,伴有少量淋巴细胞和巨噬细胞浸润。黏膜层增厚,表面可伴有坏死脱落。小肠黏膜及黏膜下淋巴组织明显增生,细胞数目增多,其内可有出血坏死。

（2）高倍镜观察：上述增生的细胞中主要是巨噬细胞,该细胞体积增大,胞质丰富,粉染,核呈圆形或肾形,有的巨噬细胞胞质内可见被吞噬的红细胞、淋巴细胞或坏死细胞碎屑,称伤寒细胞。大量伤寒细胞聚集成团,形成小结节,称伤寒肉芽肿,具有病理诊断意义（图 14-22）。伤寒肉芽肿内除巨噬细胞及伤寒细胞外,还可见淋巴细胞及坏死组织。

5. 肝血吸虫病（hepatic schistosomiasis）

（1）低倍镜观察：辨认肝组织结构。病变主要在汇管区,有较多的血吸虫虫卵沉积,汇管区扩大,有的区域可见纤维组织增生,但肝小叶的结构相对完整。

(2) 高倍镜观察:重点观察虫卵引起的新旧不同的病变,根据肉芽肿转化规律,结合虫卵及其周围改变区分急慢性虫卵结节。急性期主要形成嗜酸性脓肿,由虫卵及外周大量变性坏死的嗜酸粒细胞聚集构成(图14-23)。慢性期形成假结核结节,中央为陈旧、钙化的虫卵,周围嗜酸粒细胞被清除吸收,出现上皮样细胞、异物巨细胞、成纤维细胞和少量淋巴细胞。后期成纤维细胞增生,胶原纤维形成,但增生的纤维组织并不完全分割包绕肝小叶,不形成假小叶。

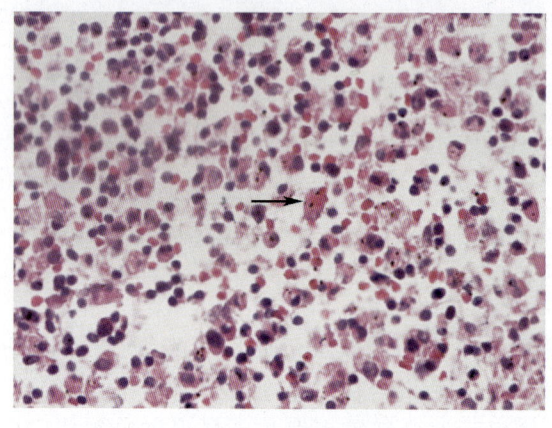

图 14-22 肠伤寒
巨噬细胞增生、聚集,胞质内可见被吞噬的红细胞、淋巴细胞或坏死细胞碎屑(→伤寒细胞,内吞噬红细胞)

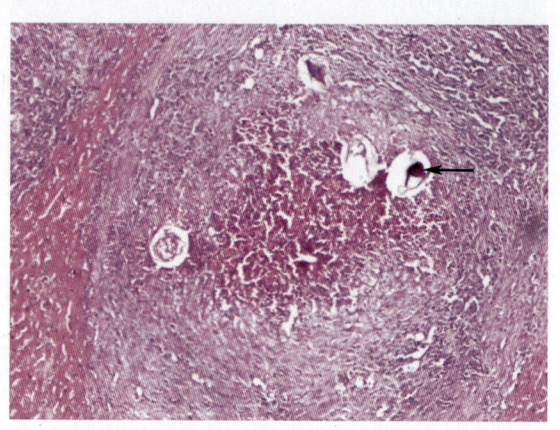

图 14-23 肝血吸虫病
嗜酸性脓肿虫卵(←)

四、病 案 分 析

患儿,男,10岁,因"发热、咳嗽、全身乏力1月,左侧肢体偏瘫、失语1⁺周"入院。

1个月前,患儿出现发热、咳嗽、全身乏力、精神萎靡,曾于当地医院就诊,经服"感冒药"、静脉注射"头孢"等治疗,病情无明显好转。1⁺周前上述症状加重,出现呼吸时右胸疼痛,左侧肢体活动障碍,失语,体温高达40℃,入我院就诊。既往无结核病史。

入院时查体:体温39.1℃,脉搏110次/分,呼吸26次/分,血压110/70mmHg。神志清楚,不能言语,浅表淋巴结未扪及肿大,双肺背部闻及湿啰音,脑膜刺激征(+),右侧面瘫,左侧肢体瘫痪伴感觉障碍。

实验室检查:RBC 3.4×10^{12}/L,Hb 100g/L,WBC 11.5×10^9/L,脑脊液检查:压力增高,微混浊,细胞数 450×10^6/L,糖0.5mmol/L,蛋白2.17g/L。X线:右肺上叶下部近肺膜处有一直径约1.5cm的密度增高影,边缘不规则,肺门阴影增宽,双肺弥漫分布粟粒大密度增高影。

入院后予积极抗结核治疗,病情未见明显好转,入院第5天起出现烦躁不安,意识障碍并逐渐加重,颈项强直,心跳过缓(50次/分),随后血压下降至无法测出,体温降低,入院第8天患儿心跳呼吸停止而死亡。

【讨论】

(1) 本例的病理诊断及依据?尸检时,在肺、肝、脾、肾、脑等脏器可能发现哪些病理改变?

(2) 本例病变发生发展过程是怎样的。

(3) 患儿的死亡原因。

(杨慧敏 文 彬)

第二部分 复习思考题

绪 论

(一) 名词解释
1. 病理学(pathology)
2. 尸体剖检(autopsy)
3. 活体组织检查(biopsy)
4. 细胞学检查(cytology)
5. 免疫组织化学(immunohistochemistry)

(二) A 型题(五个备选答案中选择一个最佳答案)

1. 下列均是病理学的研究范畴,但应除外
   A. 病因
   B. 发病机制
   C. 疾病的治疗
   D. 病变组织的形态结构
   E. 病变机体的功能、代谢变化

2. 诊断疾病最可靠的检查方式是
   A. 活体组织检查   B. 细胞学检查
   C. MRI   D. CT
   E. 以上均不是

3. 对于动物实验,下列哪项描述是错误的?
   A. 在适宜的动物身上可以复制某些疾病的动物模型
   B. 可利用动物研究疾病的病因、发病机制
   C. 动物实验的结果可以直接应用于人体
   D. 可在一定程度上了解药物或其他因素对某种疾病的疗效和影响
   E. 可分阶段连续取材,以了解疾病的病理发展过程

4. 临床上最广泛应用的病理学研究方法是
   A. 尸体剖检   B. 动物实验
   C. 活检   D. 组织、细胞培养
   E. 核酸杂交技术

5. 脱落细胞学可用来检查
   A. 宫颈分泌物   B. 痰涂片
   C. 细针穿刺针吸细胞 D. 胸、腹水
   E. 以上均可

6. 器官病理学的创始人是哪个国家的人?
   A. 美国   B. 中国
   C. 意大利   D. 德国
   E. 法国

7. 病理学被称之为桥梁学科的原因是
   A. 与基础学科有非常密切的关系
   B. 与临床学科有非常密切的关系
   C. 能指导防治疾病
   D. A+B
   E. A+C

(三) X 型题(在五个备选答案中选出正确答案,多选或少选不得分)

1. 组织细胞培养可以了解
   A. 肿瘤细胞的生长特性 B. 细胞的癌变
   C. 病毒的复制   D. 染色体的变异
   E. 药物对病变组织的影响

2. 病理学常用的技术有
   A. 组织化学   B. 大体观察
   C. 组织病理学观察   D. 免疫组织化学
   E. 电镜

3. 活检时常用采取组织的方法有
   A. 局部切取   B. 内镜钳取
   C. 穿刺针吸   D. 搔刮
   E. 病变器官切除

4. 下列哪些疾病可以通过脱落细胞学进行初步诊断?
   A. 肺炎   B. 肺癌
   C. 宫颈癌   D. 肾炎
   E. 乳腺癌

5. 免疫组化可用于
A. 对肿瘤进行鉴别诊断
B. 确定肿瘤的良、恶性质
C. 了解激素受体
D. 了解肿瘤细胞增生程度
E. 了解肿瘤的癌基因和抑癌基因

（四）填空题
1. 尸体剖检的作用在于_____，_____，_____，_____。
2. 人体病理学常用的研究方法有_____、_____和_____。
3. 免疫组化中常见的抗原表达模式有_____、_____和_____。
4. 近代病理学新的分支学科有_____、_____、_____、_____、_____等。

（五）问答题
1. 病理学在医学中有何重要地位？
2. 病理学有哪些常用的研究方法？主要应用于哪些方面？

第一章 细胞和组织的适应与损伤

(一) 名词解释

1. 适应(adaptation)
2. 萎缩(atrophy)
3. 肥大(hypertrophy)
4. 增生(hyperplasia)
5. 化生(metaplasia)
6. 损伤(injury)
7. 变性(degeneration)
8. 细胞水肿(cellular swelling)
9. 脂肪变(fatty change or steatosis)
10. 虎斑心(tigroid heart)
11. 心肌脂肪浸润(myocardial fatty infiltration)
12. 玻璃样变(hyalinization)
13. 淀粉样变(amyloid change)
14. 黏液样变(mucoid degeneration)
15. 病理性钙化(pathologic calcification)
16. 营养不良性钙化(dystrophic calcification)
17. 转移性钙化(metastatic calcification)
18. 坏死(necrosis)
19. 凝固性坏死(coagulative necrosis)
20. 液化性坏死(liquefactive necrosis)
21. 纤维素样坏死(fibrinoid necrosis)
22. 坏疽(gangrene)
23. 糜烂(erosion)
24. 溃疡(ulcer)
25. 窦道(sinus)
26. 瘘管(fistula)
27. 空洞(cavity)
28. 机化(organization)
29. 包裹(encapsulation)
30. 凋亡(apoptosis)

(二) A 型题(五个备选答案中选择一个最佳答案)

1. 下列哪种病变不属于细胞、组织的适应性变化?
   A. 萎缩　　　　　B. 肥大
   C. 发育不全　　　D. 增生
   E. 化生

2. 细胞内出现下列哪种色素,表示细胞萎缩?
   A. 胆色素　　　　B. 疟色素
   C. 脂褐素　　　　D. 黑色素
   E. 含铁血黄素

3. 下述哪种情况最易致脑萎缩?
   A. 颅内压升高　　B. 脑膜刺激征
   C. 脑脓肿　　　　D. 脑动脉粥样硬化
   E. 久病卧床

4. 体积增大的肾萎缩见于
   A. 原发性高血压晚期
   B. 慢性硬化性肾小球肾炎
   C. 慢性肾盂肾炎
   D. 严重的肾盂积水
   E. 肾动脉粥样硬化

5. 肉眼观察心脏标本,判断其萎缩的最主要根据是
   A. 体积小
   B. 颜色呈棕褐色
   C. 心脏外形不变,表面血管弯曲
   D. 心脏变形,表面血管绷直
   E. 心肌质地硬韧

6. 肉眼观察脑标本表面,脑萎缩的特征性改变是
   A. 脑沟加深、脑回变窄
   B. 脑沟变窄、脑回增宽
   C. 脑沟加深、脑回增宽
   D. 脑沟变浅、脑回变窄
   E. 脑沟变窄、脑回变平

7. 下述器官体积的增大中哪一项属生理性肥大?
   A. 高血压病人的心脏
   B. 功能亢进的甲状腺
   C. 垂体 ACTH 细胞腺瘤病人的肾上腺
   D. 运动员的有关骨骼肌
   E. 慢性肥厚性胃炎的胃黏膜

8. 下列器官若发生增生,哪一个不受激素作用?
   A. 甲状腺　　　　B. 肾上腺
   C. 唾液腺　　　　D. 前列腺

E. 乳腺

9. 下列器官常呈结节性增生,除外
A. 肾上腺   B. 前列腺
C. 乳腺   D. 胸腺
E. 甲状腺

10. 下述哪种情况不属于化生
A. 柱状上皮改变移行上皮
B. 移行上皮变为鳞状上皮
C. 胃黏膜上皮变为肠上皮
D. 成纤维细胞变为骨母细胞
E. 成纤维细胞变为纤维细胞

11. 化生不可能发生于
A. 膀胱黏膜上皮   B. 支气管黏膜上皮
C. 神经纤维   D. 纤维组织
E. 鼻黏膜上皮

12. 下述肿瘤中哪一个与化生有关
A. 肾盂移行细胞癌 B. 胃腺癌
C. 肠鳞状细胞癌   D. 肝胆管上皮癌
E. 食管鳞状细胞癌

13. 最易遭受毒性代谢产物损伤的器官是
A. 心   B. 肝
C. 脾   D. 肺
E. 肾

14. 缺氧时,细胞最早出现的变化是
A. 细胞形态   B. 细胞代谢
C. 细胞功能   D. 细胞器形态
E. 细胞核形态

15. 细胞水肿,电镜下的形态改变是
A. 溶酶体增大、增多 B. 线粒体嵴增多
C. 微绒毛增多   D. 高尔基器多
E. 线粒体及内质网肿胀

16. 重度细胞水肿可继发
A. 凝固性坏死   B. 干酪样坏死
C. 溶解性坏死   D. 凋亡
E. 纤维素样坏死

17. 气球样变的细胞最常见于
A. 心   B. 肝
C. 肾   D. 脑
E. 脾

18. 最易发生脂肪变性的器官是
A. 心   B. 肝
C. 脾   D. 肺

E. 肾

19. 关于脂肪变性,下列哪种说法不正确?
A. 严重贫血可致心肌细胞脂肪变性
B. 严重贫血可致肾小管上皮细胞脂肪变性
C. 慢性肝淤血可致肝细胞脂肪变性
D. 磷中毒可致肝细胞脂肪变性
E. 长期摄入脂肪过多可致心肌细胞脂肪变性

20. "虎斑心"是指心肌细胞已发生下列哪种病变的肉眼形态改变?
A. 水肿   B. 脂肪变性
C. 黏液变性   D. 淀粉样变性
E. 色素沉着

21. 蓄积于细胞质内的脂肪可被下列哪种染色染成红色?
A. 刚果红染色   B. 苏丹Ⅲ染色
C. 甲基紫染色   D. PAS染色
E. 铁酸染色

22. 细动脉壁玻璃样变常见于
A. 心、肝、肾、脑等处的细动脉
B. 心、脾、肺、视网膜等处的细动脉
C. 肾、脑、脾、视网膜等处的细动脉
D. 肺、胰、脾、肠等处的细动脉
E. 肾、脑、脾、心、视网膜等处的细动脉

23. 细动脉壁玻璃样变的发生机制可能是
A. 增生性动脉内膜炎
B. 动脉中层钙化
C. 动脉内膜下胆固醇蓄积
D. 动脉壁内蛋白质蓄积
E. 动脉周围炎

24. 肝细胞发生玻璃样变,可见其胞质内有
A. Russell body   B. Negri body
C. Verocay body   D. Aschoff body
E. Mallory body

25. 下列疾病均可致纤维结缔组织发生玻璃样变,除外
A. 纤维素性胸膜炎
B. 硅沉着病
C. 慢性浅表性胃炎
D. 慢性硬化性肾小球肾炎
E. 心肌梗死

26. 结缔组织、血管壁及细胞内玻璃样变的共同点是

A. 发病机制相似　　B. 肉眼观形态相似
C. 组织学形态相似　D. 后果相似
E. 出现蛋白质蓄积

27. 下列病变均可发生营养不良性钙化，除外
A. 胰腺炎时的脂肪坏死
B. 结核病时的干酪样坏死
C. 结缔组织的透明变性
D. 血吸虫病时的虫卵结节
E. 维生素 D 摄入过多后的胃黏膜

28. 转移性钙化的根本原因是
A. 高血磷　　　　　B. 低血钙
C. 高血钙　　　　　D. 低血磷
E. 血钙、血磷都增高

29. 光镜下判断细胞是否坏死，主要观察
A. 细胞形态　　　　B. 细胞核形态
C. 细胞质形态　　　D. 核仁形态
E. 染色质形态

30. 最能代表细胞坏死的三种改变是
A. 核膜破裂、核碎裂、胞质浓缩
B. 核溶解、胞质少和胞膜破裂
C. 核溶解、胞质浓缩和胞膜破裂
D. 核固缩、胞质固缩、细胞膜皱缩
E. 核固缩、核碎裂、核溶解

31. 凝固性坏死好发于下列器官，除外
A. 心　　　　　　　B. 肝
C. 脾　　　　　　　D. 肾
E. 脑

32. 凝固性坏死的组织学特点是
A. 核碎片常见
B. 细胞膜破裂
C. 细胞、组织轮廓残留
D. 间质胶原纤维崩解
E. 基质解聚

33. 干酪样坏死是下列哪种疾病的特征性病变？
A. 梅毒　　　　　　B. 麻风
C. 结核　　　　　　D. 风湿病
E. 阿米巴病

34. 肉眼观坏死组织呈白色或微黄色、细腻，应考虑是
A. 缺血所致的凝固性坏死
B. 免疫反应所致的纤维素样坏死
C. 胰腺炎所致的脂肪坏死
D. 结核病所致的干酪样坏死
E. 感染所致的液化性坏死

35. 关于干性坏疽的叙述，下列哪项是不正确的？
A. 常见于四肢末端
B. 常呈黑褐色
C. 病变处皮肤皱缩
D. 与周围组织分界清楚
E. 全身中毒症状明显

36. 关于湿性坏疽的叙述，下列哪项是不正确的？
A. 常见于肠、胆囊及子宫
B. 坏死组织与周围分界不清
C. 新鲜标本有恶臭
D. 常是动脉、静脉循环均有障碍
E. 全身中毒症状不明显

37. 湿性坏疽多见于与外界相通的哪些脏器？
A. 食管、胃、肠
B. 胆囊、肝、胰
C. 肾、输尿管、膀胱
D. 输卵管、子宫、阴道
E. 小肠、阑尾、结肠

38. 光镜观察，凝固性坏死与干酪样坏死的主要区别在于
A. HE 染色坏死组织红染、颗粒状
B. 坏死灶周有炎反应
C. 坏死组织内可见细胞核碎片
D. 坏死组织可继发液化
E. 坏死区内可见原有细胞和组织轮廓残影

39. 液化性坏死最常发生于
A. 心　　　　　　　B. 肝
C. 肺　　　　　　　D. 肾
E. 脑

40. 不发生纤维素样坏死的组织是
A. 神经组织　　　　B. 心肌间质
C. 心内膜　　　　　D. 皮下组织
E. 小血管壁

41. 下列病变中属于不可逆性改变的是
A. 细胞水肿　　　　B. 线粒体肿胀
C. 粗面内质网脱颗粒 D. 核碎裂
E. 细胞膜破裂

42. 纤维素样坏死物不见于下列哪种病变?
   A. 缓进性高血压　　B. 急进性高血压
   C. 风湿病　　　　　D. 类风湿关节炎
   E. 系统性红斑狼疮
43. 纤维素样坏死常发生于
   A. 脂肪组织、血管壁
   B. 结缔组织、骨组织
   C. 肌肉组织、神经组织
   D. 上皮组织、结缔组织
   E. 结缔组织、血管壁
44. 肠扭转可致肠管发生
   A. 干性坏疽　　　B. 湿性坏疽
   C. 气性坏疽　　　D. 液化性坏死
   E. 干酪样坏死
45. 关于凋亡,下列哪项是错误的?
   A. 凋亡的发生与基因调节有关
   B. 活体内单个细胞或小团细胞的死亡
   C. 细胞质膜破裂,核也碎裂
   D. 不破坏组织结构
   E. 无急性炎反应
46. 电镜下,证实细胞凋亡的特征性改变是
   A. 细胞皱缩　　　B. 细胞器退变
   C. 染色质边集　　D. 胞核裂解
   E. 凋亡小体形成
47. 关于化生的叙述,下列哪项是错误的?
   A. 是细胞组织的适应性反应
   B. 只发生在同源细胞之间
   C. 是未分化细胞或干细胞横向分化的结果
   D. 鳞状上皮化生和肠上皮化生较常见
   E. 上皮化生后极易癌变
48. 病毒性肝炎时肝细胞最易发生的变性是
   A. 脂肪变性　　　B. 透明变性
   C. 细胞水肿　　　D. 淀粉样变性
   E. 黏液变性
49. 肾结核时,肾脏较易出现
   A. 溃疡　　　　　B. 糜烂
   C. 空洞　　　　　D. 窦道
   E. 瘘管
50. 坏死对机体的影响大小与下列哪项无关?
   A. 坏死细胞的生理重要性
   B. 坏死细胞的数量
   C. 坏死细胞的再生能力

   D. 发生坏死器官的储备代偿能力
   E. 坏死灶内有无钙化

(三) X 型题(在五个备选答案中选出正确答案,多选或少选不得分)
1. 引起局部组织或器官萎缩的原因有
   A. 长期饥饿
   B. 局部长期受压
   C. 左下肢骨折长期卧床
   D. 慢性消耗性疾病
   E. 局部缺血
2. 不属于病理性萎缩的有
   A. 脑动脉粥样硬化时的脑萎缩
   B. 青春期后的胸腺萎缩
   C. 脑出血后的下肢萎缩
   D. 老年妇女的卵巢萎缩
   E. 输尿管结石所致的肾萎缩
3. 脑萎缩在肉眼形态上常表现为
   A. 体积缩小　　　B. 脑回变窄
   C. 脑沟变浅　　　D. 皮质变薄
   E. 重量减轻
4. 细胞增生常与下列哪些因素有关?
   A. 生长因子作用　B. 缺氧
   C. 功能代偿　　　D. 激素作用
   E. 营养缺乏
5. 下列器官中若发生增生,哪些与激素作用有关?
   A. 扁桃体　　　　B. 肾上腺
   C. 唾液腺　　　　D. 甲状腺
   E. 乳腺
6. 可发生鳞状上皮化生的部位有
   A. 子宫颈黏膜　　B. 支气管黏膜
   C. 阴道壁黏膜　　D. 胃黏膜
   E. 膀胱黏膜
7. 易引起液化性坏死的疾病有
   A. 肝阿米巴脓肿　B. 乙型脑炎
   C. 化脓性脑膜炎　D. 脑动脉栓塞
   E. 化脓性阑尾炎
8. 下列疾病中,可发生纤维素样坏死的有
   A. 急进性高血压
   B. 缓进性高血压
   C. 新月体性肾小球肾炎
   D. 类风湿关节炎

E. 结核性关节炎
9. 可发生坏疽的器官或组织有
A. 皮肤　　　　　B. 阑尾
C. 肾　　　　　　D. 子宫
E. 胆囊
10. 转移性钙化常累及的部位是
A. 肾　　　　　　B. 胃
C. 肠　　　　　　D. 肝
E. 肺
11. 下列病灶中,哪些易发生营养不良性钙化?
A. 死亡的寄生虫或虫卵
B. SBE 的赘生物
C. 脓肿
D. 干酪样坏死灶
E. 动脉粥样硬化斑块
12. 脂肪坏死见于下列哪些疾病或病变?
A. 高脂血症　　　B. 女性乳房外伤
C. 脂肪瘤　　　　D. 肥胖症
E. 急性坏死性胰腺炎
13. 肝细胞脂肪变的发生是因为
A. 脂蛋白合成减少　B. 甘油三酯合成过多
C. 胆固醇沉积过多　D. 脂肪酸氧化障碍
E. 载脂蛋白减少
14. 细胞内玻璃样变常见于
A. 心肌细胞　　　B. 血管内皮细胞
C. 肝细胞　　　　D. 成纤维细胞
E. 肾小管上皮细胞
15. 可发生纤维素样坏死的组织为
A. 肌纤维　　　　B. 胶原纤维
C. 神经纤维　　　D. 血管壁
E. 骨组织
16. 病理性钙化可见于
A. 正常肾小管　　B. 正常肺泡
C. 正常胃黏膜　　D. 脂肪坏死
E. 干酪样坏死
17. 关于坏疽的叙述,下列哪些是正确的?
A. 病变部位主要为四肢和与外界相通的内脏
B. 较大范围的坏死继发腐败菌的感染
C. 感染的腐败菌都是厌氧菌
D. 坏疽组织多呈黑色或污秽
E. 可伴发全身中毒症状
18. 萎缩的病理变化特点是

A. 组织、器官体积缩小
B. 实质细胞体积缩小
C. 实质细胞数量减少
D. 间质纤维或(和)脂肪组织增生
E. 电镜下有细胞器残体积聚
19. 下列疾病中,易发生血管壁玻璃样变的有
A. 糖尿病　　　　B. 结核病
C. 缓进性高血压　D. 动脉粥样硬化
E. 慢性肾盂肾炎
20. 下列哪些器官体积增大与内分泌有关?
A. 双侧甲状腺对称性增大
B. 前列腺增生
C. 高血压的心脏肥大
D. 妊娠期子宫增大
E. 运动员的与运动有关的肌肉肥大
21. 坏死对机体的影响与下列哪些因素有关?
A. 坏死发生的部位
B. 坏死灶的大小
C. 坏死细胞的再生能力
D. 坏死灶内有无钙化
E. 发生坏死的器官有无储备代偿能力
22. 消化道的坏死组织分离、排出后,可形成
A. 窦道　　　　　B. 溃疡
C. 空洞　　　　　D. 糜烂
E. 瘢痕
23. 关于化生的叙述,下列哪些是正确的?
A. 化生属于适应性反应
B. 化生只发生在同源细胞之间
C. 化生是癌前病变
D. 化生是分化细胞变为另一种分化细胞
E. 鳞状上皮化生较常见
24. 关于萎缩的叙述,下列哪些项是正确的?
A. 萎缩的组织器官体积都缩小
B. 萎缩的本质是细胞、组织的适应性反应
C. 萎缩的组织、器官其实质细胞体积缩小或(和)数量减少
D. 萎缩细胞的细胞器减少
E. 去除引起萎缩的原因后,萎缩的组织、器官均可恢复正常
25. 关于细胞水肿,下列哪些叙述是正确的?
A. 细胞轻度损伤后的早期病变
B. 好发于心、肝、肾的实质细胞

C. 主要原因是缺氧、感染、中毒
D. 发生机制是钠-钾泵功能障碍
E. 光镜下的特点是细胞肿胀,胞质淡染、清亮
26. 关于肝脂肪变,下述哪些项是正确的?
A. 肝细胞发生脂肪变很常见
B. 肝细胞脂肪变后体积常增大
C. 重度脂肪变肝细胞可融合成脂囊
D. 肝脂肪变可继发肝纤维化
E. 肝脂肪变常有肝功能障碍
27. 关于干酪样坏死,下列哪些描述是正确的?
A. 多由结核杆菌感染引起
B. 坏死灶微黄、细腻
C. 光镜下可见原组织轮廓
D. 不发生液化
E. 可发生机化、钙化
28. 关于凋亡,下列哪些描述是正确的?
A. 凋亡的发生与基因调节有关
B. 只累及单个细胞或小团细胞
C. 细胞质膜不破裂
D. 不破坏组织结构
E. 不引发急性炎症反应
29. 下列哪些病灶,一般不发生机化?
A. 表皮或黏膜糜烂
B. 皮肤溃疡
C. 脑软化
D. 支气管上皮鳞状上皮化生
E. 肝细胞点状坏死
30. 关于细胞死亡,下列哪些叙述是正确的?
A. 损伤累及细胞核
B. 受损细胞代谢停止
C. 细胞结构破坏
D. 属于不可逆性变化
E. 坏死和凋亡都是细胞死亡

(四)填空题
1. 营养不良性萎缩主要由_____、_____和_____引起。
2. 骨折后发生的肌肉萎缩与_____、_____、_____和_____等因素有关。
3. 细胞损伤最常见和最重要的中心环节是_____。
4. 化学性损伤的途径有_____、_____、_____和_____。
5. 引起细胞水肿最常见的原因是_____、_____和_____。
6. 脂肪变多发生于_____、_____、_____和_____等处。
7. 坏死的基本表现是_____、_____和_____。
8. 细胞坏死的主要形态学标志是_____、_____和_____。
9. 细胞坏死时,细胞内相应的酶活性_____,血浆中相应的酶活性_____,此变化有助于细胞损伤的_____。
10. 坏死的基本类型有_____、_____和_____。
11. 坏死的特殊类型有_____、_____和_____。
12. 凝固性坏死常见于_____、_____、_____和_____。
13. 干性坏疽的病变特点是坏死区_____、_____和_____。
14. 坏死的结局有_____、_____、_____和_____。
15. 细胞老化具有_____、_____、_____和_____等四个特征。

(五)问答题
1. 试述萎缩的基本病理变化。
2. 试述细胞水肿的主要原因、发生机制、好发器官和病变特点。
3. 试述肝脂肪变的原因、发病机制、病理变化及后果。
4. 简述坏死的过程及其基本病理变化。
5. 变性与坏死有何关系?如何从形态学上区别变性与坏死?
6. 试从病变部位、发病原因、病变特点及全身中毒症状等方面比较干、湿性坏疽的异同。
7. 坏死与凋亡在形态学上有何区别?
8. 病案分析:男,63岁。6年前确诊为脑动脉粥样硬化。一周前发现右侧上、下肢麻木,活动不自如。1天前出现右侧上、下肢麻痹,无法活动。诊断为脑血栓形成。请分析在疾病的发展过程中,脑可能发生的病理改变及发生机制。

第二章 损伤的修复

(一) 名词解释

1. 修复(repair)
2. 再生(regeneration)
3. 不稳定细胞(labile cells)
4. 稳定细胞(stable cells)
5. 永久性细胞(permanent cells)
6. 肉芽组织(granulation tissue)
7. 瘢痕组织(scar tissue)
8. 干细胞(stem cells,SC)
9. 成体干细胞(adult stem cells,ASC)
10. 创伤愈合(wound healing)
11. 一期愈合(primary healing)
12. 瘢痕疙瘩(keloid)

(二) A型题(五个备选答案中选择一个最佳答案)

1. 下列哪项不是病理性再生?
  A. 皮肤缺损后由周围的被覆上皮增生修复
  B. 肝炎后引起的肝细胞再生
  C. 子宫内膜的周期性脱落、增生、修复
  D. 手术后毛细血管的再生
  E. 细菌性痢疾愈合时肠黏膜上皮的再生

2. 下列哪种细胞的再生能力最强?
  A. 横纹肌细胞 B. 胰腺
  C. 心肌细胞   D. 消化道黏膜上皮细胞
  E. 神经细胞

3. 下列哪种细胞不是不稳定细胞?
  A. 移行上皮细胞 B. 唾液腺
  C. 淋巴造血细胞 D. 表皮细胞
  E. 呼吸道黏膜上皮细胞

4. 下列细胞中哪种细胞的再生能力最弱?
  A. 肾小管上皮细胞 B. 汗腺细胞
  C. 骨细胞   D. 内分泌细胞
  E. 神经细胞

5. 腺上皮损伤后,在下列哪种情况下可以发生完全再生?
  A. 肝细胞点状坏死
  B. 腺体包括基膜受损
  C. 胃溃疡愈合
  D. 肝细胞大片坏死、网状支架塌陷
  E. 以上均不能

6. 毛细血管再生的最初改变是
  A. 内皮细胞分裂增生形成幼芽
  B. 毛细血管腔出现
  C. 成纤维细胞分泌Ⅲ型胶原
  D. 内皮细胞分泌纤维连接蛋白
  E. 内皮细胞分泌Ⅳ型胶原

7. 关于肌组织的再生,下列哪项描述是错误的?
  A. 肌组织的再生能力很弱
  B. 横纹肌组织损伤后可以完全再生
  C. 平滑肌细胞有一定的再生能力
  D. 心肌细胞损伤后多由瘢痕组织修复
  E. 肌组织损伤后只能由瘢痕组织修复

8. 下列病变均可见肉芽组织形成,但应除外
  A. 静脉石   B. 血栓
  C. 胃溃疡   D. 肺脓肿
  E. 血肿

9. 关于软骨组织和骨组织的再生,描述错误的是
  A. 软骨组织均可完全再生
  B. 骨组织可完全再生
  C. 均可见成纤维细胞样细胞
  D. 软骨再生起始于软骨膜的增生
  E. 骨母细胞可来源于骨髓未分化间叶细胞

10. 下列因素均可影响细胞再生,但应除外
  A. 细胞外基质 B. 生长因子
  C. 血栓素 A_2 D. 细胞因子
  E. 细胞接触抑制

11. 主要是下列哪种细胞分泌的生长因子刺激肉芽组织中成纤维细胞和毛细血管增生?
  A. 淋巴细胞   B. 巨噬细胞
  C. 中性粒细胞 D. 纤维细胞
  E. 红细胞

12. 在肉芽组织中具有收缩功能,同时又能产生基质和胶原的细胞是
  A. 纤维细胞   B. 中性粒细胞

C. 成肌纤维细胞　D. 血管内皮细胞
E. 肥大细胞
13. 在肉芽组织中抗感染的主要成分是
   A. 炎细胞　　　B. 细胞外基质
   C. 毛细血管　　D. 成肌纤维细胞
   E. 成纤维细胞
14. 瘢痕组织与下列哪项无关？
   A. 含大量肌成纤维细胞
   B. 纤维细胞稀少
   C. 组织内血管稀少
   D. 纤维束常常已透明变性
   E. 大量胶原纤维束组成
15. 肉芽组织肉眼观呈颗粒状的主要原因是
   A. 成纤维细胞灶性集聚
   B. 新生的毛细血管网呈袢状弯曲
   C. 大量炎细胞灶性集聚
   D. 感染、炎性水肿
   E. 新生的毛细血管灶性集聚
16. 创伤愈合过程中，伤口收缩的主要原因是
   A. 成肌纤维细胞的作用
   B. 纤维细胞的作用
   C. 伤口愈合的自然规律
   D. 胶原纤维的作用
   E. 炎细胞作用
17. 一般手术切口5～7日拆线，其原因是
   A. 伤口内成纤维细胞增生达到顶峰
   B. 伤口内成肌纤维细胞开始形成
   C. 此时炎细胞基本消失
   D. 伤口两侧出现胶原纤维连接
   E. 伤口内已长满肉芽组织
18. 蛋白质缺乏时伤口难以愈合的主要原因是
   A. 肉芽组织形成不良
   B. 氧化酶不能活化
   C. 前胶原分子难以形成
   D. 胶原蛋白形成不良
   E. A+B
19. 下列影响创伤愈合的局部因素中，应除外
   A. 神经支配情况　B. 电离辐射
   C. 年龄　　　　　D. 局部血液循环状况
   E. 感染或异物
20. 健康肉芽组织具有以下特征
   A. 伤口内有异物

B. 伤口感染
C. 苍白色、并高出创面
D. 肉芽组织呈水肿状
E. 鲜红色、湿润、颗粒状
21. 关于神经组织的再生，错误的是
   A. 神经细胞破坏后不能再生
   B. 外周神经纤维损伤后均可完全再生
   C. 神经纤维断端如有异物则形成创伤性神经瘤
   D. 神经细胞损伤后由胶质细胞修补
   E. 神经纤维再生时首先是髓鞘和轴突的崩解
22. 在创伤愈合中，胶原的形成与下列哪项有关
   A. 维生素A　　B. 维生素D
   C. 维生素K　　D. 维生素C
   E. 维生素B
23. 下列哪种病变愈合常常是瘢痕修复？
   A. 肝细胞点状坏死
   B. 心肌梗死
   C. 支气管、气管的假膜性炎
   D. 神经纤维断裂
   E. 胃黏膜糜烂

(三) X型题（在五个备选答案中选出正确答案，多选或少选均不得分）
1. 下列细胞中，哪些属于不稳定细胞
   A. 支气管黏膜上皮细胞
   B. 汗腺上皮细胞
   C. 肠黏膜上皮细胞
   D. 表皮细胞
   E. 淋巴造血细胞
2. 关于稳定细胞的叙述，下列哪些是正确的？
   A. 在细胞周期中处于G_0期的细胞
   B. 损伤后不容易再生的细胞
   C. 受到刺激后再生能力较强的细胞
   D. 不能分裂增生的细胞
   E. 常见于黏膜被覆上皮细胞
3. 关于组织细胞再生能力的描述，下列哪些是正确的？
   A. 幼稚组织较高分化成熟组织再生能力弱
   B. 幼稚组织较高分化成熟组织再生能力强
   C. 低等动物的组织细胞较高等动物的组织细胞再生能力弱

D. 平时易受损组织再生能力强
E. 生理状态下经常更新的组织再生能力较弱

4. 下列哪些细胞属不稳定细胞
A. 肝细胞
B. 复层扁平上皮
C. 黏膜柱状上皮细胞
D. 软骨细胞
E. 汗腺上皮细胞

5. 纤维组织再生时，成纤维细胞的来源是
A. 肉芽组织
B. 血管内皮细胞转化而来
C. 结缔组织的化生
D. 静止状态的纤维细胞转变而来
E. 未分化的间叶细胞转化而来

6. 新生毛细血管高通透性的原因是
A. 毛细血管彼此吻合形成袢状
B. 内皮细胞间隙较小
C. 内皮细胞间隙较大
D. 新生毛细血管腔小
E. 基膜不完整

7. 下列哪些因子与再生有关
A. TGF   B. PDGF
C. FGF   D. VEGF
E. TNF

8. 下列成分中属于细胞外基质的有
A. 层粘连蛋白   B. 成纤维细胞
C. 蛋白多糖   D. 胶原蛋白
E. 纤维连接蛋白

9. 在肉芽组织中具有吞噬细菌或细胞碎片功能的细胞有
A. 中性粒细胞   B. 成纤维细胞
C. 巨噬细胞   D. 血管内皮细胞
E. 成肌纤维细胞

10. 肉芽组织成熟的标志有
A. 部分毛细血管腔闭塞、数目减少，部分改建为小血管
B. 间质内水分逐渐增多
C. 间质内的水分逐渐吸收、减少
D. 炎细胞逐渐减少，最后消失
E. 成纤维细胞逐渐演变为纤维细胞

11. 瘢痕疙瘩可能与下列哪些因素有关
A. 成肌纤维细胞的量有关
B. 患者体质有关
C. 血管内皮细胞有关
D. 肥大细胞分泌的生长因子有关
E. 成纤维细胞分泌的生长因子有关

12. 影响骨折愈合的因素有
A. 年龄
B. 局部血液循环
C. 全身营养状况
D. 骨折断端是否牢固固定
E. 是否及时正确复位

13. 下列哪些成分参与肉芽组织的构成？
A. 巨噬细胞   B. 淋巴细胞
C. 内皮细胞   D. 成纤维细胞
E. 浆细胞

（四）填空题

1. 根据细胞再生能力的强弱，人体细胞分为_____，_____和_____三类。

2. 细胞外基质的主要作用是_____，_____。

3. 创伤性神经瘤形成的条件是，神经纤维两断端_____，_____，_____。

4. 干细胞可分为_____和_____两大类。

5. 组织损伤后，由损伤周围同种细胞分裂增殖进行修补的过程称_____，而由纤维结缔组织增生修复的过程称_____。

6. 骨折愈合的基本过程可分为_____，_____和_____，_____几个阶段。

7. 影响创伤愈合的局部因素有_____，_____，_____和_____等。

8. 皮肤创伤愈合的基本过程是_____，_____，_____和_____。

9. 瘢痕组织形成对机体有利的一面是_____和_____；不利的一面是_____，_____，_____和_____。

（五）问答题

1. 什么是肉芽组织？在创伤愈合过程中有何作用？怎样转归？

2. 如何区别健康肉芽组织和不健康肉芽组织？不健康肉芽组织应怎样处理？

3. 请列表比较Ⅰ期愈合与Ⅱ期愈合。

4. 影响创伤愈合的因素有哪些？

第三章 局部血液循环障碍

(一)名词解释

1. 动脉性充血(arterial hyperemia)
2. 淤血(congestion)
3. 肺褐色硬化(brown induration of lung)
4. 心衰细胞(heart failure cell)
5. 槟榔肝(nutmeg liver)
6. 出血(hemorrhage)
7. 血栓形成(thrombosis)
8. 血栓(thrombus)
9. 延续性血栓(propagating thrombus)
10. 白色血栓(white thrombus)
11. 混合血栓(mixed thrombus)
12. 红色血栓(red thrombus)
13. 透明血栓(hyaline thrombus)
14. 血栓再通(recanalization of thrombus)
15. 栓塞(embolism)
16. 栓子(embolus)
17. 减压病(decompression sickness)
18. 梗死(infarct)

(二)A 型题(五个备选答案中选择一个最佳答案)

1. 下述哪项不是静脉性充血的原因
   A. 心力衰竭　　　B. 静脉受压
   C. 致炎因子刺激　D. 静脉血栓形成
   E. 静脉阻塞
2. 静脉性充血时局部静脉血液回流
   A. 增多　　　　　B. 减少
   C. 不变　　　　　D. 增多和减少交替进行
   E. 先增多后减少
3. 淤血器官
   A. 体积增大,色暗红,切面干燥,功能增强,温度降低
   B. 体积增大,色苍白,切面干燥,功能减退,温度降低
   C. 体积增大,色暗红,切面湿润,功能增强,温度降低
   D. 体积增大,色暗红,切面湿润,功能减退,温度降低
   E. 体积缩小,色苍白,切面湿润,功能增强,温度升高
4. 慢性肺淤血的特点,除外
   A. 切面暗红色
   B. 肺泡腔内有心衰细胞
   C. 肺泡壁毛细血管扩张充血
   D. 肺泡间隔增宽
   E. 肺内支气管扩张
5. 慢性右心衰竭可导致
   A. 肝细胞透明变性　B. 槟榔肝
   C. 肝出血性梗死　　D. 肝贫血性梗死
   E. 坏死后性肝硬化
6. 槟榔肝的形成是由于
   A. 肝小叶间静脉淤血和结缔组织增生
   B. 细小胆管和结缔组织增生
   C. 肝细胞坏死和结缔组织增生
   D. 中央静脉和肝窦淤血及肝细胞脂肪变性
   E. 肝脏出血和肝细胞坏死
7. 槟榔肝可发展为
   A. 坏死后性肝硬化　B. 门脉性肝硬化
   C. 色素性肝硬化　　D. 胆汁性肝硬化
   E. 淤血性肝硬化
8. 右心衰竭引起淤血的器官主要是
   A. 肺、肝及胃肠道　B. 肺、脑及胃肠道
   C. 肝、脾及胃肠道　D. 肝、肺及双下肢
   E. 脾、肺及双下肢
9. 急性左心衰竭时常引起
   A. 双下肢水肿　　　B. 肺水肿
   C. 肝淤血　　　　　D. 眼睑水肿
   E. 腹水
10. 肺淤血时肺泡腔中出现含有棕黄色色素颗粒的细胞为
    A. 支气管黏膜上皮细胞
    B. 肺泡上皮细胞　　C. 异物巨细胞
    D. 单核细胞　　　　E. 心衰细胞
11. 下列哪项不是慢性淤血的后果
    A. 实质细胞增生　　B. 含铁血黄素沉着
    C. 漏出性出血　　　D. 间质细胞增生

E. 并发血栓形成
12. 风湿性心脏病二尖瓣上的疣状赘生物是
  A. 白色血栓   B. 红色血栓
  C. 混合血栓   D. 透明血栓
  E. 附壁血栓
13. 静脉血栓的尾部是
  A. 白色血栓   B. 红色血栓
  C. 混合血栓   D. 透明血栓
  E. 血凝块
14. 毛细血管内的血栓属于
  A. 白色血栓   B. 红色血栓
  C. 混合血栓   D. 透明血栓
  E. 延续性血栓
15. 左心房附壁血栓是
  A. 白色血栓   B. 红色血栓
  C. 混合血栓   D. 透明血栓
  E. 延续性血栓
16. 混合血栓见于
  A. 毛细血管内
  B. 延续性血栓的尾部
  C. 延续性血栓的起始部
  D. 延续性血栓的体部
  E. 急性风湿性心内膜炎的瓣膜闭锁缘上
17. 弥散性血管内凝血是指
  A. 全身小动脉内有广泛的血栓形成
  B. 全身小静脉内有广泛的血栓形成
  C. 全身小动脉、小静脉内有广泛的小血栓形成
  D. 心、肝、肾等重要脏器内形成了许多血栓
  E. 微循环血管内有广泛的微血栓形成
18. 由肉芽组织取代血栓的过程称为
  A. 血栓再通   B. 血栓机化
  C. 血栓软化   D. 血栓钙化
  E. 血栓栓塞
19. 血栓中的纤维蛋白被溶解称为
  A. 血栓再通   B. 血栓机化
  C. 血栓软化   D. 血栓钙化
  E. 血栓栓塞
20. 股静脉内较大的血栓完全机化需要
  A. 2 天   B. 1 周
  C. 2 周   D. 1 个月
  E. 2 个月

21. 股静脉血栓形成可引起
  A. 股动脉栓塞   B. 肠动脉栓塞
  C. 脑动脉栓塞   D. 肾动脉栓塞
  E. 肺动脉栓塞
22. 下列哪种因素与血栓形成无关
  A. 血管内膜炎   B. 血流缓慢
  C. 血小板增多   D. 癌细胞释放组织因子
  E. 纤维蛋白溶解
23. 静脉比动脉容易发生血栓的原因不包括
  A. 静脉血流缓慢
  B. 静脉瓣内易形成漩涡
  C. 静脉内血流黏性有所增加
  D. 静脉表浅,不易受压
  E. 静脉不随心脏搏动而舒张,血流可出现短暂的停滞
24. 髂静脉血栓形成时,下列哪项不易发生
  A. 阻断血流   B. 机化
  C. 脱落   D. 髂动脉栓塞
  E. 病肢水肿
25. 在触发凝血过程中起核心作用的是
  A. 血小板的活化
  B. 组织因子的激活
  C. 血栓素 A_2 的释出
  D. 第Ⅶ因子的激活
  E. 凝血因子Ⅻ的激活
26. 白色血栓发生于
  A. 血流不变时   B. 血流较快时
  C. 血流减慢时   D. 血流停滞时
  E. 组织出血时
27. 下列哪种情况不易形成血栓
  A. 二尖瓣狭窄   B. 急性黄色肝萎缩
  C. 严重创伤   D. 外科手术后的病人
  E. 晚期肺癌患者
28. 静脉石是指
  A. 静脉血栓
  B. 静脉血栓机化
  C. 静脉血栓钙盐沉积
  D. 静脉壁钙盐沉积
  E. 静脉内胆盐沉积
29. 脑动脉栓塞可导致脑组织发生
  A. 凝固性坏死   B. 液化性坏死
  C. 干酪样坏死   D. 干性坏疽

E. 湿性坏疽

30. 中毒性休克发生弥散性血管内凝血死亡的病人,尸体剖检后在肺、肾、脑等组织切片中可见到
A. 白色血栓　　　B. 红色血栓
C. 混合血栓　　　D. 透明血栓
E. 延续性血栓

31. 弥散性血管内凝血引起广泛出血的原因是
A. 血管壁广泛损伤
B. 单核-吞噬细胞系统功能降低
C. 肝脏合成凝血因子减少
D. 血浆缓激肽浓度增高
E. 大量凝血因子和纤维蛋白原消耗

32. 机化的血栓中形成与原血管腔相互沟通的新生血管,使部分血流得以恢复,这种现象称为
A. 血栓脱落　　　B. 侧支循环形成
C. 血栓机化　　　D. 血栓硬化
E. 再通

33. 在循环血液中出现未溶解于血液的异常物质,随着血液流动阻塞血管腔,这种现象称为
A. 栓塞　　　　　B. 血栓形成
C. 梗死　　　　　D. 血管阻塞
E. 血栓栓塞

34. 最常见的栓子是
A. 血栓　　　　　B. 脂肪
C. 空气　　　　　D. 羊水
E. 寄生虫

35. 肺动脉栓塞的栓子一般来自
A. 左心房附壁血栓
B. 二尖瓣疣状血栓
C. 门静脉系统血栓
D. 静脉系统或右心的血栓
E. 主动脉系统或左心的血栓

36. 栓子运行一般
A. 顺压力运行　　B. 逆压力运行
C. 交叉运行　　　D. 逆血流运行
E. 顺血流运行

37. 关于腘静脉内血栓脱落引起的栓塞,下列叙述哪项不正确
A. 大多栓塞于肺
B. 均要引起出血性梗死

C. 如栓塞于肺动脉主干常引起猝死
D. 伴有左心衰竭时可发生相应部位的出血性梗死
E. 如有室间隔缺损亦可栓塞于脑

38. 循环血液中引起栓塞的异常物质称为
A. 血栓　　　　　B. 血栓形成
C. 栓子　　　　　D. 血栓脱落
E. 静脉石

39. 最常见的栓塞是
A. 空气栓塞　　　B. 血栓栓塞
C. 脂肪栓塞　　　D. 羊水栓塞
E. 瘤细胞栓塞

40. 脑动脉栓塞,其栓子可能来自
A. 肠系膜静脉血栓　B. 右心房附壁血栓
C. 左心房附壁血栓　D. 下肢浅静脉血栓
E. 下肢深静脉血栓

41. 长骨骨折时可能引起的栓塞是
A. 空气栓塞　　　B. 脂肪栓塞
C. 血栓栓塞　　　D. 肿瘤细胞栓塞
E. 细菌栓塞

42. 创伤性脂肪栓塞时栓塞部位通常是
A. 肺　　　　　　B. 脑
C. 心　　　　　　D. 肝
E. 肾

43. 下列哪项栓塞能导致弥散性血管内凝血
A. 脂肪栓塞　　　B. 羊水栓塞
C. 空气栓塞　　　D. 减压病
E. 血栓栓塞

44. 潜水员过快地从海底升到水面容易发生
A. 肺不张　　　　B. 肺气肿
C. 血栓栓塞　　　D. CO_2栓塞
E. 氮气栓塞

45. 大量空气迅速进入血液循环引起死亡的原因是
A. 脑栓塞　　　　B. 心肌梗死
C. 心脏破裂　　　D. 肺梗死
E. 急性心力衰竭和呼吸衰竭

46. 诊断羊水栓塞的证据是在下列哪个部位发现羊水成分
A. 细支气管腔
B. 子宫小动脉和毛细血管
C. 脑小动脉和毛细血管

D. 肺小动脉和毛细血管
E. 肺泡腔

47. 胸部手术时要注意防止
A. 脂肪栓塞　　B. 气体栓塞
C. 肿瘤细胞栓塞　D. 羊水栓塞
E. 血栓栓塞

48. 分娩时死亡,尸体剖检发现肺小动脉内有角化上皮细胞、毛发等物质,其死亡原因可能是
A. 脂肪栓塞　　B. 气体栓塞
C. 肿瘤细胞栓塞　D. 羊水栓塞
E. 血栓栓塞

49. 脾、肾梗死灶肉眼检查的主要特点为
A. 多呈地图状、灰白色,界限清楚
B. 多呈不规则形、暗红色,界限不清
C. 多呈扇形、暗红色,界限不清
D. 多呈地图形、暗红色,界限不清
E. 多呈扇形、灰白色,界限清楚

50. 引起肺出血性梗死的常见原因是
A. 肺静脉阻塞,肺动脉充血,侧支循环不能建立
B. 左心衰竭,肺静脉回流受阻
C. 肺动脉阻塞,肺静脉淤血,支气管动脉供血不足,侧支循环不能建立
D. 肺动脉及支气管动脉同时阻塞
E. 肺静脉及支气管动脉同时阻塞

51. 容易发生出血性梗死的器官是
A. 心　　　B. 肾
C. 脑　　　D. 肠
E. 脾

52. 下列哪种器官梗死后如不及时治疗容易引起死亡
A. 小肠　　　B. 脾脏
C. 左肺尖　　D. 右肾上极
E. 左脚

53. 肺梗死患者胸痛的主要原因是
A. 肺通气障碍
B. 梗死区胸膜炎
C. 坏死组织刺激支气管
D. 出血灶刺激支气管
E. 以上都不是

54. 梗死灶的形状取决于
A. 该器官的血管分布

B. 坏死灶的大小
C. 坏死灶内的血液含量
D. 坏死的类型
E. 侧支循环的建立

55. 贫血性梗死常发生于
A. 组织疏松的器官
B. 有双重血液供给的器官
C. 组织致密的器官
D. 严重淤血的器官
E. 侧支循环丰富的器官

56. 引起脾、肾、肺梗死最常见的原因是
A. 动脉受压闭塞　B. 动脉痉挛
C. 动脉栓塞　　　D. 血栓形成
E. 动脉粥样硬化

57. 关于梗死的叙述,下列哪项是错误的
A. 有双重血液循环的器官不易发生梗死
B. 局部血液循环状态对梗死的形成无影响
C. 动脉痉挛促进梗死的发生
D. 有效侧支循环的建立可防止梗死的发生
E. 梗死多由动脉阻塞引起

58. 下列哪项不是肺梗死的特点
A. 梗死灶呈不规则形
B. 梗死灶呈暗红色
C. 梗死灶周边肺组织充血、出血
D. 为凝固性坏死
E. 累及肺膜时可引起胸痛

59. 下列哪种器官很少发生梗死
A. 心　　　B. 肝
C. 脾　　　D. 肾
E. 肠

60. 机体器官或组织的动脉血液供应中断,又未建立起有效的侧支循环,所发生的局部组织缺血性坏死,称为
A. 梗死　　　B. 凝固性坏死
C. 液化性坏死　D. 干性坏疽
E. 湿性坏疽

61. 下述哪项不是引起梗死的原因
A. 动脉血栓形成　B. 血管腔受压闭塞
C. 动脉痉挛　　　D. 血管扩张
E. 动脉栓塞

62. 下列哪项不属于贫血性梗死
A. 脾梗死　　B. 心肌梗死

C. 肾梗死　　　　D. 脑梗死
E. 肺梗死
63. 含有细菌的血栓脱落可引起
A. 贫血性梗死　　B. 出血性梗死
C. 不发生梗死　　D. 败血性梗死
E. 广泛性梗死
64. 水肿组织的肉眼病变特点是
A. 体积增大，色暗红，重量增加
B. 体积增大，色苍白，重量增加
C. 体积缩小，色苍白，重量增加
D. 体积缩小，色暗红，重量减轻
E. 体积不变，色苍白，重量减轻
65. 下列因素中除哪项外，均与水肿的发生有关
A. 血浆胶体渗透压增高
B. 毛细血管内流体静力压增高
C. 组织液胶体渗透压增高
D. 血管壁通透性增高
E. 淋巴回流障碍

(三) X 型题（在五个备选答案中选出正确答案，多选或少选均不得分）

1. 慢性肺淤血的病理变化可有
A. 肺毛细血管扩张　B. 肺泡腔内水肿液
C. 肺泡隔尘细胞　　D. 肺泡腔内心衰细胞
E. 肺间质纤维化
2. 静脉淤血对机体的影响取决于
A. 淤血的范围　　B. 淤血的器官
C. 淤血的程度　　D. 淤血发生的速度
E. 侧支循环建立的状况
3. 可以引起槟榔肝的疾病是
A. 病毒性肝炎　　B. 缩窄性心包炎
C. 门静脉高压　　D. 二尖瓣狭窄
E. 三尖瓣狭窄
4. 血栓形成的条件是
A. 血流缓慢
B. 心血管内膜的损伤
C. 凝血因子激活引起血液凝固性增加
D. 血液形成涡流
E. 纤维蛋白溶解系统的激活
5. 按组成血栓成分的不同，可将血栓的类型分为
A. 透明血栓　　　　B. 延续性血栓

C. 白色血栓　　　　D. 红色血栓
E. 混合血栓
6. 血栓的结局有
A. 阻塞血管　　　　B. 软化、溶解、吸收
C. 栓塞　　　　　　D. 机化、再通
E. 钙化
7. 血栓对机体的不利影响，包括
A. 阻塞血管　　　　B. 止血
C. 栓塞　　　　　　D. 心瓣膜变形
E. DIC，并引起广泛出血和休克
8. 静脉血栓比动脉血栓常见是因为
A. 静脉血流缓慢
B. 静脉壁薄、容易受压
C. 有静脉瓣
D. 静脉血液的黏性较大
E. 静脉血氧含量较低
9. 构成混合血栓的成分有
A. 白细胞　　　　　B. 血小板
C. 红细胞　　　　　D. 纤维蛋白
E. 细菌
10. 弥散性血管内凝血可引起
A. 血栓脱落后引起多器官梗死
B. 肾上腺皮质坏死
C. 纤维蛋白血栓形成
D. 多器官出血
E. 休克
11. 静脉系统来源的血栓栓子可引起
A. 心肌梗死　　　　B. 脑梗死
C. 肝梗死　　　　　D. 肺动脉栓塞
E. 肺出血性梗死
12. 栓塞的类型包括
A. 空气栓塞　　　　B. 羊水栓塞
C. 血栓栓塞　　　　D. 脂肪栓塞
E. 寄生虫及虫卵栓塞
13. 脂肪栓塞可见于
A. 长骨骨折
B. 脂肪肝患者右上腹撞伤
C. 减压病
D. 头颈部手术
E. 肺部创伤
14. 下列哪些器官可发生贫血性梗死
A. 肾　　　　　　　B. 心

C. 肺　　　　　　D. 小肠
E. 脑
15. 出血性梗死发生的条件是
A. 严重淤血　　　　B. 组织致密
C. 组织疏松　　　　D. 动脉血液供给中断
E. 双重血液供应或血管吻合支丰富

(四) 填空题
1. 血栓形成的条件有_____、_____、_____。
2. 淤血的原因有_____、_____、_____。
3. 淤血可造成的后果有_____、_____、_____。
4. 血栓可有_____、_____、_____和_____四种类型。
5. 出血性梗死的条件_____、_____。
6. 出血可分为_____和_____两类。
7. 栓塞类型有_____、_____、_____、_____等,其中最常见的是_____。
8. 长骨骨折的病人可能发生_____栓塞。
9. 梗死形成的原因有_____、_____、_____、_____。
10. 梗死形成的条件有_____、_____。

(五) 问答题
1. 简述淤血的原因、病变及其结局。
2. 用槟榔肝的镜下改变解释其肉眼病变特征。
3. 简述血栓形成的条件及其对机体的影响。
4. 请列出栓子的种类及栓子运行途径。
5. 简述栓塞的类型及其产生的后果。
6. 列表比较贫血性梗死和出血性梗死。
7. 淤血、出血、血栓形成、栓塞和梗死之间有何联系。

第四章 炎 症

(一) 名词解释

1. 炎症(inflammation)
2. 变质(alteration)
3. 渗出(exudation)
4. 增生(proliferation)
5. 黏附分子(adhesion molecules)
6. 趋化作用(chemotaxis)
7. 趋化因子(chemotactic factor)
8. 调理素(opsonin)
9. 炎症介质(inflammatory mediator)
10. 纤维素性炎(fibrinous inflammation)
11. 假膜性炎(pseudomembranous inflammation)
12. 化脓性炎(suppurative or purulent inflammation)
13. 蜂窝织炎(phlegmon or cellulitis)
14. 脓肿(abscess)
15. 疖(furuncle)
16. 痈(Carbuncle)
17. 菌血症(bacteriemia)
18. 毒血症(toxemia)
19. 败血症(septicemia)
20. 脓毒败血症(pyemia)
21. 肉芽肿(granuloma)
22. 白细胞渗出(leukocyte extravasations)
23. 炎细胞浸润(inflammatory cell infiltration)
24. 炎性息肉(inflammatory polyp)
25. 炎性假瘤(inflammatory pseudotumor)
26. 肉芽肿性炎(granulomatous inflammation)

(二) A型题(在五个备选答案中选出一个最佳答案)

1. 关于炎症的描述,下列叙述正确的是
A. 只要有吞噬防御反应改变均可称为炎症
B. 炎症皆对机体有利
C. 急性炎症也可出现以增生为主的病变
D. 慢性炎症均有急性经过
E. 炎症组织体积增大时就表示有增生

2. 炎症血流动力学改变首先出现在
A. 小静脉 B. 细静脉
C. 毛细血管 D. 细动脉
E. 小动脉

3. 急性炎症液体渗出最主要的机制是
A. 组织液流体静力压升高
B. 血管内胶体渗透压升高
C. 血管通透性升高
D. 组织液胶体渗透压降低
E. 血管内流体静力压降低

4. 判断炎症反应最重要的形态学特征是
A. 红细胞漏出 B. 白细胞游出
C. 血浆渗出 D. 血管扩张
E. 纤维蛋白(纤维素)渗出

5. 吞噬细胞吞噬细菌后完成杀菌作用的主要是
A. H_2O_2-MPO-卤素体系
B. 阳离子蛋白
C. 溶菌酶
D. 磷脂酶 A_2
E. 乳铁蛋白

6. 关于浆液性炎的叙述,错误的是
A. 多见黏膜、浆膜和疏松结缔组织
B. 渗出物主要是血浆成分
C. 可伴有细胞变质性改变
D. 浆液性炎不会引起严重后果
E. 浆液性渗出物积聚在疏松结缔组织形成炎性水肿

7. 关于纤维素性炎的描述,错误的是
A. 多见黏膜、浆膜和肺
B. 发生在浆膜时可形成纤维素性粘连
C. 喉部假膜常与其下方的黏膜疏松粘连,易剥脱
D. 渗出的纤维素可完全溶解吸收
E. 发生在黏膜时可形成假膜性炎

8. 痈向表面破溃后在局部所形成的具有一个开口的病理性盲管称为
A. 瘘管 B. 窦道
C. 表面化脓 D. 假膜性炎
E. 糜烂

9. 嗜酸粒细胞浸润多见于
   A. 病毒感染　　　B. 寄生虫感染
   C. 细菌感染　　　D. 变态反应
   E. B+D
10. 脓肿时病变局限的主要机制是
    A. 脓液的黏稠度大　B. 脓肿膜的形成
    C. 细菌的毒素　　　D. 中性粒细胞的浸润
    E. 金黄色葡萄球菌释放血浆凝固酶的作用
11. 炎症过程中 C_{3a} 和 C_{5a} 引起血管扩张和血管通透性增加的主要原因是
    A. 对中性粒细胞有趋化作用
    B. 是中性粒细胞的激活因子
    C. 对淋巴细胞有趋化作用
    D. 是淋巴细胞的激活因子
    E. 刺激肥大细胞释放组胺
12. 炎症时活化的 T 淋巴细胞的功能是
    A. 产生抗体　　　B. 吞噬病原菌
    C. 产生淋巴因子　D. 递呈抗原
    E. 释放溶酶体酶
13. 机体感染细菌时,下列哪种炎细胞浸润最常见?
    A. 中性粒细胞　　B. 淋巴细胞
    C. 嗜酸粒细胞　　D. 单核/巨噬细胞
    E. 浆细胞
14. 病毒性炎症病灶中浸润的炎细胞最常见的是
    A. 中性粒细胞　　B. 淋巴细胞
    C. 嗜酸粒细胞　　D. 单核/巨噬细胞
    E. 浆细胞
15. 下列哪种细胞变性坏死后称脓细胞?
    A. 嗜酸粒细胞　　B. 淋巴细胞
    C. 中性粒细胞　　D. 单核/巨噬细胞
    E. 浆细胞
16. 变态反应性炎症病灶中,浸润炎细胞最常见的是
    A. 中性粒细胞　　B. 淋巴细胞
    C. 单核/巨噬细胞　D. 嗜酸粒细胞
    E. 浆细胞
17. 泡沫细胞来源于
    A. 中性粒细胞　　B. 淋巴细胞
    C. 嗜酸粒细胞　　D. 单核/巨噬细胞
    E. 浆细胞
18. 关于炎细胞渗出的叙述,正确的是
    A. 慢性炎症以中性粒细胞和淋巴细胞浸润为主
    B. 慢性炎症时以淋巴细胞和浆细胞浸润为主
    C. 过敏性炎有明显的嗜碱粒细胞和肥大细胞浸润
    D. 寄生虫感染中淋巴细胞和浆细胞的浸润较明显
    E. 急性炎症以淋巴细胞和中性粒细胞的明显浸润
19. 肉芽肿性炎中类上皮细胞来源于
    A. 中性粒细胞　　B. 巨噬细胞
    C. 浆细胞　　　　D. 淋巴细胞
    E. 嗜酸粒细胞
20. 属于急性增生性炎的是
    A. 急性阑尾炎　　B. 细菌性痢疾
    C. 肠伤寒　　　　D. 非特异性肠炎
    E. 急性胆囊炎
21. 关于痈的叙述,错误的是
    A. 是多个疖的相互融合所致
    B. 病灶软化后,脓液可以自行排出而痊愈
    C. 常在皮下脂肪组织和筋膜组织中形成脓肿
    D. 好发毛囊丰富部位
    E. 常由金黄色葡萄球菌感染引起
22. 关于慢性炎的叙述,下列哪项是错误的?
    A. 急性发作时可有脓肿形成
    B. 可见浆细胞浸润
    C. 均可见肉芽肿形成
    D. 常见淋巴细胞浸润
    E. 常为增生性炎
23. 下列哪种肉芽肿病变中可见典型 Langhans 巨细胞存在?
    A. 异物肉芽肿　　B. 结核结节
    C. 伤寒小体　　　D. Aschoff 小体
    E. 硅结节
24. 关于巨噬细胞及类上皮细胞的叙述,下列哪项是正确的?
    A. 进入炎症病灶的巨噬细胞均先转化为类上皮细胞
    B. Langhans 巨细胞由巨噬细胞融合而成
    C. 类上皮细胞和 Langhans 巨细胞的吞噬功能明显增强
    D. 巨噬细胞吞噬异物过多时便转化为类上皮

细胞

E. 类上皮细胞的常染色质和细胞器较巨噬细胞增多

25. 下列哪项不符合炎性息肉的特点？
A. 常有蒂与黏膜相连
B. 常见于鼻黏膜和子宫颈
C. 属于慢性炎症
D. 由实质细胞增生形成
E. 突出于黏膜表面

26. 最常见的致炎因素是
A. 化学因子　　　　B. 生物因子
C. 物理因子　　　　D. 免疫反应
E. 坏死组织

27. 在白细胞渗出过程中首先出现的是
A. 趋化作用　　　　B. 血管壁通透性升高
C. 白细胞游出　　　D. 白细胞黏着
E. 白细胞附壁

28. 炎症局部发热常见于
A. 内脏的慢性炎症　B. 所有急性炎症
C. 体表的急性炎症　D. 体表的慢性炎症
E. 内脏的急性炎症

29. 炎症病人全身发热主要原因是由于
A. 致炎因子的直接作用
B. 外源性和内源性致热原的刺激作用
C. 代谢增强
D. 血液循环加快
E. 动脉性充血

30. 下列哪项与炎症防御作用无关？
A. 白细胞游出　　　B. 红细胞漏出
C. 炎性增生　　　　D. 纤维蛋白渗出
E. 血浆渗出

31. 下列均属于趋化因子，但应除外
A. 细菌代谢产物　　B. 缓激肽
C. 细胞因子　　　　D. 白细胞三烯
E. 阳离子蛋白

32. 血小板激活因子的作用不包括
A. 对白细胞有趋化作用
B. 使血管通透性增加
C. 激活血小板
D. 促进白细胞吞噬
E. 促进白细胞聚集和黏着

33. 花生四烯酸代谢产物的作用不包括
A. 加重组织损伤　　B. 使血管通透性升高
C. 促进白细胞游出　D. 引起疼痛
E. 引起发热

34. 下列炎症介质中，除哪项外均属于细胞来源？
A. 5-羟色胺　　　　B. 缓激肽
C. 淋巴因子　　　　D. 前列腺素
E. 组胺

35. 下列哪项炎症介质不对中性粒细胞有趋化作用？
A. C_{5a}　　　　　B. IL-8
C. 前列腺素　　　　D. 纤维蛋白多肽
E. 花生四烯酸代谢产物

36. 下列病变均是渗出性炎，但应除外
A. 出血性炎　　　　B. 浆液性炎
C. 化脓性炎　　　　D. 肉芽肿性炎
E. 纤维蛋白性炎

37. 急性纤维素性炎时病灶中不见
A. 病原体　　　　　B. 大量成纤维细胞
C. 大量纤维蛋白　　D. 坏死的细胞碎屑
E. 中性粒细胞

38. 下列哪种疾病不属于纤维蛋白性炎？
A. 大叶性肺炎　　　B. 气管白喉
C. 小叶性肺炎　　　D. 细菌性痢疾
E. 绒毛心

39. 下列表面化脓性炎中，哪种不形成积脓？
A. 化脓性脑膜炎　　B. 化脓性支气管炎
C. 化脓性胸膜炎　　D. 化脓性胆囊炎
E. 化脓性输卵管炎

40. 下列哪种细胞不是由巨噬细胞演变而来？
A. 泡沫细胞　　　　B. 心衰细胞
C. 类上皮细胞　　　D. 浆细胞
E. Langhans 巨细胞

41. 对炎症病变痊愈来说，下列哪项是错误的？
A. 损伤的组织结构和功能完全恢复
B. 致炎因子被清除
C. 没有瘢痕形成
D. 由肉芽组织修复
E. 坏死组织被溶解吸收

42. 下列关于炎症的血道播散的叙述，哪项是错误的？
A. 炎症灶中的病原微生物可直接或通过淋巴

道进入血液循环

B. 病原体不断繁殖

C. 均有细菌入血

D. 病人抵抗力低下

E. 病原体毒力太强

43. 下列关于炎症的淋巴道扩散的叙述,哪项是错误的?

A. 细菌进入淋巴道可引起淋巴管炎

B. 可致淋巴结反应性增生

C. 病原体由淋巴道进入血道仍属淋巴道扩散

D. 炎性渗出液可经淋巴回流

E. 感染严重时病原体可由淋巴道进入血道

44. 下列病变均是增生性炎,但应除外

A. 细菌性痢疾　　B. 子宫颈息肉

C. 炎性假瘤　　　D. 伤寒

E. 急性链球菌感染后肾小球肾炎

45. 金黄色葡萄球感染常可引起

A. 出血性炎　　　B. 假膜性炎

C. 脓肿　　　　　D. 增生性炎

E. 蜂窝织炎

46. 关于慢性炎的叙述,下列哪项是不正确的?

A. 不会急性发作

B. 有的慢性炎症起病时没有急性炎症的表现

C. 常由急性炎症转化而来

D. 有的慢性炎症病因不十分清楚

E. 根本原因是致炎因子持续存在并不断损伤组织

47. 关于炎细胞浸润的叙述,下列哪项是错误的?

A. 中性粒细胞通常是急性炎症的标志

B. 过敏性炎症中可见到嗜酸粒细胞浸润

C. 在急性炎症的后期及慢性炎症病灶中均有单核细胞的浸润

D. 慢性炎症病灶中可见中性粒细胞,但急性炎病灶中没有淋巴细胞浸润

E. 淋巴细胞和浆细胞在免疫反应中作用明显

48. 炎症病灶中巨噬细胞的主要作用是

A. 吞噬病原体和细胞碎片

B. 产生免疫球蛋白

C. 演化形成浆细胞

D. 释放炎症介质

E. 吸引中性粒细胞

49. 下列哪种疾病没有肉芽肿形成?

A. 乙型脑炎　　　B. 肺硅沉着病

C. 伤寒　　　　　D. 结核病

E. 风湿病

50. 炎性息肉具有以下特点,除外

A. 形成了突出于黏膜表面的肿块

B. 因是癌前病变而引起重视

C. 好发部位为鼻黏膜和子宫颈

D. 属于慢性炎症

E. 有局部黏膜、腺体或肉芽组织增生

51. 下列哪项不是炎性假瘤的特点?

A. 由局部组织的炎性增生形成

B. 是一种良性肿瘤

C. 肉眼形态和 X 线所见与肿瘤相似

D. 为一边界清楚的肿瘤样团块

E. 常见的好发部位是眼眶和肺

52. 下列哪种细胞只能血管壁漏出而不能渗出?

A. 嗜酸粒细胞　　B. 淋巴细胞

C. 巨噬细胞　　　D. 中性粒细胞

E. 红细胞

53. 卡他性炎是指

A. 发生在体表的渗出性炎

B. 发生在浆膜的渗出性炎

C. 发生在黏膜的渗出性炎

D. 发生在滑膜的渗出性炎

E. 发生在组织间隙的渗出性炎

(三) X 型题(在五个备选答案中选出正确答案,多选或少选均不得分)

1. 白细胞游出

A. 可释放炎症介质　B. 可介导组织损伤

C. 是炎症反应的特征 D. 可清除致炎因子

E. 可稀释毒素

2. 炎症介质

A. 可起调理素的作用

B. 可来源于细胞和体液

C. 又称化学介质

D. 正常时处于动态平衡

E. 介导炎症反应

3. 关于炎性渗出的叙述,下列哪些是正确的?

A. 可稀释毒素

B. 可刺激机体产生细胞和体液免疫

C. 对机体有利而无害
D. 是炎症反应的重要标志
E. 有利于消灭病原体

4. 下列哪些是化脓性炎的镜下改变？
A. 有大量中性粒细胞浸润
B. 由巨噬细胞增生形成结节病灶
C. 有组织坏死、液化
D. 有大量红细胞漏出
E. 有大量嗜酸粒细胞浸润

5. 下列哪些是炎症防御作用的表现
A. 清除、消灭致炎因子
B. 清除坏死组织
C. 稀释毒素
D. 局限炎性病灶
E. 免疫反应

6. 急性炎症血流动力学改变包括
A. 白细胞吞噬病原体
B. 趋化作用
C. 血管扩张，血流加速
D. 血流速度减慢
E. 血管通透性升高

7. 引起炎症局部血流速度减慢的因素有
A. 组织水肿，压迫血管
B. 血管内流体静压升高
C. 血管通透性升高，血浆渗出
D. 血管内有涡流形成
E. 有纤维蛋白性渗出，形成纤维蛋白网

8. 引起炎症渗出的因素有
A. 组织内胶体渗透压升高
B. 毛细血管壁通透性升高
C. 血管内流体静力压升高
D. 血浆胶体渗透压升高
E. 组织内流体静力压升高

9. 下列哪些炎症介质作用于血管，可引起血管扩张？
A. 前列腺素　　　B. 组胺
C. 5-羟色胺　　　D. C_{3a}和C_{5a}
E. 缓激肽

10. 下列渗出成分中哪些对抗炎有利？
A. 红细胞漏出　　B. 血浆渗出
C. 纤维蛋白原渗出　D. 单核细胞渗出
E. 中性粒细胞渗出

11. 缓激肽有哪些作用？
A. 产生疼痛
B. 血管以外平滑肌收缩
C. 小血管通透性升高
D. 细动脉扩张
E. 内皮收缩

12. 下列哪些是阳离子蛋白的作用？
A. 引起肥大细胞脱颗粒
B. 对中性粒细胞有趋化作用
C. 对中性粒细胞和嗜酸粒细胞游走有抑制因子的作用
D. 对单核细胞有趋化作用
E. 促进中性粒细胞与内皮细胞黏着

13. 下列哪些是渗出性炎？
A. 急性化脓性阑尾炎
B. 肾流行性出血热
C. 胸腔积液
D. 病毒性肝炎
E. 急性弥漫增生性肾小球肾炎

14. 假膜性炎可有以下特点
A. 假膜与其下方的黏膜粘连的牢固程度不一
B. 可分为浮膜性炎和固膜性炎
C. 发生在黏膜的纤维素炎可形成
D. 预后与渗出的纤维蛋白原及中性粒细胞的量有关
E. 假膜是由纤维蛋白、白细胞和坏死的黏膜上皮混合组成

15. 绒毛心可有以下特点
A. 绒毛的形成与心脏的搏动有关
B. 常见于风湿性心包炎
C. 可形成缩窄性心包炎
D. 心包的间皮细胞通常没有坏死
E. 在心包脏壁层表面有大量的纤维蛋白附着

16. 纤维素性炎的预后常与下列哪些因素有关？
A. 组织中抗胰蛋白酶的量
B. 中性粒细胞的功能状态
C. 纤维蛋白原渗出的量
D. 中性粒细胞渗出的量
E. 全身因素

17. 下列哪些化脓性炎症会发生积脓？
A. 化脓性脑膜炎　　B. 化脓性支气管炎

C. 化脓性尿道炎　　D. 化脓性输卵管炎
E. 肾脓肿
18. 蜂窝织炎形成弥漫性化脓性炎的主要原因是溶血性链球菌
   A. 能分泌链激酶,溶解纤维蛋白
   B. 感染的组织疏松
   C. 能产生血浆凝固酶
   D. 具有层黏连蛋白受体
   E. 能分泌玻璃酸酶(透明质酸酶),降解玻璃酸(透明质酸)
19. 下列哪些属增生性炎
   A. 肠伤寒　　　　　B. 细菌性痢疾
   C. 肺炎性假瘤　　　D. 小叶性肺炎
   E. 风湿病
20. 关于渗出性炎的叙述,下列哪些是正确的?
   A. 可伴有大量红细胞渗出
   B. 可见于慢性炎症
   C. 多见于急性炎症
   D. 没有增生和变质性改变
   E. 增生性病变一般不明显
21. 关于炎细胞渗出的叙述,下列哪些是错误的?
   A. 慢性炎症主要见淋巴细胞、浆细胞和巨噬细胞浸润
   B. 中性粒细胞渗出只见于急性炎症早期
   C. 中性粒细胞渗出停止意味着炎症消除
   D. 中性粒细胞浸润通常是急性炎症的标志
   E. 淋巴细胞并非总是慢性炎的标志
22. 关于慢性炎症的描述,哪些是正确的?
   A. 与病原持续的刺激有关
   B. 慢性炎症都由明确的病因所引起
   C. 均由急性炎症转化而来
   D. 自身免疫性疾病常表现为慢性炎症
   E. 急性炎症反复发作转化为慢性炎症
23. 慢性炎症的持续与下列哪些因素有关?
   A. 活化嗜酸粒细胞产物
   B. 激活的淋巴细胞产生炎症介质
   C. 活化的中性粒细胞产物
   D. 激活的单核细胞分泌活性物质
   E. 致炎因子的持续存在
24. 慢性炎症的纤维化与下列哪些因素有关?
   A. PDGF 刺激成纤维细胞增生
   B. 激活淋巴细胞刺激成纤维细胞增生
   C. 嗜酸粒细胞衍生物激活成纤维细胞
   D. 激活中性粒细胞刺激成纤维细胞
   E. 巨噬细胞衍生物刺激成纤维细胞增生
25. 慢性炎症病灶中可以增生的细胞有
   A. 淋巴细胞　　　　B. 血管内皮细胞
   C. 实质细胞　　　　D. 单核细胞
   E. 成纤维细胞
26. 类上皮细胞的形态学特点是
   A. 胞核圆或卵圆形
   B. 胞质丰富、染色浅红
   C. 胞体较大、境界清楚
   D. 染色质丰富、染色较深
   E. 核内可有1~2个核仁

(四) 填空题

1. 炎症的中心环节是_____和_____。
2. 炎症是_____,_____和_____的统一过程。
3. 常见的致炎因子有物理性因子,_____,_____,_____和_____几大类,其中_____引起的炎症称_____。
4. 炎症的基本病理变化是_____,_____和_____。
5. 炎症的局部表现是_____,_____,_____和_____。
6. 急性炎症时_____和_____作用于下丘脑体温调节中枢,通过在局部产生_____引起发热。
7. 急性炎症中抵抗病原微生物主要两大成分是_____和_____。
8. 急性炎症过程中血流改变的速度取决于_____,_____和_____。
9. 炎症过程中,引起血管壁通透性增加的主要机制是_____,_____,_____和_____。
10. 炎症时白细胞离开血管中心部,到达血管的边缘部的过程称_____,白细胞黏附是借助于_____和_____黏附于内皮细胞表面。
11. 吸引白细胞定向移动的化学刺激物称为_____。不同的炎症细胞对趋化因子的反应不同,_____和_____对趋化因子的反

应较明显,而_____对趋化因子的反应则较弱。
12. 最常见的外源性化学趋化因子是_____;常见的内源性趋化因子有_____,_____和_____。
13. 白细胞的激活因子有_____,_____和_____等。
14. 吞噬细胞吞噬细菌的杀菌机制主要是_____和_____两大机制。
15. 发挥吞噬作用的主要细胞是_____和_____。
16. 白细胞功能缺陷可引起_____,_____,_____等白细胞功能障碍。
17. 血管活性胺包括_____和_____,储存在细胞的_____,主要作用是引起_____和_____。
18. 在炎症刺激因子和炎症介质的作用下,激活_____,产生花生四烯酸,通过_____或_____途径分别产生_____和_____,引起炎症和启动凝血系统。
19. 致炎因子激活中性粒细胞和单核细胞后可释放_____和_____,促进炎症反应和破坏组织。
20. 炎症过程中产生的细胞因子可分_____,_____,_____,_____和_____五大类。
21. 体液中的炎症介质包括_____,_____,_____三大系统。
22. 浆液性炎时渗出物弥漫在组织间隙时形成_____,在表皮内或表皮下积聚可形成_____,在浆膜腔积聚时形成_____,发生在黏膜表面时常常形成_____。
23. 发生在黏膜的纤维素性炎常常形成假膜,假膜的组成成分有_____,_____,_____,_____等。
24. 化脓性炎根据病因和发生部位不同可分为_____,_____,_____。
25. 请列举三种以纤维素性炎改变为主的疾病_____,_____,_____。
26. 肉芽肿形成的条件是_____和_____。可分为_____肉芽肿_____和_____肉芽肿。肉芽肿的主要细胞成分是_____和_____。
27. 黏附分子的主要作用是介导_____的一类分子。根据结构分为_____,_____,_____,_____。

(五) 问答题
1. 请列表比较渗出液和漏出液的区别。
2. 简述炎性渗出物对机体的意义。
3. 简要比较三种化脓性炎的异同。
4. 从病理学角度,怎样解释炎症局部的临床表现?
5. 哪些因素可影响炎症的发生发展过程?
6. 从病理学角度如何确诊炎症?
7. 炎症介质有哪些共同特点?
8. 什么是炎细胞?炎细胞在炎症病变局部的作用有哪些?
9. 炎症的结局有哪些?

第五章 肿 瘤

(一) 名词解释

1. 肿瘤(tumor)
2. 转移(metastasis)
3. 异型性(atypia)
4. 癌珠(carcinoma pearl or keratin pearl)
5. 副肿瘤综合征(paraneoplastic syndrome)
6. 癌前病变(precancerous lesion)
7. 癌基因(oncogene)
8. 癌(carcinoma)
9. 肉瘤(sarcoma)
10. 癌肉瘤(carcinosarcoma)
11. 上皮内瘤变(intraepithelial neoplasia)
12. 演进(progression)
13. 异质性(heterogeneity)
14. 分级(grade)
15. 非典型增生(atypical hyperplasia)
16. 肿瘤抑制基因(tumor suppressor gene)
17. 肿瘤相关抗原(tumor-associated antigen)
18. 癌症(cancer)
19. Codman 三角(Codman triangle)
20. 生长分数(growth fraction)
21. 原位癌(carcinoma in situ)

(二) A 型题(五个备选答案中选择一个最佳答案)

1. 诊断恶性肿瘤的主要依据是
A. 肿瘤的肉眼形态　B. 肿瘤对机体的影响
C. 肿瘤的大小　　　D. 肿瘤的异型性
E. 肿瘤的继发改变

2. 原位癌的概念是
A. 没有发生转移的癌
B. 光镜下才能见到的微小癌
C. 无症状和体征的癌
D. 早期浸润癌
E. 不典型增生累及上皮全层,但未突破基膜

3. 关于恶性肿瘤细胞形态特点的叙述,下列哪项是不正确的?
A. 肿瘤细胞核质比值增大
B. 细胞的大小不一、形状不规则
C. 肿瘤细胞胞质嗜酸性增强
D. 恶性肿瘤细胞核的形态、大小及染色深浅不一致
E. 恶性肿瘤细胞核异常的改变多与染色体呈多倍体或非整倍体有关

4. 下列哪项肿瘤是恶性肿瘤?
A. 乳头瘤　　　　　B. 甲状腺囊腺瘤
C. 淋巴瘤　　　　　D. 软骨母细胞瘤
E. 血管瘤

5. 下列哪种肿瘤的恶性型归入癌?
A. 乳头状瘤　　　　B. 滑膜瘤
C. 间皮瘤　　　　　D. 血管瘤
E. 脑膜瘤

6. X 射线检查时,肿块周围出现毛刺样或放射状改变,是因为
A. 肿瘤呈外生性生长
B. 肿瘤呈膨胀性生长
C. 肿瘤呈浸润性生长
D. 支气管周围肺组织实变
E. 肿瘤呈结节状

7. 病理诊断高分化鳞状细胞癌的主要依据是
A. 癌巢周围有网状纤维围绕
B. 有癌巢形成
C. 癌巢与间质分界清楚
D. 癌细胞似鳞状上皮细胞
E. 癌细胞间可见到细胞间桥,癌巢中出现角化珠

8. 交界性肿瘤是指
A. 发生于表皮与真皮交界处的肿瘤
B. 既有上皮成分,又有间叶成分的肿瘤
C. 癌前病变
D. 介乎良性和恶性肿瘤之间的肿瘤
E. 良性肿瘤的局部恶变

9. 肿瘤分化程度越高
A. 恶性程度越高　　B. 转移越早
C. 恶性程度越低　　D. 预后越差
E. 对放射治疗和化疗敏感

10. 含有三个胚层成分的肿瘤称为
A. 间叶瘤　　　　　B. 混合瘤

C. 畸胎瘤　　　　　D. 错构瘤
E. 炎性假瘤
11. 胃癌转移至下列哪个脏器时称为 Krukenberg 瘤
A. 直肠　　　　　　B. 子宫
C. 卵巢　　　　　　D. 乳腺
E. 肾
12. 易经血道转移的肿瘤是
A. 胃癌　　　　　　B. 绒毛膜癌
C. 皮肤鳞状细胞癌　D. 乳腺癌
E. 食管癌
13. 癌和肉瘤的主要不同点在于
A. 病人年龄　　　　B. 肿瘤质地
C. 组织来源　　　　D. 转移途径
E. 肿瘤大小
14. 肺转移性肾癌指的是
A. 肾癌和肺癌同时转移到它处
B. 肺癌转移到肾
C. 肾癌和肺癌互相转移
D. 它处的癌转移到肾和肺
E. 肾癌转移到肺
15. 血道转移的确切根据是
A. 在远隔器官形成了与原发肿瘤同样类型的肿瘤
B. 血液中发现了瘤细胞
C. 瘤细胞栓塞于远隔器官
D. 瘤细胞进入静脉
E. 瘤细胞进入动脉
16. 下列基因中属肿瘤抑制基因的是
A. myc 基因　　　　B. ras 基因
C. rb 基因　　　　　D. sis 基因
E. nm23 基因
17. 淋巴转移性肿瘤首先出现在
A. 中央窦
B. 淋巴滤泡的生发中心
C. 淋巴结门部
D. 边缘窦
E. 被膜
18. 呈浸润性生长的良性瘤是
A. 平滑肌瘤　　　　B. 纤维瘤
C. 血管瘤　　　　　D. 皮下脂肪瘤
E. 良性畸胎瘤

19. 镜下诊断癌的可靠标准是
A. 细胞数量增多
B. 肿瘤起源于上皮组织
C. 肿瘤呈浸润性生长
D. 肿瘤细胞异型性明显,且呈巢排列,与间质分界清楚
E. 送检淋巴结内查见肿瘤细胞
20. 肿瘤细胞的生长分数主要是指
A. 肿瘤细胞群体中处于有丝分裂期的细胞的比例
B. 肿瘤细胞群体中处于合成前、后期的细胞的比例
C. 肿瘤细胞群体中处于合成前期细胞的比例
D. 肿瘤细胞群体中处于合成期细胞的比例
E. 肿瘤细胞群体中处于合成期和合成后期的细胞的比例
21. 肿瘤的演进是指
A. 细胞的恶性转化
B. 恶性肿瘤在生长过程中变得越来越富有侵袭性的现象
C. 恶性肿瘤的浸润能力
D. 恶性肿瘤的转移现象
E. 瘤细胞亚克隆间的生存竞争
22. 下列哪项不是肿瘤
A. 覃样霉菌病　　　B. 室壁瘤
C. Ewing 肉瘤　　　D. 血管瘤
E. 白血病
23. 下列哪项癌的恶性程度相对较低
A. 乳腺癌　　　　　B. 肺癌
C. 肝细胞癌　　　　D. 皮肤基底细胞癌
E. 胃癌
24. 良性与恶性肿瘤的根本区别在于肿瘤的
A. 大小　　　　　　B. 生长速度
C. 分化成熟程度　　D. 形状
E. 组织来源
25. 良性肿瘤的异型性主要表现在
A. 瘤组织中出现病理性核分裂
B. 瘤组织结构的极性消失
C. 瘤细胞核的多形性
D. 瘤细胞的核质比值增大
E. 瘤细胞的多形性

26. 肿瘤的特性取决于
A. 肿瘤的实质　　B. 肿瘤的间质
C. 肿瘤的生长速度　D. 瘤细胞的代谢特点
E. 肿瘤的生长方式

27. 肿瘤血道播散的最常见部位是
A. 肝、肾　　　　B. 肝、脑
C. 肺、脾　　　　D. 肝、肺
E. 肺、脑

28. 肿瘤的形成是局部细胞
A. 不典型增生所致
B. 多克隆性增生所致
C. 化生所致
D. 单克隆性增生所致
E. 炎性增生所致

29. 下列哪种癌组织内无间质成分
A. 肝细胞癌　　　B. 肾癌
C. 甲状腺癌　　　D. 绒毛膜上皮癌
E. 乳腺髓样癌

30. 关于高分化腺癌的叙述，下列哪项是正确的？
A. 癌细胞分化较好，癌巢呈腺样结构
B. 癌巢呈实体条索状，不形成腺样结构
C. 癌细胞分泌大量黏液，并形成"黏液湖"
D. 对放射治疗敏感
E. 对化疗敏感

31. 下列关于CIN的叙述中，不正确的是
A. CIN Ⅰ相当于轻度不典型增生
B. CIN Ⅱ相当于中度不典型增生
C. CIN Ⅲ相当于重度不典型增生，不包括原位癌
D. CIN Ⅲ包括重度不典型增生和原位癌
E. CIN病变可以累及腺体

32. 膀胱黏膜最常发生的恶性肿瘤是
A. 鳞状细胞癌　　B. 平滑肌肉瘤
C. 尿路上皮癌　　D. 腺癌
E. 肉瘤样癌

33. 下列有关骨肉瘤的描述，哪项是正确的？
A. 常见于老年男性
B. 好发于扁骨
C. X线可表现为Codman三角
D. 肿瘤主要位于髓腔内，不破坏骨皮质
E. 预后较好

34. 畸胎瘤常见于
A. 松果体　　　　B. 腹膜后
C. 纵隔　　　　　D. 卵巢和睾丸
E. 骶尾部

35. 不典型增生是指
A. 间变性肿瘤细胞的特点
B. 活跃的炎性增生
C. 肿瘤细胞的异型增生
D. 增生上皮细胞的形态和排列呈现一定程度的异型性，但未累及上皮全层
E. 早期的肿瘤性增生

36. 癌细胞胞质嗜碱性增强是由于
A. 核糖体增多　　B. 蛋白质增多
C. 核质比值改变　D. 胞质变性
E. 胞质脱水

37. "癌症"是指
A. 所有恶性肿瘤的统称
B. 所有肿瘤的统称
C. 癌肉瘤的统称
D. 上皮组织发生的恶性肿瘤的统称
E. 间叶组织发生的恶性肿瘤的统称

38. 肿瘤的异型性是指
A. 肿瘤间质与其起源组织分化程度的差异
B. 肿瘤实质与其起源组织分化程度的差异
C. 肿瘤组织在细胞形态和组织结构上与起源组织的差异
D. 肿瘤外观形态的差异
E. 肿瘤实质和间质比例的差异

39. 平滑肌瘤最常发生于
A. 胃、肠道　　　B. 皮下组织
C. 腹膜后　　　　D. 子宫
E. 纵隔

40. 腺体发生鳞状上皮化生后恶性变，所形成的恶性肿瘤称为
A. 腺棘皮癌　　　B. 癌肉瘤
C. 鳞状细胞癌　　D. 腺鳞癌
E. 腺癌

41. 目前诊断肿瘤最可靠、准确性最高的方法是
A. 彩色超声波检查　B. 细胞学检查
C. 活体组织检查　　D. CT检查
E. 磁共振检查

42. 肿瘤的实质是指
A. 神经组织　　B. 纤维组织
C. 肿瘤细胞　　D. 浸润的炎细胞
E. 血管

43. 典型恶性肿瘤的自然生长史可以分成几个阶段,下列哪项顺序是正确的?
A. 细胞的恶性转化→转化细胞的克隆性增生→局部浸润→远处转移
B. 转化细胞的克隆性增生→细胞的恶性转化→局部浸润→远处转移
C. 转化细胞的克隆性增生→局部浸润→远处转移
D. 细胞的恶性转化→局部浸润→远处转移
E. 转化细胞的克隆性增生→远处转移→局部浸润

44. 关于黏液癌的叙述,下列哪项是错误的?
A. 是一种高分化鳞癌
B. 有黏液形成
C. 可有印戒细胞
D. 肉眼往往呈半透明的胶冻状
E. 其黏液用 alcian blue 染色呈阳性

45. 胃癌不可能直接种植到
A. 腹膜　　B. 肾脏
C. 卵巢　　D. 子宫
E. 大网膜

46. 下列哪项是恶性肿瘤的主要特征
A. 出血、坏死　　B. 细胞多、间质少
C. 可见核分裂象　　D. 浸润性生长和转移
E. 有瘤巨细胞形成

47. 肿瘤的形状与下列哪项无关?
A. 肿瘤的颜色　　B. 肿瘤的发生部位
C. 肿瘤的组织来源　　D. 肿瘤的生长方式
E. 肿瘤的性质

48. 肿瘤的大小与下列哪项无关?
A. 肿瘤的良、恶性　　B. 生长时间
C. 肿瘤的来源　　D. 发生部位
E. 肿瘤的质地

49. 肿瘤性增生与炎性增生的根本区别是
A. 有肿块形成　　B. 细胞生长活跃
C. 有核分裂象　　D. 生长快
E. 细胞不同程度地失去了分化成熟的能力

50. 下列哪项不属于腺瘤的类型?
A. 囊性畸胎瘤　　B. 囊腺瘤
C. 多形性腺瘤　　D. 息肉状腺瘤
E. 纤维腺瘤

51. 关于肿瘤命名原则的叙述,下列哪项是不正确的?
A. 一般根据肿瘤的组织来源命名
B. 一般根据瘤细胞的异型性和瘤组织的排列方式命名
C. 良性肿瘤在其来源组织名称后加一"瘤"字
D. 上皮组织来源的恶性肿瘤统称为癌
E. 间叶组织来源的恶性肿瘤统称为肉瘤

52. 对化学治疗敏感的恶性肿瘤
A. 体积较大
B. 分化程度高
C. 生长分数高
D. 肿瘤细胞的倍增时间短
E. 异型性大

53. 关于恶性肿瘤的分级,下列哪项是不正确的?
A. Ⅰ级为高分化
B. Ⅲ级为低分化
C. 级别愈高,恶性程度愈高
D. Ⅰ、Ⅱ、Ⅲ级与 ICD-O 中的生物学行为代码(/1、/2、/3)是对等的
E. 级别愈低,预后愈好

54. WHO 国际疾病分类对肿瘤性疾病编码中,疾病主码之后的附加数字若为1,其意义是
A. 良性肿瘤
B. 交界性或生物学行为未定或不确定的肿瘤
C. 恶性肿瘤
D. 原位癌或Ⅲ级上皮内瘤变
E. 某些部位的非浸润性肿瘤

55. 下列哪项属于癌前疾病?
A. 乳腺纤维囊性病　　B. 慢性浅表性胃炎
C. 皮肤瘢痕　　D. 肺结核球
E. 乳腺纤维腺瘤

56. 下列哪项不是肉瘤的特征?
A. 切面呈鱼肉状
B. 瘤细胞间有网状纤维
C. 多见于青少年
D. 瘤细胞呈巢状排列、血液供应丰富

E. 多经血道转移

57. 下列哪种肿瘤的形状,癌的可能性大?
A. 息肉状　　　　B. 绒毛状
C. 囊状　　　　　D. 火山口状溃疡
E. 分叶状

(三) **X型题**(在五个备选答案中选出正确答案,多选或少选均不得分)

1. 属于恶性肿瘤的是
A. 精原细胞瘤　　B. Ewing肉瘤
C. 乳头状瘤　　　D. 淋巴瘤
E. 白血病

2. 下列哪些肿瘤是良性肿瘤?
A. 淋巴瘤　　　　B. 血管瘤
C. 精原细胞瘤　　D. 骨母细胞瘤
E. 肾母细胞瘤

3. 下列哪些是致癌因子
A. 亚硝胺　　　　B. 二甲基氨基偶氮苯
C. 联苯胺　　　　D. 3,4-苯并芘
E. 5-羟色胺

4. 常见的原癌基因激活的方式包括
A. 杂合性丢失　　B. 基因扩增
C. 染色体转位　　D. 基因缺失
E. 点突变

5. 腹膜种植性转移癌可来自
A. 肝癌　　　　　B. 肠癌
C. 胃癌　　　　　D. 卵巢癌
E. 肺癌

6. 恶性肿瘤常见的转移途径是
A. 血道　　　　　B. 淋巴道
C. 直接蔓延　　　D. 体腔(种植性)
E. 组织间隙

7. 下列肿瘤的发生哪些与病毒有关系
A. Burkitt淋巴瘤　B. 肝细胞性肝癌
C. 鼻咽癌　　　　D. 子宫颈癌
E. 皮肤基底细胞癌

8. 下列肿瘤的发生哪些与激素有关系
A. 前列腺癌　　　B. 乳腺癌
C. 胃癌　　　　　D. 卵巢癌
E. 膀胱癌

9. 关于间变,下列叙述哪些是正确的?
A. 是指交界性肿瘤的病变特点
B. 间变性肿瘤几乎都是高度恶性肿瘤
C. 是一种癌前病变
D. 指上皮组织的不典型性增生
E. 指恶性肿瘤缺乏分化

10. 下列哪些是肿瘤相关性抗原
A. CEA　　　　　B. FDP
C. AFP　　　　　D. HCG
E. ADP

11. 抗肿瘤的细胞免疫效应细胞主要有
A. 细胞毒性T淋巴细胞
B. 浆细胞
C. 自然杀伤细胞
D. 巨噬细胞
E. 类上皮细胞

12. 下列哪些符合肿瘤性增生
A. 与整个机体不协调
B. 生长旺盛
C. 相对无止境生长
D. 致瘤因子去除后,肿瘤细胞将逐渐发育成熟
E. 不同程度失去发育成熟的能力

13. 肿瘤发生的分子机制涉及
A. 原癌基因的激活
B. 肿瘤抑制基因的失活
C. 凋亡调节基因异常
D. 端粒酶的异常表达
E. DNA修复基因的异常

14. 在肿瘤发生过程中,遗传因素可起重要作用的肿瘤包括
A. 视网膜母细胞瘤
B. 家族性结肠多发性腺瘤性息肉
C. 神经纤维瘤病
D. 肾母细胞瘤
E. 神经母细胞瘤

15. 肿瘤的病理诊断可通过以下哪些方法得出?
A. 抽取体腔积液做细胞学检查
B. 切除肿块活体组织检查
C. 细针穿刺细胞学检查
D. 术中冷冻切片
E. 组织穿刺活体组织检查

16. 多见于幼儿的肿瘤是
A. 血管瘤　　　　B. 脂肪瘤

C. 视网膜母细胞瘤　D. 淋巴管瘤
E. 肾母细胞瘤
17. 浸润包括哪几个步骤
A. 癌细胞脱离癌巢
B. 癌细胞附着于基膜
C. 细胞外基质的降解
D. 癌细胞的移出
E. 癌细胞恶性转化
18. 肿瘤的实质
A. 包括瘤细胞和血管
B. 决定肿瘤的生物学、形态学特点
C. 具有特异性
D. 是判断肿瘤的组织来源、分化程度、良恶性的主要根据
E. 是决定其治疗方案、估价预后的主要根据
19. 关于肿瘤间质的描述，下列哪些是正确的？
A. 具有特异性
B. 起着支持和营养肿瘤实质的作用
C. 可出现成肌纤维细胞和淋巴细胞、单核细胞浸润
D. 炎细胞可伴随转移
E. 呈单克隆性增生
20. 肿瘤的生长速度取决于
A. 瘤细胞的生成与丢失
B. 肿瘤细胞倍增时间
C. 瘤细胞的生长分数
D. 瘤细胞周围纤维组织的多少
E. 肿瘤血管生成因子的多少
21. 肿瘤的硬度与下列哪些因素有关？
A. 组织来源　　B. 实质与间质的比例
C. 肿瘤的生长速度　D. 肿瘤的良、恶性
E. 肿瘤的生长方式
22. 下列哪些符合鳞状细胞癌的特征
A. 多经血道转移
B. 可有角化珠形成
C. 又可分为黏液癌和印戒细胞癌等亚型
D. 癌细胞之间有网状纤维
E. 癌巢之间可有网状纤维

23. 恶性肿瘤的一般特征有
A. 核分裂象多见，可有病理性核分裂
B. 呈浸润性生长
C. 瘤细胞的异型性明显
D. 生长快速
E. 可以转移

(四) 填空题
1. 肿瘤的生长方式有_____、_____、_____三种。
2. 肿瘤的异型性主要表现为_____和_____。
3. 写出 3 种癌前病变的名称：_____、_____、_____。
4. 良性肿瘤对机体主要影响有_____、_____。
5. 恶性肿瘤对机体影响主要有_____、_____、_____、_____。
6. 恶性肿瘤的转移途径有_____、_____、_____。
7. 常见肿瘤的形状有_____、_____、_____、_____。
8. 恶性肿瘤通过_____或_____向周围组织浸润性生长。
9. 观察肿瘤的大体形态，主要观察_____、_____、_____。
10. 癌一般首先多经_____转移，肉瘤一般首先多经_____转移，血道转移最常转移的器官是_____和_____。

(五) 问答题
1. 何谓肿瘤？请举例说明肿瘤的命名原则。
2. 试比较肿瘤性增生与非肿瘤性增生的区别。
3. 比较良性肿瘤与恶性肿瘤的区别。
4. 简述癌与肉瘤的区别。
5. 何谓肿瘤异型性和分化程度？简述异型性及其与肿瘤良恶性的关系。
6. 什么是肿瘤的转移？包括哪几种途径？

第六章 心血管系统疾病

(一) 名词解释

1. 动脉粥样硬化(atherosclerosis)
2. 冠状动脉性心脏病(coronary heart disease)
3. 心绞痛(angina pectoris)
4. 心肌梗死(myocardial infarction)
5. 室壁瘤(ventricular aneurysm)
6. 冠状动脉性猝死(sudden coronary death)
7. 原发性高血压(primary hypertension)
8. 心脏向心性肥大(concentric hypertrophy of heart)
9. 高血压脑病(hypertensive encephalopathy)
10. 急进性高血压(accelerated hypertension)
11. 动脉瘤(aneurysm)
12. 风湿病(rheumatism)
13. 阿绍夫小体(Aschoff body)
14. 绒毛心(cor villosum)
15. 环形红斑(erythema annulare)
16. 心瓣膜病(valvular vitium of heart)
17. 夹层动脉瘤(dissecting aneurysm)
18. Mc Callum 斑(Mc Callum patch)
19. 原发性心肌病(primary cardiomyopathy)

(二) A 型题(五个备选答案中选择一个最佳答案)

1. 与动脉粥样硬化发病最为密切的血脂是
   A. TG B. HDL
   C. LDL D. VLDL
   E. HDL-C
2. 主动脉粥样硬化病变最为严重的部位是
   A. 主动脉弓 B. 升主动脉
   C. 腹主动脉 D. 降主动脉
   E. 胸主动脉
3. 动脉粥样硬化的发生与以下哪项关系最密切?
   A. 高血压 B. 高脂血症
   C. 病毒感染 D. 吸烟
   E. 遗传因素
4. 动脉粥样硬化的最危险的并发症是
   A. 钙化 B. 斑块内出血
   C. 斑块破裂 D. 粥瘤性溃疡
   E. 动脉瘤形成
5. 引起冠心病最常见的原因是
   A. 风湿性冠状动脉炎
   B. 冠状动脉畸形
   C. 冠状动脉梅毒
   D. 冠状动脉痉挛
   E. 冠状动脉粥样硬化
6. 冠心病时血管病变最重的部位是
   A. 左冠状动脉旋支
   B. 左冠状动脉主干
   C. 左冠状动脉前降支
   D. 右冠状动脉主干
   E. 右冠状动脉旋支
7. 粥样斑块的成分常没有的是
   A. 中性粒细胞 B. 淋巴细胞
   C. 胆固醇结晶 D. 红染的无定形物质
   E. 泡沫细胞
8. 心肌梗死最常发生的部位是
   A. 左心室侧壁 B. 左心室后壁
   C. 左心室前壁 D. 右心室前壁
   E. 右心室后壁
9. 心肌梗死后肉眼能辨认病灶的最早时间是
   A. 1~2 小时 B. 6 小时后
   C. 12 小时后 D. 24 小时后
   E. 4 天后
10. 冠心病时,下列哪种病变不会出现?
    A. 心肌纤维化
    B. 附壁血栓
    C. 心肌纤维变性、坏死
    D. 心肌糖原沉积
    E. 中性粒细胞浸润
11. 临床上诊断心肌梗死最有帮助的生化改变是
    A. 血中 GOT 升高 B. 血中 CPK 升高
    C. 血中 LDH 升高 D. 血中 GPT 升高
    E. 血肌红蛋白升高
12. 透壁性心肌梗死后,最易合并心脏破裂的

时间是

A. 1～2 天　　　B. 2～3 天

C. 4～7 天　　　D. 7 天后

E. 2 周内任何时间

13. 透壁性心肌梗死后,可合并以下病变,除外

A. 二尖瓣狭窄　　B. 二尖瓣关闭不全

C. 附壁血栓形成　D. 急性心包炎

E. 心脏破裂

14. 右冠状动脉阻塞引起的梗死区域为

A. 室间隔后 2/3 及右心房

B. 右心房、室

C. 左心室后壁、室间隔后 1/3 及右心室

D. 左心室侧壁及右心室

E. 室间隔前 1/3、心尖及右心室

15. 原发性高血压最常见的病变血管是

A. 全身大、中动脉　B. 全身中、小动脉

C. 全身细、小动脉　D. 全身中、小静脉

E. 全身细、小静脉

16. 原发性良性高血压的特征性病变是

A. 细、小动脉的粥样硬化斑

B. 细、小动脉的硬化

C. 细、小动脉痉挛

D. 细、小动脉纤维蛋白样坏死

E. 以上都不是

17. 动脉粥样硬化合并血栓形成的最主要原因是

A. 内膜受损、胶原纤维暴露

B. 局部血流缓慢

C. 血流漩涡形成

D. 局部血液凝固性增高

E. 以上都不是

18. 以下疾病可引起继发性高血压,除外

A. 肾上腺皮质腺瘤

B. 肾动脉狭窄

C. 嗜铬细胞瘤

D. 颅脑外伤性颅内压升高

E. 慢性硬化性肾小球肾炎

19. 良性高血压晚期肾脏病变特点是

A. 瘢痕性肾固缩　B. 肾盂积水

C. 肾动脉狭窄　　D. 颗粒性固缩肾

E. 肾贫血性梗死

20. 原发性高血压心脏失代偿期的特征是

A. 心脏增大,左心室缩小

B. 左心室肉柱增粗

C. 左心室向心性肥大

D. 左心室扩张、离心性肥大

E. 以上都不是

21. 高血压病脑出血,血管破裂最常发生于

A. 大脑上动脉　　B. 脑基底动脉

C. 大脑中动脉　　D. 大脑下动脉

E. 豆纹动脉

22. 原发性高血压脑出血最常见的部位是

A. 大脑皮质　　　B. 蛛网膜下腔

C. 侧脑室　　　　D. 豆状核和丘脑

E. 内囊和基底核

23. 急进型高血压时,增生性小动脉硬化及坏死性细动脉炎主要见于

A. 脾　　　　　　B. 大脑

C. 心　　　　　　D. 肾

E. 肾上腺

24. 急进型高血压患者最常见的死亡原因是

A. 心力衰竭　　　B. 脑出血

C. 动脉瘤形成　　D. 尿毒症

E. 以上都不是

25. 动脉瘤是指

A. 动脉内血栓形成并机化

B. 发生于动脉的良性肿瘤

C. 血管壁的限局性异常扩张

D. 发生于动脉的恶性肿瘤

E. 动脉血管破裂形成的血肿

26. 动脉粥样硬化脂纹期有以下特点,除外

A. 与高脂血症关系密切

B. 镜下主要为胆固醇结晶

C. 肉眼呈黄色帽针头大的斑点或条纹

D. 为动脉粥样硬化的早期病变

E. 病变可进一步发展为纤维斑块

27. 高血压病心脏向心性肥大有以下特点,除外

A. 左室壁增厚达 1.5～2cm

B. 左心室腔不扩张或缩小

C. 左心室腔扩张

D. 左心室乳头肌及肉柱增粗

E. 心脏增大、重量增加

28. 原发性高血压的主要死亡原因应除外
A. 脑梗死　　　　B. 尿毒症
C. 心力衰竭　　　D. 脑出血
E. 合并冠心病

29. 风湿病病变最严重的部位是
A. 关节　　　　　B. 小脑
C. 皮肤　　　　　D. 心脏
E. 血管

30. 风湿性心内膜炎最常累及
A. 二尖瓣和主动脉瓣　B. 三尖瓣
C. 肺动脉瓣　　　　　D. 二尖瓣和三尖瓣
E. 三尖瓣和肺动脉瓣

31. 风湿病的病变自然经过一般是
A. 1个月　　　　　B. 2个月
C. 2~3个月　　　　D. 4~6个月
E. 6个月以上

32. 风湿性心内膜炎病变后期，Mc Callum 斑多见于
A. 左心房后壁　　B. 右心房前壁
C. 二尖瓣口　　　D. 左心室前壁
E. 右心室前壁

33. 急性风湿病最常见的致死性原因是
A. 风湿性心包炎　　B. 风湿性心内膜炎
C. 风湿性心肌炎　　D. 风湿性脑动脉炎
E. 动脉系统栓塞

34. 风湿性心肌炎时，风湿小体最多见于
A. 心肌细胞之间
B. 心内膜下结缔组织
C. 心外膜下结缔组织
D. 心肌间质血管旁
E. 心包脏层血管旁

35. 急性风湿性心内膜炎时瓣膜赘生物的实质是
A. 混合血栓　　　B. 白色血栓
C. 增生的肉芽组织　D. 风湿性肉芽肿
E. 机化的瘢痕

36. 关于急性风湿性心内膜炎的赘生物的特点，哪项是错误的
A. 其实质是白色血栓
B. 赘生物多位于瓣膜闭锁缘
C. 受累瓣膜易发生溃疡、穿孔
D. 赘生物附着牢固，易机化

E. 赘生物粟粒大小，灰白色，呈单行串珠状排列

37. 风湿性皮肤病变的皮下结节之特征，除外
A. 直径 0.5~2cm
B. 结节活动
C. 可自行消退
D. 圆形或椭圆形，常伴疼痛
E. 多见于大关节附近伸侧皮下

38. 风湿性脑病具有以下特征，除外
A. 女性多于男性
B. 多见于 5~12 岁儿童
C. 患儿可出现面肌及肢体不自主运动
D. 主要病变为风湿性动脉炎和脑膜炎
E. 镜下见神经细胞变性及胶质细胞增生

39. 急性感染性心内膜炎的瓣膜赘生物的成分不包括
A. 大量细菌
B. 大量肉芽组织
C. 大量坏死组织
D. 大量血小板及纤维蛋白
E. 大量中性粒细胞

40. 引起亚急性细菌性心内膜炎的最常见病原体是
A. 肠球菌　　　　B. 草绿色链球菌
C. β溶血性链球菌　D. 金黄色葡萄球菌
E. 铜绿假单胞菌

41. 与亚急性细菌性心内膜炎无关的病变是
A. 脾大　　　　　B. 肾梗死
C. 皮下环形红斑　D. 皮肤黏膜出血点
E. 心瓣膜赘生物

42. 亚急性细菌性心内膜炎的赘生物脱落后最常见的栓塞部位是
A. 脾脏　　　　　B. 肾脏
C. 脑　　　　　　D. 心脏
E. 皮肤

43. 慢性风湿性心瓣膜病最常见的联合瓣膜病变是
A. 二尖瓣和三尖瓣
B. 二尖瓣和主动脉瓣
C. 主动脉瓣和肺动脉瓣
D. 三尖瓣和肺动脉瓣
E. 三尖瓣和主动脉瓣

44. 慢性心瓣膜病一般没有
A. 瓣膜增厚、变硬　B. 瓣叶间相互粘连
C. 乳头肌缩短　　　D. 瓣膜断裂、穿孔
E. 腱索增粗、融合

45. 二尖瓣狭窄患者的临床表现除外
A. 颈静脉怒张　　　B. 水冲脉
C. 呼吸困难　　　　D. 咳粉红色泡沫痰
E. 肝淤血、肿大

46. 主动脉关闭不全患者的临床表现不包括
A. 脉压增大　　　　B. 水冲脉
C. 股动脉枪击音　　D. X线检查心脏增大
E. 主动脉瓣区收缩期杂音

47. 与瓣膜关闭不全无关的是
A. 瓣膜粘连　　　　B. 瓣膜增厚、卷曲
C. 腱索增粗、缩短　D. 瓣膜穿孔、破裂
E. 瓣膜环扩大

48. 下列哪项不引起左心室肥大？
A. 二尖瓣关闭不全
B. 主动脉瓣关闭不全
C. 原发性高血压
D. 第三期梅毒
E. 二尖瓣狭窄

49. 关于病毒性心肌炎的叙述，哪项不正确？
A. 常由 Coxsackie B 组病毒感染引起
B. 通过 B 淋巴细胞介导引起炎症反应
C. 心肌细胞变性、坏死
D. 心肌间质内炎细胞浸润
E. 晚期有明显的间质纤维化

50. 风湿小体又称为
A. Mallory 小体　　B. LE 小体
C. Russell 小体　　D. Aschoff 小体
E. Antischkow 小体

51. 关于扩张性心肌病的叙述，哪项不正确？
A. 20~50 岁多见　　B. 男性多于女性
C. 心腔扩张　　　　D. 进行性心脏肥大
E. 心肌收缩力增强

52. 扩张性心肌病的诊断标准是心脏质量
A. 男＞350g，女＞280g
B. 男＞400g，女＞300g
C. 男＞350g，女＞300g
D. 男＞380g，女＞300g
E. 男＞400g，女＞350g

53. 扩张性心肌病镜下特点除外
A. 心肌细胞均匀性肥大
B. 核大、深染
C. 小灶性液化性肌溶解
D. 胞质空泡变性，嗜酸性
E. 核形不规则，出现核沟

54. 肥厚性心肌病具有下列特点，除外
A. 心腔扩张
B. 心脏肥大
C. 室间隔不均匀肥厚
D. 舒张期充盈异常
E. 左心室流出道受阻

55. 不易导致心腔血栓的疾病是
A. 风湿性心脏病　　B. 高血压心脏病
C. 细菌性心内膜炎　D. 冠状动脉性心脏病
E. 心瓣膜病

(三) X 型题（在五个备选答案中选出正确答案，多选或少选均不得分）

1. 与动脉粥样硬化形成有关的因素包括
A. 高血压　　　　　B. 吸烟
C. 肾病综合征　　　D. 高胆固醇血症
E. 糖尿病

2. 动脉粥样硬化的粥样斑块镜下可见
A. 无定形物质　　　B. 泡沫细胞
C. 淋巴细胞　　　　D. 胆固醇结晶
E. 大量中性粒细胞

3. 主动脉粥样硬化的特点有
A. 病变以血管开口处明显
B. 腹主动脉较胸主动脉病变严重
C. 斑块处动脉壁破裂出血可危及生命
D. 斑块内出血可阻断血流
E. 附壁血栓脱落引起脏器梗死

4. 动脉粥样硬化的粥样斑块的继发改变包括
A. 斑块内出血　　　B. 附壁血栓形成
C. 内膜溃疡形成　　D. 斑块内钙盐沉积
E. 斑块吸收，内膜恢复正常

5. 关于动脉粥样硬化的描述，正确的包括
A. 大脑中动脉易受累
B. 主动脉病变以后壁为重
C. 上肢动脉比下肢动脉易受累
D. 冠状动脉左前降支易受累
E. 可引起颗粒性固缩肾

6. 心肌梗死的主要诱因包括
A. 冠状动脉持续性痉挛
B. 情绪激动或过度劳累
C. 下肢血栓脱落致冠状动脉栓塞
D. 冠状动脉粥样硬化伴血栓形成
E. 冠状动脉粥样硬化合并充血性心肌病

7. 动脉粥样硬化引起患者死亡的原因包括
A. 大面积心肌梗死
B. 肾衰竭
C. 严重的心律失常
D. 脑动脉血栓形成或出血
E. 主动脉瘤破裂出血

8. 心肌梗死的并发症有
A. 附壁血栓形成　　B. 室壁瘤形成
C. 动脉系统栓塞　　D. 肾功衰竭
E. 心脏破裂

9. 原发性高血压的严重后果包括
A. 下肢坏疽　　　　B. 脑出血
C. 糖尿病　　　　　D. 左心衰竭
E. 颗粒性固缩肾

10. 关于风湿病的病因和发病机制,正确的是
A. 直接由链球菌感染所致
B. 一种变态反应性疾病
C. 主要累及全身结缔组织
D. 初次发病多为儿童或青少年
E. 寒冷潮湿地区发病率高

11. 风湿病的发病与溶血性链球菌感染有关,是因为
A. 病灶中可找到致病菌
B. 女性多见
C. 发病前多有链球菌感染史
D. 病人血清抗"O"增高
E. 抗生素治疗可减少发病和防止复发

12. Aschoff 细胞的形态特点是
A. 来源巨噬细胞　　B. 细胞体积大
C. 胞质强嗜酸性　　D. 核呈枭眼状
E. 核膜清楚

13. 引起纤维蛋白性心包炎的常见疾病包括
A. 尿毒症　　　　　B. 结核病
C. 肺源性心脏病　　D. 风湿性心脏病
E. 高血压性心脏病

14. 风湿性关节炎的临床病理特点是
A. 多累及大关节
B. 呈游走性
C. 反复发作
D. 关节腔内有大量纤维蛋白渗出
E. 常造成关节畸形

15. 急性风湿性心内膜炎瓣膜赘生物的特点包括
A. 灰白色、粟粒大小、串珠状排列
B. 位于瓣膜闭锁缘
C. 本质为白色血栓
D. 反复发作导致瓣膜病
E. 易脱落引起多脏器梗死

16. 动脉粥样硬化病灶中的泡沫细胞来源于
A. 淋巴细胞　　　　B. 浆细胞
C. 血液中的单核细胞　D. 血管内皮细胞
E. 血管壁平滑肌细胞

17. 冠状动脉性猝死的临床特点是
A. 劳累、饮酒、运动、争吵后发生
B. 多见于青壮年
C. 男性多于女性
D. 常发生于夜间睡眠中
E. 可立即死亡

18. 亚急性细菌性心内膜炎的赘生物特点包括
A. 污秽、灰黄色、质松脆
B. 呈菜花状或息肉状
C. 其内含大量菌团
D. 其基底部可见 Aschoff 小体
E. 脱落后可致多脏器梗死

19. 二尖瓣狭窄可导致
A. 左心房肥大、扩张　B. 右心房肥大、扩张
C. 左心室肥大、扩张　D. 右心室肥大、扩张
E. 双肺淤血、水肿

20. 病毒性心肌炎的特点是
A. 常累及心瓣膜
B. 病毒可直接损伤心肌细胞
C. 心肌细胞变性、坏死
D. 心肌间质内炎细胞浸润
E. 晚期有明显的间质纤维化、伴肌肥大及心室扩张

21. 引起左心室向心性肥大的疾病有
A. 二尖瓣狭窄　　　B. 病毒性心肌炎

C. 原发性高血压　D. 主动脉瓣狭窄
E. 冠状动脉性心脏病
22. 可伴有附壁血栓形成的心脏病有
A. 肥厚性心肌病　B. 限制性心肌病
C. 高血压性心脏病　D. 风湿性心瓣膜病
E. 冠状动脉性心脏病
23. 心肌梗死患者的死亡原因包括
A. 急性心包炎　B. 附壁血栓形成
C. 心脏破裂　D. 心源性休克
E. 心律失常
24. 心内膜下心肌梗死的特点是
A. 常为多发性、小灶性
B. 病变常波及乳头肌、肉柱
C. 梗死仅累及心室侧壁内侧 1/3 的心肌
D. 严重者可致环状梗死
E. 冠状动脉内常有血栓形成或粥瘤样阻塞
25. 原发性颗粒性固缩肾的镜下改变包括
A. 多数肾小球萎缩、纤维化
B. 健存肾小球代偿肥大
C. 肾小管变性、坏死
D. 部分肾小管扩张
E. 间质中较多中性粒细胞浸润

(四) 填空题
1. 动脉粥样硬化病变主要累及_____。根据动脉粥样硬化的病变程度和发展过程可分为_____，_____，_____三期。
2. 动脉粥样硬化斑块的继发改变有_____，_____，_____，_____，_____。
3. 心肌梗死发生部位最常见于_____，其次是_____。
4. 心肌梗死的并发症有_____，_____，_____。_____，_____，_____。
5. 风湿小体主要由_____，_____，_____等组成。
6. 急性风湿性心内膜炎的病变部位主要发生在_____，肉眼可见受累瓣膜的闭锁缘形成_____，若多次反复发生，可导致瓣膜_____。
7. 良性高血压其病理发展过程可分为_____，_____，_____等三期。
8. 良性高血压患者的常见死因是_____，_____，_____。
9. 高血压病脑出血的常见部位是_____，_____，_____和_____。
10. Fallot 四联征的心脏畸形包括_____，_____，_____和_____四大特点。

(五) 问答题
1. 试述动脉粥样硬化发生后的继发改变。
2. 简述透壁性心肌梗死的病变特点。
3. 简述心肌梗死的类型及特点。
4. 试述心肌梗死的并发症。
5. 简述原发性高血压晚期心、脑、肾和视网膜的病变特点。
6. 简述风湿病的基本病变。
7. 试述急性风湿性心内膜炎的病变特点及其后果。
8. 试比较急性感染性心内膜炎与亚急性心内膜炎时赘生物的病变特点及其后果。
9. 试述各型原发性高血压的病变特点
10. 高血压病时脑出血的原因是什么？出血部位有何特点？
11. 简述急进型高血压的临床病理特点。

第七章 呼吸系统疾病

(一) 名词解释

1. 大叶性肺炎(lobar pneumonia)
2. 肺肉质变(pneumonary carnification)
3. 小叶性肺炎(lobular pneumonia)
4. 慢性阻塞性肺疾病(chronic obstructive pulmonary diseases, COPD)
5. 慢性支气管炎(chronic bronchitis)
6. 支气管扩张症(bronchiectasis)
7. 肺气肿(emphysema)
8. 肺尘埃沉着症(pneumoconiosis)
9. 肺硅沉着症(silicosis)
10. 硅结节(silicotic nodule)
11. 慢性肺源性心脏病(chronic cor pulmonale)

(二) A 型题(五个备选答案中选择一个最佳答案)

1. 大叶性肺炎主要由下列哪种病原微生物感染引起
   A. 病毒　　　　　B. 肺炎支原体
   C. 肺炎杆菌　　　D. 葡萄球菌
   E. 肺炎球菌

2. 关于大叶性肺炎的叙述,下列哪项是正确的
   A. 病变多累及一个肺大叶
   B. 常并发肺褐色硬化
   C. 病变多见于右肺上叶
   D. 外周血白细胞降低
   E. 可导致支气管扩张

3. 下列哪种病变能反映大叶性肺炎的本质
   A. 浆液性炎　　　B. 纤维蛋白性炎
   C. 化脓性炎　　　D. 出血性炎
   E. 蜂窝织炎

4. 下列哪一项描述不符合大叶性肺炎
   A. 病变多累及一个大叶
   B. 纤维蛋白性炎
   C. 可发生肺肉质变
   D. 常并发肺脓肿
   E. 多由肺炎球菌引起

5. 下列哪项叙述不符合大叶性肺炎
   A. 病变多累及一个或多个大叶
   B. 常并发肺脓肿
   C. 属纤维蛋白性炎
   D. 多由肺炎球菌引起
   E. 常累及病变肺叶胸膜

6. 下列哪项属于大叶性肺炎的临床表现
   A. 长期咳嗽、咳白色泡沫痰
   B. 咯血、咳脓痰
   C. 咳铁锈色痰
   D. 刺激性呛咳、痰中带血
   E. 剧烈咳嗽、咳痰不明显

7. 大叶性肺炎的并发症,应除外
   A. 肺肉质变　　　B. 肺褐色硬化
   C. 肺脓肿、脓胸　D. 败血症
   E. 感染性休克

8. 下列哪一项描述符合大叶性肺炎
   A. 大叶性肺炎多发生于儿童
   B. 大叶性肺炎多发生于青年
   C. 大叶性肺炎多发生于老年
   D. 大叶性肺炎多发生于体弱多病者
   E. 大叶性肺炎多以并发症出现

9. 下列叙述哪项不符合大叶性肺炎
   A. 肺泡壁纤维蛋白样坏死
   B. 病变常累及整个大叶
   C. 咳铁锈色痰
   D. 病变肺组织质实如肝
   E. 可并发肺肉质变

10. 肺炎球菌常可引起
    A. 肺间质纤维化　B. 大叶性肺炎
    C. 间质性肺炎　　D. 过敏性肺泡炎
    E. 干酪性肺炎

11. 患者骤起畏寒、高热、胸痛、咳嗽、咳铁锈色痰时,最有可能是
    A. 肺癌　　　　　B. 支气管扩张症
    C. 肺源性心脏病　D. 大叶性肺炎
    E. 肺结核

12. 引起小叶性肺炎的常见细菌,应除外
    A. 肺炎球菌　　　B. 葡萄球菌

C. 嗜肺军团菌　　D. 流感嗜血杆菌

E. 铜绿假单胞菌

13. 下列哪一项不符合小叶性肺炎

A. 常见于小儿　　B. 常见于老年人

C. 病变常融合　　D. 纤维蛋白性炎

E. 常为某些疾病的并发症

14. 关于小叶性肺炎的叙述，下列哪项不正确

A. 严重者形成融合性支气管肺炎

B. 细支气管和肺泡的化脓性炎

C. 双肺散在病灶，以上肺多见

D. 病灶周围肺组织充血

E. 可并发肺脓肿及脑脓肿

15. 下列叙述哪项不符合小叶性肺炎

A. 病变多局限于一个小叶

B. 属化脓性炎

C. 可并发心力衰竭和呼吸衰竭

D. 常是某些疾病的并发症

E. 多发生于小儿和年老体弱者

16. 下列哪一项符合小叶性肺炎

A. 支气管和肺泡的卡他性炎

B. 肺泡的纤维蛋白性炎

C. 支气管和肺泡的化脓性炎

D. 肺上叶病变较重

E. 细菌多由血道播散到肺

17. 下列哪项病变能反应小叶性肺炎的本质

A. 浆液性炎　　B. 纤维蛋白性炎

C. 化脓性炎　　D. 出血性炎

E. 卡他性炎

18. 下列哪项不符合小叶性肺炎

A. 可由多种细菌感染引起

B. 病灶融合发展为肺肉质变

C. 病灶直径多在1cm以内

D. 可导致肺脓肿

E. 以细支气管为中心的化脓性炎

19. 下列哪项不符合病毒性肺炎

A. 常见病因是流感病毒

B. 间质性肺炎

C. 以中性粒细胞浸润为主

D. 上皮细胞内可见病毒包涵体

E. 透明膜形成

20. 流感病毒常可引起

A. 肺间质纤维化　　B. 大叶性肺炎

C. 间质性肺炎　　D. 小叶性肺炎

E. 干酪性肺炎

21. 病毒性肺炎的主要诊断依据是

A. 淋巴细胞、单核细胞浸润

B. 间质性肺炎

C. 透明膜形成

D. 肺泡性肺炎

E. 上皮细胞或多核巨细胞内的病毒包涵体

22. 关于支原体肺炎的叙述，下列哪项不正确

A. 由肺炎支原体引起　　B. 预后较差

C. 间质性肺炎　　D. 慢性炎细胞浸润

E. 一般不累及胸膜

23. 肺炎支原体可引起

A. 肺间质纤维化　　B. 大叶性肺炎

C. 间质性肺炎　　D. 过敏性肺泡炎

E. 干酪性肺炎

24. 下列哪种因素与慢性支气管炎的关系不密切

A. 支原体感染　　B. 有害粉尘

C. 有害气体　　D. 病毒感染

E. 细菌感染

25. 慢性支气管炎黏膜上皮容易发生的化生是

A. 黏液上皮化生　　B. 移行上皮化生

C. 鳞状上皮化生　　D. 杯状上皮化生

E. 肠上皮化生

26. 慢性支气管炎时，患者出现阻塞性通气障碍、缺氧的主要环节是

A. 支气管腺体肥大、增生，黏膜上皮杯状细胞增多

B. 慢性细支气管周围炎

C. 支气管壁因炎症而遭破坏

D. 病变引起小气道狭窄或阻塞

E. 肺组织高度纤维化

27. 慢性支气管炎患者咳痰的病变基础是

A. 支气管壁充血、水肿和以淋巴细胞为主的慢性炎细胞浸润

B. 支气管壁腺体肥大、增生，浆液腺的黏液化

C. 软骨萎缩、钙化或骨化

D. 支气管黏膜上皮细胞变性、坏死

E. 支气管壁纤维增生

28. 慢性支气管炎最常见并发症是

A. 肺炎

B. 肺脓肿
C. 支气管扩张症和肺源性心脏病
D. 肺气肿和肺源性心脏病
E. 肺结核和肺源性心脏病

29. 下列哪项属于慢性支气管炎的临床表现
A. 长期咳嗽、咳白色泡沫痰
B. 咯血、咳脓痰
C. 咳铁锈色痰
D. 刺激性呛咳、痰中带血
E. 频繁咳嗽、痰量少

30. 引起支气管扩张症的最重要的病变基础是
A. 支气管壁淋巴组织显著增生
B. 支气管壁因炎症遭到破坏
C. 肺不张
D. 肺纤维化
E. 肺实变

31. 支气管扩张症的特征性病变是
A. 支气管呈圆柱状或囊状扩张
B. 支气管周围淋巴组织明显增生
C. 肺广泛纤维化
D. 支气管黏膜鳞状上皮化生
E. 老年性肺气肿

32. 下列哪项属于支气管扩张症的临床表现
A. 长期咳嗽、咳白色泡沫痰
B. 咯血、咳脓痰
C. 咳铁锈色痰
D. 刺激性呛咳、痰中带血
E. 频繁咳嗽、痰量少

33. 根据下列哪项可确诊支气管扩张症
A. 慢性咳嗽、咳痰   B. 反复咯血
C. 肺部湿啰音   D. 支气管碘油造影
E. 肺广泛纤维化

34. 关于肺气肿的叙述，下列哪项是正确的
A. 积极治疗可以痊愈
B. 仅限于肺泡弹性减退与膨胀
C. α1抗胰蛋白酶增加易发生肺气肿
D. 其病理改变是不可逆的
E. 肺毛细血管床无减少

35. 引起肺气肿的最重要原因是
A. 吸烟   B. 空气污染
C. 小气道感染   D. 慢性支气管炎
E. 肺尘埃沉着病

36. 关于肺气肿病变的肉眼观察叙述，下列哪项不正确的
A. 质较硬
B. 灰白色
C. 膨大、边缘钝圆
D. 指压后的压痕不易消退
E. 可形成大囊泡或肺大泡

37. 除下列哪项外，均是发生在肺腺泡的肺气肿
A. 间质性肺气肿
B. 腺泡中央型肺气肿
C. 全腺泡型肺气肿
D. 腺泡周围型肺气肿
E. 肺大泡

38. 肺大泡的病变特点应除外
A. 直径超过2cm的大囊泡
B. 常位于肺膜下
C. 肺泡结构常无破坏
D. 小叶间隔破坏
E. 破裂后可引起自发性气胸

39. 肺硅沉着症的发病与下列哪种因素无关
A. 硅尘微粒浓度   B. 硅尘微粒直径
C. 巨噬细胞   D. 免疫因素
E. 结核杆菌感染

40. 肺硅沉着症的典型病变是
A. 肺门淋巴结肿大   B. 肺质地变硬
C. 胸膜纤维化   D. 肺重量增加
E. 硅结节

41. 早期硅结节中的细胞是
A. 大量淋巴细胞   B. 大量巨噬细胞
C. 大量浆细胞   D. 大量嗜酸粒细胞
E. 大量中性粒细胞

42. 下列哪项不符合肺硅沉着症的病变
A. 硅结节团块中央可发生坏死，并有空洞形成
B. 硅结节由同心圆状胶原纤维组成
C. 胸膜广泛增厚
D. 肺门淋巴结内不形成硅结节
E. 肺间质纤维化

43. 肺硅沉着症的分期主要是根据
A. 硅结节的大小、数量及分布
B. 肺体积增加的程度

C. 肺气肿程度
D. 胸膜增厚程度
E. 肺重量、硬度增加的程度

44. 下列哪一项符合肺硅沉着症的特点
A. 二氧化硅尘粒越大,致病力越强
B. 早期病变出现在肺尖部
C. 硅结节具有病理诊断意义
D. 硅肺性空洞是合并肺结核病的结果
E. 易引起胸膜间皮瘤

45. 肺硅沉着症合并慢性肺源性心脏病的原因不包括
A. 肺间质纤维化
B. 肺毛细血管床减少
C. 缺氧致肺小动脉痉挛
D. 闭塞性血管内膜炎
E. 胸膜增厚

46. 下列哪项不是肺硅沉着症的并发症
A. 肺结核病
B. 支气管扩张症
C. 肺部感染
D. 慢性肺源性心脏病
E. 肺气肿

47. 肺石棉沉着症的主要病变是下列哪项
A. 肺气肿
B. Ⅱ型肺泡上皮增生
C. 小动脉炎
D. 大量淋巴细胞、单核细胞浸润
E. 间质弥漫性纤维化及石棉小体

48. 有关慢性肺源性心脏病的描述,下列哪项是错误的
A. 多由慢性阻塞性肺气肿引起
B. 持续性肺动脉高压是发病基础
C. 体循环淤血
D. 肺淤血
E. 肺小动脉壁增厚

49. 最常引起慢性肺源性心脏病的是下列哪项
A. 肺结核病   B. 支气管扩张症
C. 硅肺   D. 原发性肺血管疾病
E. 慢性支气管炎并发肺气肿

50. 容易引起慢性肺源性心脏病的是
A. 慢性阻塞性肺气肿 B. 肺结核球
C. 中央型肺癌   D. 大叶性肺炎
E. 肺淤血

51. 慢性肺源性心脏病合并右心衰竭时的表现,应除外
A. 肺褐色硬化   B. 脾淤血
C. 腹腔积液   D. 槟榔肝
E. 胃、肠淤血

52. 下列关于慢性肺源性心脏病的叙述,应除外
A. 肺动脉高压
B. 慢性阻塞性肺疾病
C. 静脉血栓脱落致肺动脉栓塞
D. 右心室扩张、心肌肥大
E. 肺间质纤维化

53. 纤维蛋白性炎可见于下列疾病,应除外
A. 细菌性痢疾   B. 结核性腹膜炎
C. 大叶性肺炎   D. 绒毛心
E. 肾小球肾炎

54. 关于肺疾病的叙述,下列哪项是正确的
A. 肺硅沉着症主要由大于 $5\mu m$ 的硅尘颗粒引起
B. 支原体主要引起小叶性肺炎
C. Ⅲ~Ⅳ级小支气管持久性扩张称为支气管扩张症
D. 支气管肺炎常作为独立疾病发生
E. α1 抗胰蛋白酶缺乏是肺气肿的主要原因

55. 患者,男,62 岁,干咳、痰中带少许血丝 1 年多。患者 18 岁开始吸烟,每天 1~2 盒。体格检查:左胸廓饱满,左胸腔穿刺抽出血性胸腔积液 59ml。X 线示右上肺周边一 3cm×4cm 大小、边界毛糙的致密阴影。其诊断最可能为
A. 肺结核   B. 肺脓肿
C. 支气管扩张症   D. 周围型肺癌
E. 肺梗死

56. 下列哪种慢性肺病与 α1-抗胰蛋白酶缺乏有关
A. 肺出血肾炎综合征 B. 支气管扩张症
C. 慢性支气管炎   D. 全腺泡型肺气肿
E. 间质性肺气肿

57. 结核杆菌可引起
A. 支气管肺炎   B. 大叶性肺炎
C. 间质性肺炎   D. 过敏性肺泡炎

E. 干酪性肺炎

58. 患者,女,61岁,咳嗽、咳痰 10 多年。体格检查:平卧,桶状胸,两肺少量湿啰音,三尖瓣区可听见收缩期杂音,肝脾不大,双下肢无水肿。其诊断可能为
A. 慢性支气管炎
B. 慢性支气管炎、肺气肿
C. 慢性支气管炎、肺气肿、肺源性心脏病代偿期
D. 慢性支气管炎、肺源性心脏病、右心衰竭
E. 慢性支气管炎、支气管扩张症

59. 下列哪种病变属化脓性炎
A. 血吸虫病嗜酸性脓肿
B. 肠伤寒
C. 小叶性肺炎
D. 细菌性痢疾
E. 结核冷脓肿

60. 下列哪种疾病不属于化脓性炎
A. 大叶性肺炎　　B. 急性肾盂肾炎
C. 流行性脑脊髓膜炎　D. 淋病
E. 小叶性肺炎

61. 鼻咽部最常见的恶性肿瘤是
A. 腺癌　　　　　B. 恶性淋巴瘤
C. 恶性黑色素瘤　D. 横纹肌肉瘤
E. 鳞状细胞癌

62. 鼻咽癌最常见于鼻咽的
A. 前壁和咽隐窝　B. 顶部
C. 前壁　　　　　D. 咽隐窝
E. 外侧壁

63. 鼻咽癌不容易侵犯的器官或组织是
A. 颅内　　　　　B. 中耳
C. 眼眶　　　　　D. 鼻腔
E. 口腔

64. 鼻咽癌容易发生的转移途径为
A. 血道转移至肺
B. 血道转移至肝
C. 血道转移至骨
D. 对侧颈上深部淋巴结转移
E. 同侧颈上深部淋巴结转移

65. 鼻咽癌哪种组织学类型对放射治疗最敏感?
A. 高分化鳞状细胞癌　B. 高分化腺癌
C. 低分化鳞状细胞癌　D. 中分化腺癌
E. 低分化腺癌

66. 关于早期鼻咽癌的转移,下列叙述哪项是正确的
A. 常早期发生淋巴道转移
B. 常早期发生血道转移
C. 早期很少转移
D. 早期发生种植性转移
E. 早期只浸润不转移

67. 喉部最常见的恶性肿瘤是
A. 横纹肌肉瘤　　B. 腺癌
C. 纤维肉瘤　　　D. 鳞状细胞癌
E. 软骨肉瘤

68. 关于喉癌的扩散,下列叙述哪项是不正确的
A. 可破坏甲状软骨　B. 淋巴道转移较早
C. 可累及气管　　　D. 可累及甲状腺
E. 可累及食管

69. 关于肺小细胞癌的叙述,下列哪项是错误的
A. 中央型多见
B. 起源于支气管黏膜内的 Kulchitsky 细胞
C. 可引起副肿瘤综合征
D. 可形成假菊形团结构
E. 对放化疗敏感,恶性程度低

70. 肺癌的淋巴道转移最早发生于
A. 纵隔淋巴结　　B. 锁骨上淋巴结
C. 颈部淋巴结　　D. 支气管肺门淋巴结
E. 腋窝淋巴结

71. 肺癌的组织学类型中,下列哪种最常见
A. 腺癌　　　　　B. 鳞状细胞癌
C. 细支气管肺泡癌　D. 小细胞癌
E. 大细胞癌

72. 关于中央型肺癌的特点,应除外
A. 位于肺门部
B. 由段以上支气管发生
C. 多属腺癌
D. 巨大癌块环绕支气管
E. 较易被纤维支气管镜检查发现

73. 下列哪项临床表现,在肺癌患者容易出现
A. 长期咳嗽、咳白色泡沫痰
B. 咯血、咳脓痰
C. 咳铁锈色痰
D. 刺激性咳嗽、痰中带血

E. 频繁咳嗽,痰量少

74. 下列哪一项与小细胞肺癌的特点不相符
A. 男多于女
B. 多发生于中老年人
C. 多为周围型
D. 属于 APUD 肿瘤
E. 癌细胞小,呈短梭形或淋巴细胞样

75. 肺气肿的严重后果不包括下列哪项
A. 肺源性心脏病 B. 支气管扩张症
C. 自发性气胸   D. 呼吸衰竭
E. 肺性脑病

(三) X 型题(在五个备选答案中选出正确答案,多选或少选均不得分)

1. 大叶性肺炎的病理变化有
A. 病变肺叶实变
B. 支气管常受累
C. 常无肺泡壁结构的破坏
D. 可合并纤维蛋白性胸膜炎
E. 可合并中毒性休克

2. 大叶性肺炎的特点包括
A. 可并发肺肉质变
B. 病变通常累及肺大叶
C. 病变性质为化脓性炎
D. 多由肺炎球菌引起
E. 多发生于儿童和老人

3. 关于大叶性肺炎的叙述,下列哪些是正确的
A. 周围血白细胞降低
B. 常并发肺褐色硬化
C. 病变多见于左肺或右肺下叶
D. 肺泡的纤维蛋白性炎症
E. 可导致支气管扩张

4. 大叶性肺炎充血水肿期的病变与急性肺淤血的主要区别是
A. 常发生于单侧肺,病变以肺大叶为单位
B. 肺泡腔内渗出物中可查到致病菌
C. 肺泡壁毛细血管扩张,充满红细胞
D. 肺泡腔内查见红细胞
E. 肺泡腔内有大量纤维蛋白性渗出

5. 小叶性肺炎的病理变化可包括
A. 肺泡腔内可有中性粒细胞浸润
B. 病灶小但可累及两肺各叶
C. 常伴有脓肿形成

D. 可有代偿性肺气肿
E. 胸膜面有纤维蛋白渗出

6. 关于小叶性肺炎的叙述,下列哪些是正确的
A. 病灶周围肺组织充血
B. 两肺散在病灶,以上肺多见
C. 细支气管和肺泡的化脓性炎
D. 严重者形成融合性支气管肺炎
E. 可并发肺脓肿及脑脓肿

7. 小叶性肺炎的常见并发症有
A. 肺脓肿   B. 脓胸
C. 呼吸功能不全 D. 脓毒血症
E. 心功能不全

8. 间质性肺炎的特点在于
A. 预后大多较差
B. 好发于老年人
C. 临床上一般无肺实变体征
D. 主要由肺炎支原体和病毒所致
E. 光镜下主要表现为肺间质淋巴细胞、巨噬细胞浸润

9. 下列哪些疾病可出现肺透明膜
A. 腺病毒肺炎
B. 大叶性肺炎
C. 新生儿呼吸窘迫综合征
D. 成人呼吸窘迫综合征
E. 支原体肺炎

10. 慢性阻塞性肺疾病包括
A. 支气管哮喘   B. 慢性支气管炎
C. 硅肺   D. 肺气肿
E. 支气管扩张症

11. 慢性支气管炎的主要病变是
A. 管壁纤维组织增生
B. 管壁腺体增生、肥大,支气管黏膜上皮杯状细胞增多
C. 支气管黏膜上皮变性、坏死
D. 管壁软骨细胞增生
E. 管壁大量中性粒细胞浸润

12. 慢性支气管炎患者咳黏液性痰的主要病理基础是
A. 支气管壁平滑肌肥大
B. 支气管壁黏液腺增生、肥大
C. 支气管黏膜鳞状上皮化生
D. 支气管壁充血、水肿

E. 支气管黏膜上皮杯状细胞增多
13. 支气管哮喘的病变包括
A. 支气管腔内含有黏稠的黏液
B. 支气管壁黏液腺增生、杯状细胞增多
C. 黏膜的基膜增厚及玻璃样变
D. 支气管壁可见嗜酸粒细胞、淋巴细胞、巨噬细胞和浆细胞浸润
E. 支气管壁平滑肌肥大、增生
14. 硅结节可表现为
A. 可见管壁增厚、管腔狭窄的小血管
B. 同心圆状胶原纤维及玻璃样变
C. 偏光显微镜下可见双折光的硅尘
D. 有较多的免疫球蛋白沉积
E. 结节中央可有坏死
15. 慢性肺源性心脏病的心脏病变的主要形态学特点包括
A. 右心室肥大
B. 左心室肥大
C. 肺动脉瓣下 2cm 右心室前壁肌层厚度超过 5mm
D. 肺动脉圆锥膨隆
E. 心肌灶性变性、坏死
16. 慢性肺源性心脏病合并右心衰竭时,可出现
A. 脾大   B. 腹腔积液
C. 肺褐色硬化   D. 槟榔肝
E. 双下肢水肿
17. 下列哪些肺部疾病可引起慢性肺源性心脏病
A. 大叶性肺炎的肺肉质变
B. 慢性纤维空洞型肺结核
C. 支气管扩张症
D. 慢性支气管炎并发肺气肿
E. 肺硅沉着症
18. 下列哪些与肺源性心脏病的发病相关
A. 弥漫性肺纤维化
B. 肺小动脉痉挛、硬化
C. 左心衰竭
D. 肺血管数目减少
E. 多发性肺小动脉栓塞
19. 可引起肺门淋巴结肿大的肺部疾病有
A. 肺癌   B. 肺结核

C. 支气管肺炎   D. 肺硅沉着症
E. 慢性支气管炎
20. 与吸烟关系密切的肺部疾病包括
A. 慢性支气管炎   B. 喉癌
C. 支气管哮喘   D. 肺癌
E. 硅肺
21. 关于小细胞肺癌的叙述,哪些是正确的
A. 可形成假菊形团结构
B. 起源于支气管黏膜内的嗜银细胞
C. 患者多为中老年女性
D. 中央型多见
E. 恶性程度低

(四) 填空题
1. 根据病变和临床特点,大叶性肺炎可分为_____、_____、_____、_____四期。
2. 根据肿瘤发生部位的不同,肺癌的大体类型可分为_____、_____、_____。
3. 硅肺的基本病变是_____和_____。
4. 慢性肺源性心脏病的原因包括_____、_____、_____。
5. 硅肺常见的并发症有_____、_____、_____。
6. 根据炎症性质,大叶性肺炎为_____炎症,小叶性肺炎为_____炎症。
7. 肺癌的常见组织学类型有_____、_____、_____。
8. 鼻咽癌最常见的转移途径是_____。
9. 小叶性肺炎的主要病变特征是以_____炎症。
10. 在肺癌组织学类型中,_____癌容易引起副肿瘤综合征。

(五) 问答题
1. 简述大叶性肺炎红色肝样变期的病变特点和临床病理联系。
2. 列表比较大叶性肺炎与小叶性肺炎的异同。
3. 简述慢性支气管炎的病因及主要病变特点。
4. 何谓肺硅沉着症?简述其病变特点、分期和并发症。
5. 简述肺癌的常见大体类型和组织学类型。如何早期发现、早期诊断?

第八章 消化系统疾病

(一) 名词解释
1. 肠上皮化生（intestinal metaplasia）
2. 革囊胃（linitis plastica）
3. 假幽门腺化生（pseudopyloric metaplasia）
4. Barrett食管（Barrett's esophagus）
5. 早期胃癌（early gastric carcinoma）
6. 进展期胃癌（advanced gastric carcinoma）
7. 嗜酸性小体（acidophilic body or Councilman body）
8. 桥接坏死（bridging necrosis）
9. 毛玻璃样肝细胞（ground-glass hepatocyte）
10. 肝纤维化（liver fibrosis）
11. 假小叶（pseudolobule）
12. 蜘蛛状血管痣（spider angioma）
13. 肝硬化（cirrhosis of liver）
14. 小肝癌（small liver carcinoma）
15. 点状坏死（spotty necrosis）
16. 碎片状坏死（piecemeal necrosis）

(二) A型题（五个备选答案中选择一个最佳答案）

1. 慢性浅表性胃炎肉眼所见主要是
  A. 胃黏膜薄而平滑
  B. 胃黏膜皱襞变平或消失
  C. 胃黏膜失去正常光泽
  D. 透过胃黏膜可见黏膜下血管影
  E. 病变黏膜淡红色，伴点状出血和糜烂

2. 关于慢性肥厚性胃炎描述下列哪项正确？
  A. 腺体与腺体间有明显的纤维组织增生
  B. 黏液分泌腺泡明显增生，伴有淋巴细胞、浆细胞浸润
  C. 腺体变短并有囊性扩张
  D. 黏膜肥厚，腺体增生、肥大，腺管延长，腺体间有淋巴细胞浸润等
  E. 胃黏膜表层上皮细胞异型生长，表面有绒毛状突起

3. 胃溃疡病的病变部位最常见于
  A. 胃后壁
  B. 胃小弯近贲门处
  C. 胃小弯近幽门处
  D. 胃前壁
  E. 胃大弯

4. 胃溃疡病最常见的并发症是
  A. 癌变
  B. 幽门梗阻
  C. 穿孔
  D. 出血
  E. 粘连

5. 溃疡病穿孔后最严重的后果是
  A. 穿孔后引起胃和十二指肠周围脓肿形成
  B. 穿孔后引起肠粘连
  C. 穿孔后引起急性弥漫性腹膜炎
  D. 穿孔后引起小网膜急性炎
  E. 穿孔后不与腹腔相通而进入邻近器官

6. 胃、肠道癌血行转移的最常见器官是
  A. 脾
  B. 肺
  C. 骨
  D. 肝
  E. 脑

7. 下列关于十二指肠溃疡病病变特点描述正确的是
  A. 溃疡大小多在1cm以内
  B. 溃疡位置多在十二指肠降部
  C. 前壁之溃疡易出血
  D. 后壁之溃疡易穿孔
  E. 以上都不是

8. 十二指肠溃疡病最好发于
  A. 十二指肠各段
  B. 十二指肠球部
  C. 十二指肠降部
  D. 十二指肠降部和球部
  E. 十二指肠下段后壁

9. 胃癌的最主要转移途径是
  A. 血道转移
  B. 淋巴道转移
  C. 直接蔓延
  D. 腹腔内种植
  E. 以上都不对

10. 早期胃癌肉眼观最常见的类型是
  A. 隆起型
  B. 表浅凹陷型
  C. 表浅型
  D. 表浅平坦型
  E. 凹陷型

11. 进展期胃癌肉眼形态最常见的类型为
  A. 革囊胃
  B. 胶样癌
  C. 息肉型
  D. 溃疡型
  E. 浸润型

12. 早期胃癌是指
A. 肿块直径在 2cm 以内
B. 癌组织浸润不超过黏膜下层
C. 癌未浸及肌层及其以下者
D. 无淋巴结转移
E. 以上都不是

13. 胃、肠道好发下列哪种肿瘤?
A. 平滑肌瘤　　B. 转移癌
C. 腺癌　　　　D. 平滑肌肉瘤
E. 淋巴瘤

14. 关于慢性萎缩性胃炎下列哪项正确?
A. 黏膜变厚
B. 病变部位
C. 炎细胞浸润的深度
D. 胃固有腺减少、消失,常出现肠上皮化生
E. 以上都不是

15. 革囊胃是指
A. 胃溃疡广泛瘢痕形成致局部胃壁增厚变硬
B. 胃癌癌细胞在胃壁内弥散浸润,胃壁增厚、变硬
C. 胃低分化腺癌
D. 范围较大的溃疡型胃癌
E. 胃扩张

16. B型慢性萎缩性胃炎表现为
A. 胃窦黏膜糜烂、出血
B. 胃酸分泌过多
C. 血清壁细胞抗体阳性
D. 恶性贫血
E. 以上都不是

17. 属于癌前病变的是
A. 慢性肥厚性胃炎　　B. 慢性萎缩性胃炎
C. 胃应激性溃疡　　　D. 慢性浅表性胃炎
E. 十二指肠溃疡病

18. 胃癌主要发生自
A. 贲门腺细胞　　　　B. 胃壁细胞
C. 幽门腺上皮细胞　　D. 胃腺颈部的干细胞
E. 胃主细胞

19. 按发病率高低顺序,食管癌常见的部位依次是
A. 食管中段、上段、下段
B. 食管上段、下段、中段
C. 食管下段、中段、上段
D. 食管中段、下段、上段
E. 以上都不是

20. 最易引起阑尾穿孔的是
A. 急性单纯性阑尾炎
B. 急性蜂窝织性阑尾炎
C. 急性坏疽性阑尾炎
D. 慢性阑尾炎
E. 慢性阑尾炎急性发作

21. 阑尾炎最严重的并发症是
A. 阑尾积脓　　B. 急性弥漫性腹膜炎
C. 肝脓肿　　　D. 毒血症
E. 败血症

22. 下列哪种肠疾病最可能发生癌变?
A. 肠结核
B. Crohn 病
C. 慢性溃疡性结肠炎
D. 出血坏死性肠炎
E. 肠阿米巴病

23. 关于慢性溃疡性结肠炎下述哪项正确?
A. 病变处黏膜高度水肿、炎细胞浸润,呈铺路石样外观
B. 溃疡初为表浅性,逐渐互相融合,不断向肠壁深层扩展
C. 溃疡炎症反复发作,肉芽组织增生,形成炎性息肉
D. 可出现非干酪性肉芽肿
E. 多数病例有癌变

24. 怀疑肝癌时下列哪项诊断方法最可靠?
A. 腹腔积液细胞学检查
B. 血清甲胎蛋白检测
C. 肝穿刺活体组织检查
D. 超声波检查
E. 放射性核素扫描

25. 大肠癌的好发部位依次是
A. 乙状结肠、升结肠、降结肠、盲肠、横结肠、直肠
B. 直肠、乙状结肠、盲肠、升结肠、横结肠、降结肠
C. 横结肠、直肠、乙状结肠、升结肠、降结肠、盲肠
D. 升结肠、横结肠、盲肠、降结肠、乙状结肠、直肠

E. 以上都不对

26. 大肠癌的肉眼分型中,多见于青年人且预后较差的类型是?
A. 乳头状型   B. 溃疡型
C. 胶样型   D. 息肉型
E. 蕈伞型

27. 结肠癌血道转移最常见的器官是
A. 肝   B. 肺
C. 肾   D. 脾
E. 胰腺

28. 急性重型乙型肝炎的发病机制是
A. 机体免疫反应正常,感染病毒量多、毒力强
B. 机体免疫反应过强,感染病毒量少、毒力弱
C. 机体缺乏细胞免疫功能
D. 机体免疫反应过强,感染病毒量多、毒力强
E. 机体免疫反应不足,仅能杀灭和破坏一部分病毒

29. 下列哪型肝炎的肝脏重量减轻最明显?
A. 急性普通型肝炎   B. 亚急性重型肝炎
C. 重度慢性肝炎   D. 急性重型肝炎
E. 中度慢性肝炎

30. 下列哪种疾病引起门脉高压最为明显?
A. 坏死后性肝硬化   B. 血吸虫性肝硬化
C. 胆汁性肝硬化   D. 淤血性肝硬化
E. 门脉性肝硬化

31. 下列哪项因素与肝癌的发生有关?
A. 甲型病毒性肝炎   B. 阿米巴肝脓肿
C. 乙型病毒性肝炎   D. 胆汁性肝硬化
E. 淤血性肝硬化

32. 肝肾综合征常发生在
A. 急性肝炎   B. 重度慢性肝炎
C. 中度慢性肝炎   D. 轻度慢性肝炎
E. 急性重型肝炎

33. 透明小体见于下列哪种疾病的肝细胞质内
A. 重度慢性肝炎   B. 乙醇性肝炎
C. 胆汁性肝硬化   D. 门脉性肝硬化
E. 急性普通型肝炎

34. 肝硬化时蜘蛛状血管痣发生的主要原因是
A. 雌激素增多
B. 低蛋白血症
C. 肝功能不全,凝血机制障碍
D. 门脉压增高,侧支循环形成

E. 血管内压增高

35. 关于原发性肝癌,最多见的组织类型是
A. 胆管细胞癌   B. 类癌
C. 肝细胞癌   D. 混合性肝癌
E. 未分化癌

36. 原发性肝癌是指
A. 肝细胞发生的癌
B. 肝细胞和胆管上皮发生的癌
C. 肝细胞或肝内胆管上皮发生的癌
D. 来自 Kupffer 细胞的恶性肿瘤
E. 肝内间叶组织发生的恶性肿瘤

37. 下列哪种情况应首先考虑为肝癌?
A. 肝脏肿块,触之有波动感
B. 肝脏局部肿块,其周围有小结节
C. 肝脏有无数结节,大小相近
D. 肝脏弥漫性肿大
E. 肝脏单个肿块呈圆形,有包膜

38. 重度慢性乙型病毒性肝炎时,肝细胞质出现毛玻璃样改变的原因是
A. 滑面内质网内有较多 HbsAg
B. 粗面内质网内有大量 HbsAg
C. 线粒体肿胀
D. 胞质内细胞器的变性
E. 线粒体肿胀,其内有大量 HbsAg

39. 下列哪项是胰头癌早期扩散的主要方式
A. 逆行转移至股静脉及髂静脉
B. 经淋巴道转移至腹腔淋巴结
C. 经血道转移到肺
D. 种植性转移至盆腔
E. 直接蔓延至胆总管、十二指肠

40. 阑尾炎的主要病因是
A. 暴饮暴食
B. 阑尾腔内细菌感染
C. 机体抵抗力下降
D. 阑尾腔内阻塞并感染
E. 阑尾周围脏器感染蔓延所致

41. 门脉性肝硬化形成过程中的基本病理变化表现为
A. 肝内胆管上皮增生,肝纤维化
B. 肝细胞变性、坏死,肝纤维化
C. 肝细胞变性、坏死,肝细胞再生,肝弥漫性纤维化,假小叶形成

D. 肝细胞变性、坏死，Kupffer 细胞增生
E. 肝细胞再生，肝纤维化

42. 关于消化性溃疡的结局和并发症的描述，下列哪项是错误的？
A. 无法通过完全再生愈合
B. 约 2/3 的病人发生溃疡出血
C. 约 5% 的病人发生溃疡穿孔
D. 约 3% 的病人发生幽门梗阻
E. 约 1% 或 1% 以下的病人发生胃溃疡病癌变

43. 下列哪型肝炎一般不会转成慢性肝炎
A. 甲型肝炎　　B. 乙型肝炎
C. 丙型肝炎　　D. 戊型肝炎
E. 以上均不是

44. 下列胃癌组织学类型中，哪种分化最好？
A. 中分化管状腺癌　B. 乳头状腺癌
C. 黏液癌　　D. 印戒细胞癌
E. 未分化癌

45. 急性重型肝炎的病变性质是
A. 以肝细胞变性为主的炎
B. 以肝细胞坏死为主的炎
C. 以门管区渗出为主的炎
D. 以肝细胞增生为主的炎
E. 以肝细胞增生及门管区间质增生为主的炎

46. 肝功能不全患者蜘蛛痣常发生在
A. 上肢及下肢　B. 颈、胸和面部
C. 背部及颈部　D. 腹前壁
E. 全身各部

47. 门脉性肝硬化最严重的并发症是
A. 上消化道出血　B. 肝肾综合征
C. 肝性脑病　　D. 原发性肝癌
E. 脾大

48. 与早期食管癌无关的是
A. 无明显临床症状
B. 局部肿块小
C. 癌组织未侵犯肌层
D. 一般无淋巴结转移
E. 钡餐检查基本正常

49. 下列哪项因素与食管癌的发生无关
A. 食管痉挛
B. 食物中含亚硝胺
C. 反流性食管炎
D. 长期食用过热过硬饮食
E. 霉变食物

50. 下列哪项不是中、晚期食管癌的肉眼类型？
A. 蕈伞型　　B. 缩窄型
C. 髓质型　　D. 平坦型
E. 溃疡型

51. 下列哪一种病原体与慢性胃炎的发病有关？
A. 隐球菌　　B. 幽门螺杆菌
C. 大肠杆菌　D. 链球菌
E. 葡萄球菌

52. 慢性萎缩性胃炎的比较特征的病变特点为
A. 吸收上皮化生
B. 假幽门腺化生
C. 杯状细胞化生
D. 腺体变小及数量减少或消失
E. 胃黏膜固有膜内淋巴细胞、浆细胞等炎细胞浸润

53. 复合性溃疡是指
A. 胃和食管同时发生溃疡
B. 胃体和胃窦同时发生溃疡
C. 胃和十二指肠同时发生溃疡
D. 胃和回肠同时发生溃疡
E. 以上都不对

54. 胃溃疡病之溃疡直径多在
A. 3cm 以内　　B. 2.5cm 以内
C. 2cm 以内　　D. 1.5cm 以内
E. 1.0cm 以内

55. 胃溃疡病的癌变率大约在
A. 5% 以下　　B. 4% 以下
C. 3% 以下　　D. 2% 以下
E. 1% 以下

56. 关于胃溃疡病的叙述，下列哪项是错误的
A. 溃疡通常只有一个
B. 圆形或椭圆形
C. 胃小弯侧贲门多见
D. 深达肌层或浆膜层
E. 溃疡边缘整齐，底部干净、光滑

57. 关于十二指肠溃疡病溃疡的叙述不正确的是
A. 溃疡为圆形或椭圆形
B. 一般比胃溃疡小

C. 比胃溃疡更易穿孔
D. 比胃溃疡更易癌变
E. 溃疡底部四层结构与胃溃疡病的病变相似

58. 关于Crohn病的叙述，下列哪项是错误的？
A. 因病变局限、且呈节段性分布，故称为局限性肠炎
B. 有裂隙状溃疡形成
C. 在临床上常呈慢性经过
D. 约半数以上病例出现结核样肉芽肿，并见干酪样坏死
E. 病变主要累及回肠末端，次为结肠，回肠近端和空肠等处

59. Crohn病的镜下病变不包括
A. 黏膜下层增厚、水肿，淋巴管扩张
B. 黏膜下淋巴组织高度增生，并有淋巴滤泡形成
C. 黏膜面有裂隙状溃疡形成
D. 黏膜下层可形成肉芽肿，由类上皮细胞及多核巨细胞组成
E. 病变初期可见隐窝脓肿

60. 病毒性肝炎的基本病理变化中下列哪项最少见？
A. 溶解坏死
B. 脂肪变性
C. 嗜酸性变
D. 胞质疏松化和气球样变
E. 肝细胞再生

61. 关于假小叶的叙述下列哪项错误？
A. 可由再生的肝细胞结节形成
B. 肝细胞广泛凋亡，大量凋亡小体形成
C. 可有两个以上中央静脉
D. 中央静脉缺如
E. 肝细胞排列紊乱，有不同程度的坏死或脂肪变性

62. 下列哪项一般不是肝硬化引起门脉高压的原因？
A. 血管床减少
B. 纤维组织压迫中央静脉
C. 肝动脉与肝静脉之间形成异常吻合支
D. 假小叶压迫小叶下静脉
E. 门静脉与肝动脉之间形成异常吻合支

63. 关于肝硬化的叙述，下列哪项是错误的？
A. 腹腔积液
B. 胃肠道淤血
C. 肝掌、蜘蛛状血管痣
D. 男性女性化
E. 引起肝硬化的原因被消除后，肝脏的正常结构可以恢复

64. 下列哪项不是肝硬化病人的临床表现？
A. 男性乳腺发育　　B. 反复腹上区疼痛
C. 脾大　　　　　　D. 睾丸萎缩
E. 皮肤蜘蛛状血管痣

65. 下列哪项不是肝功能不全的临床表现？
A. 黄疸　　　　　　B. 皮肤黏膜出血
C. 血小板减少　　　D. 蜘蛛状血管痣
E. 肝性脑病

66. 原发性肝癌的肉眼类型不包括
A. 巨块型　　　　　B. 多结节型
C. 混合型　　　　　D. 弥漫型
E. 小肝癌

67. 下列哪项病变特点与原发性胆汁性肝硬化无关？
A. 门管区大量淋巴细胞浸润
B. 门管区纤维组织增生
C. 胆汁淤滞
D. 不规则的肝细胞再生结节
E. 胆小管破坏

68. 下列哪项不是急性胰腺炎的临床表现？
A. 急性腹膜炎
B. 休克
C. 血清中钙、钾、钠离子水平下降
D. 血清中碱性磷酸酶活性增高
E. 血清及尿中淀粉酶升高

69. 下列哪项不是胃溃疡病的特点
A. 多见于胃窦部
B. 易反复发作，呈慢性经过
C. 患者有周期性腹上区疼痛、反酸、嗳气等症状
D. 比十二指肠溃疡多见
E. 溃疡直径多在2.5cm以内，边缘整齐，切面呈斜置的漏斗状

70. 食管癌直接浸润不会引起下列哪项？
A. 大出血　　　　　B. 脓胸
C. 肺脓肿　　　　　D. 食管-气管瘘
E. 淋巴结转移癌

71. 胆汁性肝硬化的病变特点不包括哪项？
A. 肝脏呈绿色
B. 含有胆汁的肝细胞呈网状坏死
C. 有胆汁湖形成
D. 肝细胞显著脂肪变性
E. 门管区可有中性粒细胞或以淋巴细胞为主的慢性炎细胞浸润

72. 下列哪项不属于门脉高压症的表现？
A. 腹腔积液　　B. 肝脏肿大
C. 脾大　　　　D. 食管静脉曲张
E. 胃肠淤血、水肿

73. 关于大肠癌，出现淋巴结转移但癌组织未侵透肌层时，应为哪一期？
A. A 期　　　　B. B1 期
C. B2 期　　　 D. C1 期
E. C2

74. 下列哪项是 DNA 病毒？
A. 乙型肝炎病毒　　B. 甲型肝炎病毒
C. 丙型肝炎病毒　　D. 戊型肝炎病毒
E. 丁型肝炎病毒

75. 关于门脉性肝硬化，下面哪项最具特征性改变？
A. 腹腔积液
B. 蜘蛛状血管痣
C. 清蛋白/球蛋白的比例倒置
D. 肝穿刺活体组织检查，镜下见有假小叶形成
E. 脾大

（三）X 型题（在五个备选答案中选出正确答案，多选或少选均不得分）

1. 关于慢性浅表性胃炎叙述正确的是
A. 多数可治愈，少数可转为慢性萎缩性胃炎
B. 胃窦部最常见
C. 以大量中性粒细胞浸润为主
D. 病变为多灶性或弥漫性
E. 又称为慢性单纯性胃炎

2. 肠上皮化生包括
A. 鳞状上皮化生　　B. 吸收上皮化生
C. Paneth 细胞化生　D. 杯状细胞化生
E. 假幽门腺化生

3. 关于不完全肠上皮化生的描述，哪些说法是正确的？
A. 可分为大肠型不完全化生和小肠型不完全化生
B. 有杯状细胞和吸收上皮化生
C. 只有 Paneth 细胞化生
D. 只有吸收上皮化生
E. 只有杯状细胞化生

4. 在胃、十二指肠溃疡病的病因及发病机制中，以下哪些因素是最重要的？
A. 胃黏膜防御屏障功能的破坏
B. 胆汁反流
C. 大肠杆菌感染
D. 病毒感染
E. 幽门螺杆菌的感染

5. 阑尾炎发病的主要因素是
A. 阑尾的细菌感染
B. 阑尾腔的阻塞
C. 阑尾神经细胞的缺乏
D. 阑尾的缺血
E. 阑尾黏膜的损伤

6. 下列哪些属急性阑尾炎可能出现的并发症？
A. 阑尾穿孔　　　　B. 急性弥漫性腹膜炎
C. 阑尾周围脓肿　　D. 肝性脑病
E. 脑脓肿

7. 下列哪些属急性化脓性阑尾炎的病理变化？
A. 阑尾显著肿胀、充血
B. 常有阑尾周围炎及局限性腹膜炎
C. 阑尾各层均有大量中性粒细胞浸润
D. 阑尾腔内常有积脓
E. 阑尾表面常有脓性渗出物

8. 局限性肠炎的病变包括
A. 肠黏膜下层增厚、水肿
B. 裂隙状溃疡
C. 干酪样坏死
D. 类上皮细胞
E. 肠壁各层大量淋巴细胞、单核细胞及中性粒细胞浸润

9. 慢性溃疡性结肠炎的病变特点包括？
A. 假息肉形成
B. 黏膜隐窝小脓肿
C. 黏膜坏死
D. 中毒性巨结肠
E. 病变常累及结肠各段，偶见于回肠

10. 关于早期食管癌的描述,下列哪些是正确的?
A. 多为黏膜内癌
B. 无淋巴结转移
C. 癌组织可侵犯黏膜下层
D. 如及时手术,5 年存活率在 90% 以上
E. 常无明显的临床症状和体征

11. 晚期胃癌可转移至哪些部位
A. 肝及肺　　　　B. 脑和肠
C. 肾和脾　　　　D. 骨和乳腺
E. 皮肤与甲状腺

12. 关于胃癌的描述,正确的是
A. 与幽门螺杆菌感染有关
B. 长期食用含亚硝胺类的食物可诱发胃癌
C. 胃黏膜上皮异型增生是其前期病变
D. 与寄生虫感染有关
E. 具有地理分布特点

13. 肉眼上胃的良、恶性溃疡可以从以下哪些方面鉴别?
A. 溃疡外形　　　B. 溃疡边缘
C. 溃疡大小　　　D. 溃疡底部
E. 溃疡周围黏膜

14. 关于胃癌的描述,以下哪些是正确的?
A. 晚期淋巴道转移可有 Virchow 淋巴结
B. 黏液癌可种植形成 Krukenberg 瘤
C. 血道转移最常见的器官是肝
D. 判断早期胃癌的是其浸润深度
E. 纤维胃镜活体组织检查是最佳的确诊方法

15. 大肠癌肉眼形态包括以下哪些类型?
A. 胶样型　　　　B. 乳头状型
C. 隆起型　　　　D. 溃疡型
E. 浸润型

16. CEA 主要存在于下列哪些癌中?
A. 肺癌　　　　　B. 甲状腺癌
C. 大肠腺癌　　　D. 乳腺癌
E. 胃腺癌

17. 下列哪些因素与肝癌的发生有关?
A. 丙型病毒性肝炎　B. 坏死后肝硬化
C. 乙型病毒性肝炎　D. 胆汁性肝硬化
E. 淤血性肝硬化

18. 在病毒性肝炎时,少见的变性是
A. 胞质疏松化　　B. 脂肪变性
C. 气球样变　　　D. 纤维蛋白样变性
E. 嗜酸性变

19. 下列哪些是在病毒性肝炎时易见到的肝细胞坏死?
A. 梗死　　　　　B. 点状坏死
C. 碎片状坏死　　D. 溶解坏死
E. 嗜酸性坏死

20. 下列哪些属急性肝炎的特点?
A. 临床上最常见
B. 多数转变为慢性肝炎
C. 多为点状坏死
D. 肝小叶结构常有破坏
E. 胞质疏松化、气球样变最为普遍

21. 重度慢性肝炎的特点有
A. 广泛肝细胞脂肪变性
B. 肝细胞不规则再生
C. 淤胆明显,常有胆汁湖形成
D. 常有碎片状坏死和桥接坏死
E. 肝小叶结构常有破坏

22. 急性重型肝炎的特点是
A. 起病急、病变发展迅猛,病死率高
B. 大片肝细胞坏死
C. 无明显肝细胞再生现象
D. 肝脏体积显著缩小,尤以右叶为甚
E. 肝脏重量常减至 600～800g

23. 碎片状坏死常见于
A. 急性肝炎　　　B. 重度慢性肝炎
C. 中度慢性肝炎　D. 轻度慢性肝炎
E. 急性重型肝炎

24. 下列哪些属于门脉高压症的临床表现?
A. 脾大　　　　　B. 肝大
C. 腹腔积液　　　D. 下肢水肿
E. 颈静脉怒张

25. 肝功能不全的表现有
A. 贫血　　　　　B. 出血倾向
C. 黄疸　　　　　D. 肝性脑病
E. 蜘蛛状血管痣

26. 与坏死后性肝硬化的发病有关的因素是
A. 肝炎病毒感染　B. 寄生虫感染
C. 细菌感染　　　D. 胆道阻塞
E. 药物及化学毒物中毒

27. 早期发现胃癌的可靠方法有
A. X 线钡餐检查

B. 胃液脱落细胞学检查
C. 胃液分析
D. 超声波检查
E. 纤维胃镜活体组织检查

28. 消化性溃疡镜下见溃疡底部的病理改变可有
A. 炎性渗出物
B. 坏死组织
C. 增生性动脉内膜炎
D. 瘢痕组织
E. 肉芽组织

29. 以下哪些因素是胃溃疡不易愈合的局部原因
A. 小动脉内血栓形成
B. 神经纤维发生变性和断裂
C. 增生性动脉内膜炎
D. 溃疡较深
E. 神经节细胞变性

30. 胃溃疡病的病理特点有
A. 好发于胃小弯近幽门处
B. 溃疡周围的胃黏膜皱襞呈放射状
C. 溃疡底部由炎性渗出物、坏死组织、肉芽组织及瘢痕组织等组成
D. 有增生性动脉内膜炎
E. 溃疡底部的神经节细胞及神经纤维常发生变性、断裂及小球状增生

31. 急性阑尾炎的并发症可有
A. 阑尾周围脓肿
B. 肾盂肾炎
C. 急性弥漫性腹膜炎
D. 脑脓肿
E. 细菌性肝脓肿

32. 引起肝硬化的原因有
A. 营养不良   B. 血吸虫病
C. 慢性肝淤血 D. 慢性乙醇中毒
E. 病毒性肝炎

33. 急性重型肝炎的死因有
A. 消化道大出血 B. DIC
C. 急性肾衰竭   D. 黄疸
E. 肝衰竭

34. 下列肝脏病变中,哪些一般不会出现血清AFP阳性

A. 肝细胞癌   B. 肝囊肿
C. 肝转移性卵巢癌 D. 肝胆管上皮癌
E. 肝转移性肾癌

35. 急性病毒性肝炎的主要病理变化是
A. 肝细胞胞质疏松化
B. 肝细胞嗜酸性变及嗜酸性坏死
C. 肝细胞气球样变
D. 门管区纤维组织增生,假小叶形成
E. 肝细胞点状坏死

36. 门脉性肝硬化患者的死亡原因可以是
A. 黄疸   B. 上消化道出血
C. 腹膜炎   D. 肝昏迷
E. 合并肝癌

37. 胃黏液腺癌的肉眼形态可表现为
A. 肿块呈半透明、胶冻状
B. 溃疡状
C. 革囊胃
D. 胃壁弥漫性增厚
E. 息肉状

38. 胃癌的发生与下列哪些因素有关?
A. 慢性萎缩性胃炎 B. 饮食习惯
C. 不典型增生   D. 胃溃疡病
E. 幽门螺杆菌感染

39. 下列哪些因素常与胃炎的发生有关?
A. 长期服用水杨酸制剂
B. 过度应用肾上腺皮质激素
C. 酗酒
D. 胆汁淤滞
E. 幽门螺杆菌感染

40. 局限性肠炎的并发症可有
A. 慢性肠穿孔及瘘形成
B. 病变肠管与邻近肠管或腹壁粘连
C. 腹腔积脓
D. 慢性肠梗阻
E. 癌变

(四) 填空题
1. 在食管与胃交界处齿状线数厘米以上所取黏膜为单层柱状上皮时,称为_____食管,该处可发生_____或_____。
2. 慢性萎缩性胃炎分为 A,B 两型, A 型属于_____疾病,病变主要在_____部位,易发生_____;B 型病变多见于_____

3. 肉眼观，消化性溃疡呈＿＿＿＿形，直径多在＿＿＿＿厘米以内。由于胃的蠕动，一般溃疡的＿＿＿＿侧较深，边缘耸直呈潜掘状，＿＿＿＿侧较浅，作阶梯状。
4. 胃溃疡时，显微镜下见溃疡底部由内向外有＿＿＿＿、＿＿＿＿、＿＿＿＿、＿＿＿＿四层结构，＿＿＿＿病变可使溃疡不易愈合。
5. 消化性溃疡的并发症有＿＿＿＿，＿＿＿＿，＿＿＿＿，＿＿＿＿。与胃溃疡的并发症相比，十二指肠溃疡较易发＿＿＿＿，几乎不发生＿＿＿＿。
6. 急性阑尾炎病理变化有＿＿＿＿，＿＿＿＿，＿＿＿＿三种类型；其发病的主要因素是：＿＿＿＿和＿＿＿＿。
7. 局限性肠炎又称＿＿＿＿，病变主要累及＿＿＿＿，其次为＿＿＿＿、＿＿＿＿和＿＿＿＿等处。
8. 病毒性肝炎基本病理变化都是以肝细胞的＿＿＿＿、＿＿＿＿为主，同时伴有不同程度的＿＿＿＿，＿＿＿＿，＿＿＿＿。
9. 病毒性肝炎时，肝细胞变性常见有＿＿＿＿，＿＿＿＿两种类型；肝细胞坏死也有＿＿＿＿，＿＿＿＿两种类型。
10. 急性重型肝炎肉眼观又称为＿＿＿＿，镜下特点主要是＿＿＿＿，本病死亡原因主要为＿＿＿＿。亚急性重型肝炎的镜下特点为既有＿＿＿＿，又有＿＿＿＿。
11. 酒精性肝病最早最常见的肝细胞病变是＿＿＿＿，终末病变是＿＿＿＿；酒精性肝炎常发生肝细胞内玻变，此时可见到肝细胞内＿＿＿＿形成。
12. 肝硬化是各种原因所致的肝的终末病变，镜下表现为＿＿＿＿破坏，＿＿＿＿增生，＿＿＿＿形成；临床上主要表现为＿＿＿＿和＿＿＿＿。
13. 早期胃癌肉眼形态可分为＿＿＿＿、＿＿＿＿、＿＿＿＿三型；进展期胃癌肉眼形态可分为＿＿＿＿，＿＿＿＿，＿＿＿＿三型。
14. 原发性肝癌的组织学类型有＿＿＿＿，＿＿＿＿，＿＿＿＿；晚期肝癌的扩散方式有＿＿＿＿，＿＿＿＿，＿＿＿＿。
15. 胰腺癌可发生于胰腺任何部位，但以＿＿＿＿发生的癌居多，其主要的临床表现为＿＿＿＿，组织学上多属＿＿＿＿；在基因表型上，90%的胰腺癌有＿＿＿＿基因点突变。

（五）问答题
1. 简述慢性胃炎的分类和B型慢性萎缩性胃炎的病变特点。
2. 简述胃和十二指肠溃疡病的病变特点及临床表现。
3. 胃的良、恶性溃疡肉眼形态特点有何不同？
4. 简述病毒性肝炎的基本病理变化。
5. 阐述肝硬化引起门脉高压发生的机制及临床表现。
6. 试比较门脉性肝硬化、坏死后性肝硬化、胆汁性肝硬化有何不同？

第九章 淋巴造血系统疾病

(一) 名词解释

1. R-S 细胞(Reed-Sternberg cell)
2. 镜影细胞(mirror image cell)
3. 粒细胞肉瘤(granulocytic sarcoma)
4. 类白血病反应(leukemoid reaction)

(二) A 型题(五个备选答案中选择一个最佳答案)

1. 霍奇金淋巴瘤病变中最具有诊断价值的细胞是
A. 镜影细胞　　B. R-S 细胞
C. 陷窝细胞　　D. 多核瘤巨细胞
E. "爆米花"细胞

2. 下列哪种恶性瘤属于 T 细胞型淋巴瘤？
A. 浆细胞样淋巴细胞型淋巴瘤
B. 绿色瘤
C. 滤泡性淋巴瘤
D. 套细胞淋巴瘤
E. 蕈样霉菌病

3. 原始粒细胞在骨膜下浸润，聚集成肿块，称为
A. 绿色瘤　　B. 黄色瘤
C. 棕色瘤　　D. Wilms 瘤
E. 以上都不是

4. ph1 染色体是
A. 22 号染色体长臂易位至 9 号染色体长臂
B. 17 号染色体长臂易位至 15 号染色体长臂
C. 21 号染色体三体
D. 5 号染色体短臂丢失
E. 45XO 性染色体单体

5. 非霍奇金淋巴瘤发生于淋巴结外的约占
A. 1/2　　B. 1/3
C. 1/5　　D. 1/10
E. 1/8

6. 霍奇金淋巴瘤的特点是
A. 病变常从一个淋巴结开始，逐渐向远处扩散
B. 细胞单一性
C. 多处浅表淋巴结同时发生
D. 首先累及深部淋巴结
E. 以上都不是

7. 多发生在青年妇女的霍奇金淋巴瘤是
A. 混合细胞型
B. 富于淋巴细胞型
C. 淋巴细胞减少型
D. 结节硬化型
E. 结节性淋巴细胞为主型

8. 下列哪一类型的霍奇金淋巴瘤的预后最好？
A. 结节硬化型
B. 富于淋巴细胞型
C. 淋巴细胞减少型之网织细胞型
D. 混合细胞型
E. 结节性淋巴细胞为主型

9. 霍奇金淋巴瘤中的独特细胞是
A. Langhans 巨细胞　　B. 泡沫细胞
C. Langerhan's 细胞　　D. Aschoff 细胞
E. R-S 细胞

10. 变异型 R-S 细胞是
A. 泡沫细胞　　B. 燕麦细胞
C. 鬼影细胞　　D. 陷窝细胞
E. Anitschkow 细胞

11. 胶原纤维束出现在下列哪个类型的霍奇金淋巴瘤？
A. 淋巴细胞减少型
B. 结节硬化型
C. 结节性淋巴细胞为主型
D. 富于淋巴细胞型
E. 混合细胞型

12. 绿色瘤可伴有
A. 急性粒细胞白血病
B. 急性淋巴细胞白血病
C. 慢性粒细胞白血病
D. 慢性淋巴细胞白血病
E. 急性单核细胞白血病

13. 与 EB 病毒感染有关的造血系统肿瘤是
A. 滤泡性淋巴瘤
B. 绿色瘤

C. Burkitt 淋巴瘤
D. 慢性粒细胞白血病
E. 弥漫大 B 细胞淋巴瘤

14. 绿色瘤是
A. 胆管上皮癌因淤胆所致
B. 原发性肝细胞癌转移到皮下,分泌胆汁所致
C. 原始粒细胞在骨组织、骨膜下或软组织中浸润,聚集成肿块
D. 绒毛膜癌阴道转移性结节
E. 血管肉瘤出血,产生胆绿蛋白所致

15. 霍奇金淋巴瘤中预后最差的组织学类型是
A. 淋巴细胞为主型　B. 淋巴细胞减少型
C. 结节硬化型　　　D. 混合细胞型
E. 以上都不是

16. 陷窝细胞常见于霍奇金淋巴瘤的哪种组织学类型?
A. 淋巴细胞为主型　B. 结节硬化型
C. 淋巴细胞减少型　D. 混合细胞型
E. 以上都不是

17. 恶性淋巴瘤是
A. 原发于淋巴结和结外淋巴组织的肿瘤
B. 原发于淋巴结内所有细胞发生的肿瘤
C. 原发于单核-吞噬细胞系统发生的肿瘤
D. 原发于淋巴结窦组织细胞发生的肿瘤
E. 淋巴结的转移性肿瘤

18. 典型的镜影细胞是
A. 多核瘤巨细胞
B. 细胞大,胞质丰富,双色性或嗜酸性
C. 核大,核膜厚,核呈空泡状
D. 有大的嗜酸性核仁
E. 双核并列,有大的嗜酸性核仁,形似镜影的 R-S 细胞

19. 典型的慢性髓性白血病 ph1 阳性时,其
A. 放射治疗效果好
B. 放射治疗效果差
C. 化疗效果差
D. 化疗效果好
E. 放射治疗和化疗的效果好

20. 霍奇金淋巴瘤占全部恶性淋巴瘤的
A. 5%~10%　　　B. 10%~20%
C. 20%~30%　　D. 30%~40%
E. 40%~50%

21. 关于恶性淋巴瘤的叙述,下列哪项是错误的?
A. 是原发于淋巴结和淋巴结外淋巴组织的恶性瘤
B. 分为霍奇金淋巴瘤、非霍奇金淋巴瘤和白血病三大类型
C. 肉眼呈结节状,可有假包膜,切面呈"鱼肉样"
D. 淋巴组织结构破坏,瘤细胞弥散分布,瘤细胞间可有网状纤维穿插包绕
E. 青少年多见,是儿童最常见的恶性瘤之一

22. 下列哪项不属霍奇金淋巴瘤的类型?
A. 淋巴细胞为主型　B. 结节硬化型
C. 淋巴细胞减少型　D. 组织细胞型
E. 混合细胞型

23. 关于类白血病反应与白血病的鉴别,下列叙述中哪项是不正确的?
A. 引起类白血病的原因去除,血象不恢复正常
B. 类白血病反应时一般无明显贫血和血小板减少
C. 类白血病反应时粒细胞有中毒性改变,胞质内有中毒性颗粒和空泡
D. 类白血病反应时中性粒细胞的碱性磷酸酶活性和糖原皆明显增高
E. 类白血病反应时细胞内不见 ph1 染色体

24. 在霍奇金淋巴瘤结节硬化型中不易见到的细胞是
A. 陷窝细胞　　　　B. 嗜酸粒细胞
C. 幼稚的淋巴细胞　D. Reed-Sternberg 细胞
E. 成纤维细胞

25. 霍奇金淋巴瘤按预后好坏,排列顺序为
A. 混合细胞型-淋巴细胞减少型-结节硬化型-淋巴细胞为主型
B. 淋巴细胞减少型-混合细胞型-结节硬化型-淋巴细胞为主型
C. 淋巴细胞为主型-结节硬化型-淋巴细胞减少型-混合细胞型
D. 淋巴细胞为主型-结节硬化型-混合细胞型-淋巴细胞减少型
E. 淋巴细胞减少型-淋巴细胞为主型-结节硬

化型-混合细胞型

26. 霍奇金淋巴瘤的肿瘤细胞是
A. 类上皮细胞　　B. 单核细胞
C. R-S 细胞　　　D. 异物巨细胞
E. 异型性组织细胞

27. 关于 NK/T 细胞淋巴瘤的叙述,下列哪项是不正确的?
A. 为细胞毒性细胞来源的侵袭性肿瘤
B. 绝大多数发生于淋巴结内
C. 与 EB 病毒高度相关
D. 瘤细胞常呈 CD2、CD3 及 CD56 阳性表达
E. 放射治疗效果好,5 年存活率达 70% 以上

28. 霍奇金淋巴瘤最常发生的部位是
A. 腹膜后淋巴结　　B. 滑车淋巴结
C. 颈部淋巴结　　　D. 纵隔淋巴结
E. 肠系膜淋巴结

29. Ⅲ期霍奇金淋巴瘤的病变范围为
A. 限于一个淋巴结
B. 病变限于膈肌的一侧
C. 膈肌两侧的淋巴结、脾及邻近器官均累及
D. 限于结外一个器官
E. 扩散到淋巴外,累及一个或多个结外器官或组织

30. 男,35 岁,农民,乏力、消瘦数年。周围血白细胞总数为 11×10^9/L,其中可见少量原始粒细胞,诊断为慢性髓性白血病。该患者的白血病细胞作染色体分析,可能会有什么发现?
A. 呈多倍体　　　B. 染色体易位
C. 染色体缺失　　D. 环状染色体
E. 以上都不是

31. 女,26 岁,右颈单一无痛性淋巴结肿大为 2.5cm×3.0cm,活动欠佳。活体组织检查发现淋巴结包膜完整,无出血及坏死。镜下见其结构已破坏,大量的束状纤维组织增生及散在一些大细胞,其胞质丰富、透明,核大,有多个核仁,并与周围形成透明的空隙。同时还可见嗜酸粒细胞、浆细胞及少量的中性粒细胞。该病最可能的诊断为
A. 淋巴结转移性癌
B. 淋巴结炎
C. 非霍奇金淋巴瘤
D. 淋巴结反应性增生

E. 霍奇金淋巴瘤,结节硬化型

32. 男,12 岁,2 年前发现右颈部肿块伴发热,抗感染治疗无效,近日感到呼吸困难。X 线检查示中纵隔增大。体格检查:右颈部数个淋巴结肿大,最大者 1.3cm×2.0cm,相互粘连。镜下见滤泡消失,大量较单一的肿瘤细胞弥漫性浸润;瘤细胞呈圆形,与正常淋巴细胞的形态相似,但体积稍大,可见较多的病理性核分裂象,被膜亦有浸润。该病的诊断应为
A. 淋巴细胞白血病　　B. 霍奇金淋巴瘤
C. 非霍奇金淋巴瘤　　D. 肺小细胞癌转移
E. 以上都不是

33. 男,13 岁,锁骨上淋巴结大约 1.5cm×2.0cm,活动。活体组织检查见表面光滑,切面细腻,无出血、坏死。镜下见淋巴结结构破坏,在大量的淋巴细胞中可见较多的 R-S 细胞及典型的镜影细胞。该例的正确诊断为
A. 巨大淋巴结病
B. 血管免疫母细胞性淋巴结病
C. 非霍奇金淋巴瘤
D. 霍奇金淋巴瘤
E. 淋巴结转移性癌

(三) X 型题(在五个备选答案中选出正确答案,多选或少选均不得分)

1. 白血病时组织内容易出血主要与下列哪些因素有关?
A. 凝血酶原减少
B. 巨核细胞变为瘤细胞
C. 制造血小板的细胞减少
D. 骨髓内白血病细胞的浸润
E. 血管的破坏

2. 霍奇金淋巴瘤的分期依据包括
A. 病变位于横膈的一侧或两侧
B. 累及几组淋巴结
C. 病变范围越广,预后越差
D. 累及淋巴结外器官的情况
E. 瘤细胞的分化程度

3. 滤泡性淋巴瘤的特点有
A. 多见于中年人
B. 预后较差
C. 瘤细胞主要为中心细胞和中心母细胞

D. 多数病例瘤细胞表达 Bcl-2 蛋白
E. 瘤细胞呈结节状生长
4. 非霍奇金淋巴瘤中，高度恶性的是
A. Burkitt 淋巴瘤
B. 弥漫大 B 细胞淋巴瘤
C. 滤泡型淋巴瘤
D. 周围 T 细胞淋巴瘤（非特指）
E. 以上都是
5. 周围 T 细胞淋巴瘤是
A. 一组异质性的肿瘤
B. 病人常为儿童，其全身淋巴结大
C. 约占我国非霍奇金淋巴瘤的 20%～30%
D. 瘤细胞呈 CD2、CD3 及 CD5 阳性表达
E. 进展快，是高度恶性肿瘤

（四）填空题
1. 淋巴瘤是指原发于_____和_____的恶性肿瘤，分为_____和_____两大类。
2. R-S 细胞是诊断_____的特征性细胞。
3. 经典霍奇金淋巴瘤分为_____，_____，_____，_____型；_____型预后最好；_____型预后最差。
4. NK/T 细胞淋巴瘤是来源于_____的侵袭性肿瘤。

（五）问答题
1. 霍奇金淋巴瘤的组织学诊断依据主要有哪些？
2. 类白血病反应和白血病如何鉴别？
3. 非霍奇金淋巴瘤和霍奇金淋巴瘤在病理改变上有何异同？

第十章 泌尿系统疾病

(一) 名词解释

1. 新月体(crescents)
2. 大红肾(large red kidney)
3. 大白肾(large white kidney)
4. 肾病综合征(nephrotic syndrome)
5. 急性肾炎综合征(acute nephritic syndrome)
6. 慢性肾炎综合征(cheonic nephritic syndrome)
7. 氮质血症(azotemia)
8. 尿毒症(uremia)
9. 继发性颗粒性固缩肾(secondary granular and contracted kidney)
10. IgA肾病(IgA nephropathy)
11. 肾盂肾炎(pyelonephritis)
12. 肾乳头坏死(papillary necrosis)
13. 肾细胞癌(renal cell carcinoma)
14. 肾母细胞瘤(nephroblastoma or Wilms tumor)

(二) A型题（五个备选答案中选择一个最佳答案）

1. 急性肾小球肾炎的病变本质是
   A. 以增生为主的炎症
   B. 化脓性炎
   C. 以渗出为主的炎症
   D. 以出血为主的炎症
   E. 以变质为主的炎症

2. 肾小球肾炎的主要发病机制是
   A. 感染直接损伤   B. 过敏反应
   C. 体液免疫反应   D. 细胞免疫反应
   E. 自身免疫反应

3. 急性弥漫性增生性肾小球肾炎主要与哪种病原体感染有关？
   A. 病毒   B. 寄生虫
   C. 链球菌   D. 肺炎双球菌
   E. 葡萄球菌

4. 急性弥漫性增生性肾小球肾炎最主要的病变特点是
   A. 肾小球内中性粒细胞浸润
   B. 肾小球毛细血管壁纤维素样坏死
   C. 肾球囊壁层上皮细胞增生
   D. 肾小球系膜细胞和毛细血管内皮细胞增生
   E. 肾小球毛细血管内血栓形成

5. 肾小球肾炎免疫荧光阳性物质主要为
   A. 抗原   B. 抗体
   C. 抗原、抗体   D. 抗原、补体
   E. 细菌、抗体、补体

6. 膜性增生性肾小球肾炎的主要病变特点是
   A. 系膜细胞增生和基质增多
   B. 内皮细胞增生和系膜细胞增生
   C. 肾小管内糖原沉积
   D. 系膜硬化
   E. 大量单核细胞浸润

7. 新月体性肾小球肾炎的主要病变特点为
   A. 单核细胞渗出于肾球囊内
   B. 肾球囊脏层上皮增生
   C. 中性粒细胞渗出于肾球囊内
   D. 肾球囊壁层上皮细胞增生
   E. 毛细血管壁纤维素样坏死

8. Goodpasture综合征的主要病变是
   A. 肺出血合并肾小管坏死
   B. 肺出血合并肾小球肾炎
   C. 肺出血合并肾盂肾炎
   D. 肺水肿合并肾小球肾炎
   E. 肺水肿合并肾衰竭

9. 膜性增生性肾小球肾炎的主要特点是
   A. 多见于儿童
   B. 病人表现为肾炎综合征
   C. 部分病人补体水平升高
   D. 肾小球毛细血管壁增厚、系膜细胞增生
   E. 绝大多数病人预后良好

10. 膜性肾小球肾炎的病变特点是
    A. 肾小球毛细血管基膜变薄、断裂、通透性增加
    B. 肾小球毛细血管基膜增厚呈车轨状或分层状
    C. 肾小球毛细血管基膜增厚、滤过率降低
    D. 肾小球毛细血管基膜变薄、断裂
    E. 肾小球毛细血管基膜增厚、通透性增加

11. 肾病综合征的临床表现不包括
A. 高脂血症　　　　B. 高蛋白血症
C. 严重水肿　　　　D. 大量蛋白尿
E. 低蛋白血症
12. 急性弥漫性增生性肾小球肾炎引起高血压的可能原因为
A. 肾小管重吸收增加
B. 肾小管上皮细胞坏死
C. 肾小动脉壁玻璃样变
D. 肾小球滤过率减少
E. 全身小动脉痉挛
13. 脂性肾病的病变特点是
A. 肾小球内皮细胞内脂质沉积
B. 肾小管上皮细胞内蛋白沉积
C. 弥漫性肾小球毛细血管基膜外驼峰状沉积物
D. 肾小球脏层上皮细胞足突消失，细胞内见脂滴，细胞表面有微绒毛形成
E. 临床表现为血尿和高血压
14. 脂性肾病的发病机制可能与哪项有关
A. 原位免疫复合物沉积
B. 肾小球内多聚阴离子减少
C. 遗传因素
D. 高脂血症
E. B 淋巴细胞功能低下
15. 脂性肾病的临床特点是
A. 多尿
B. 轻度水肿
C. 高度选择性蛋白尿
D. 明显的高血压
E. 镜下血尿
16. 局灶性节段性肾小球硬化的临床特点为
A. 多表现为肾病综合征
B. 极少出现血尿和高血压
C. 多见于中、老年人
D. 激素治疗效果好
E. 以上均是
17. IgA 肾病的最显著特点是
A. 复发性血尿　　　B. 血清 IgA 水平增加
C. 弥漫性系膜增多　D. 系膜内 IgA 沉积
E. 以上都不是
18. 新月体性肾小球肾炎患者的预后主要取决于
A. 机体的抵抗力
B. 患者性别、年龄
C. 新月体的数量和病变广泛程度
D. 治疗方法
E. 以上均是
19. 以肾小球壁层上皮细胞增生为主的疾病是
A. 膜性增生性肾小球肾炎
B. 急性弥漫性增生性肾小球肾炎
C. 慢性硬化性肾小球肾炎
D. 毛细血管外增生性肾小球肾炎
E. 慢性肾盂肾炎
20. 慢性硬化性肾小球肾炎患者晚期发生高血压的主要原因是
A. 少尿　　　　　　B. 肾素分泌增加
C. 肾小球率过滤减少 D. 高脂血症
E. 肾小管重吸收增加
21. 慢性硬化性肾小球肾炎的临床病理特点是
A. 均有肾炎病史
B. 可形成肾盂积水
C. 高血压是最常见的死亡原因
D. 贫血、持续性高血压和肾功能不全是常见的临床表现
E. 蛋白尿、管型尿和血尿进行性加重
22. 尿毒症患者贫血的主要原因是
A. 大量蛋白尿
B. 大量血尿
C. 铁蛋白从尿中丢失
D. 红细胞生成素不足
E. 细胞因子抑制骨髓
23. 下列哪项是肾盂肾炎的确切定义
A. 肾间质的化脓性炎
B. 肾盂、肾间质、肾小管的非化脓性炎
C. 肾盂黏膜的化脓性炎
D. 以肾小管、肾盂、肾间质为主的化脓性炎
E. 以上都不是
24. 引起肾盂肾炎的最常见致病菌为
A. 产气杆菌　　　　B. 变形杆菌
C. 葡萄球菌　　　　D. 链球菌
E. 大肠杆菌
25. 肾盂肾炎的最常见感染途径是
A. 血源性感染　　　B. 外伤性感染

C. 上行性感染　　D. 医源性感染
E. 多途径感染

26. 血源性感染性肾盂肾炎的最常见致病菌是
A. 大肠杆菌　　B. 链球菌
C. 葡萄球菌　　D. 真菌
E. 肠球菌

27. 导致肾盂肾炎的最重要诱因是
A. 机体抵抗力下降　　B. 导尿
C. 合并肾肿瘤　　D. 尿路阻塞
E. 膀胱镜检查

28. 临床诊断急性肾盂肾炎的最可靠依据是
A. 白细胞管型和菌尿
B. 尿急、尿频、尿痛
C. 尿培养找到致病菌
D. 蛋白尿和菌尿
E. 脓尿和菌尿

29. 慢性肾盂肾炎的主要病变特点是
A. 确诊要靠肾穿刺活检
B. 肉眼表现为颗粒性固缩肾
C. 均有急性肾盂肾炎的病史
D. 肾脏表面有凹陷性瘢痕，肾盂、肾盏变形
E. 小血管壁常有纤维素样坏死

30. 颗粒性固缩肾是哪一疾病的肉眼形态？
A. 急性弥漫性增生性肾小球肾炎
B. 毛细血管外增生性肾小球肾炎
C. 慢性硬化性肾小球肾炎
D. 膜性肾小球肾炎
E. 慢性肾盂肾炎

31. 急性弥漫性增生性肾小球肾炎患者水肿的主要原因是
A. 血管紧张素分泌增多
B. 全身毛细血管通透性增高
C. 低蛋白血症
D. 继发性醛固酮增多
E. 肾小球率过滤减少

32. 急性弥漫性增生性肾小球肾炎时，肾小球内增生的细胞主要是
A. 血管系膜细胞和吞噬细胞
B. 血管系膜细胞和内皮细胞
C. 肾球囊脏层细胞和血管系膜细胞
D. 肾球囊壁层细胞和血管内皮细胞
E. 以上均不是

33. 电镜下急性弥漫性增生性肾小球肾炎的驼峰状电子致密物沉积于
A. 基膜内　　B. 基膜内皮侧
C. 基膜上皮侧　　D. 基膜的两侧
E. 血管间质内

34. 慢性肾盂肾炎患者出现多尿、夜尿、低比重尿，说明已严重损害
A. 肾间质　　B. 肾小球
C. 肾小管　　D. 血管基膜
E. 血管系膜

35. 慢性硬化性肾小球肾炎的肉眼病变特点是
A. 蚤咬肾　　B. 大白肾
C. 大红肾　　D. 瘢痕肾
E. 颗粒性固缩肾

36. 以新月体形成为特征的肾脏疾病是
A. 弥漫性膜性肾小球肾炎
B. 弥漫性膜性增生性肾小球肾炎
C. 急性弥漫性增生性肾小球肾炎
D. 毛细血管外增生性肾小球肾炎
E. IgA肾病

37. 急性肾盂肾炎时不出现哪项改变
A. 脓尿
B. 脓肿形成
C. 脓肿破入肾周围组织
D. 肾小球体积缩小
E. 肾间质性炎，肾小管破坏

38. 急性肾盂肾炎发展为慢性肾盂肾炎，可能与哪种病菌长期存在有关？
A. 变形杆菌　　B. 大肠杆菌
C. 链球菌　　D. 葡萄球菌
E. 细菌 L 型（原生质型）

39. 下列哪种疾病时，肾小球的基膜正常？
A. 轻微病变性肾小球肾炎
B. 膜性肾小球肾炎
C. 新月体性肾小球肾炎
D. Ⅰ型膜性增生性肾小球肾炎
E. Ⅱ型膜性增生性肾小球肾炎

40. 肾小球基膜呈"虫蚀状"见于
A. Ⅰ型膜性增生性肾小球肾炎
B. Ⅱ型膜性增生性肾小球肾炎
C. 膜性肾小球肾炎
D. 轻微病变性肾小球肾炎

E. 急性弥漫性增生性肾小球肾炎
41. 肾细胞癌的最常见组织学类型是
   A. 透明细胞型   B. 颗粒细胞型
   C. 黏液腺癌   D. 鳞状细胞癌
   E. 未分化癌
42. 肾细胞癌的常见扩散途径是
   A. 种植   B. 淋巴管
   C. 静脉   D. 动脉
   E. 输尿管
43. 肾细胞癌的最常见转移部位是
   A. 局部淋巴结   B. 骨
   C. 肺   D. 肾上腺
   E. 肝
44. 早期肾细胞癌的临床表现是
   A. 少尿、水肿、高血压
   B. 脓尿
   C. 蛋白尿
   D. 多尿、夜尿、低比重尿
   E. 无痛性血尿
45. 膜性肾小球炎的临床表现是
   A. 无痛性血尿   B. 脓尿
   C. 肾炎综合征   D. 肾病综合征
   E. 多尿、夜尿、低比重尿
46. 尿比重固定在1.010左右，多尿、夜尿，见于哪种疾病？
   A. 脂性肾病
   B. 急性弥漫性肾小球肾炎
   C. 慢性硬化性肾小球肾炎
   D. 肾盂积水
   E. 毛细血管外增生性肾小球肾炎
47. 免疫荧光显示线性荧光者主要是
   A. Goodpasture综合征
   B. 脂性肾病
   C. 膜性肾小球肾炎
   D. 膜性增生性肾小球肾炎
   E. 急性肾盂肾炎
48. 绝大多数能治愈的肾炎是
   A. 急性弥漫性增生性肾小球肾炎
   B. 膜性肾小球肾炎
   C. 膜性增生性肾小球肾炎
   D. 新月体性肾小球肾炎
   E. 慢性肾盂肾炎

49. 泌尿道最常见的恶性肿瘤是
   A. 肾透明细胞癌   B. 肾母细胞瘤
   C. 膀胱移行细胞癌   D. 输尿管移行细胞癌
   E. 前尿道移行细胞癌
50. 膀胱癌的最好发部位是
   A. 膀胱前壁
   B. 膀胱三角区和侧壁
   C. 膀胱颈
   D. 膀胱后壁
   E. 各区域随机发生
51. 决定膀胱癌患者预后的最主要因素是
   A. 肿瘤分化程度及浸润范围
   B. 组织学类型
   C. 患者性别与年龄
   D. 肿瘤的大小
   E. 是否同时有结石
52. 早期膀胱癌的临床主要表现为
   A. 脓尿   B. 肾病综合征
   C. 无痛性血尿   D. 少尿、水肿
   E. 多尿、夜尿、低比重尿
53. 慢性肾盂肾炎的肾小管内有大量
   A. 胶样管型   B. 红细胞管型
   C. 蛋白管型   D. 白细胞管型
   E. 颗粒管型
54. 肾母细胞瘤来源于
   A. 肾盂黏膜   B. 肾小管上皮细胞
   C. 肾胚基   D. 壁层上皮细胞
   E. 脏层上皮细胞
55. 肾细胞癌的典型临床表现是
   A. 尿频、尿急、尿痛
   B. 蛋白尿
   C. 高血压
   D. 血尿、肾区疼痛、肿块
   E. 水肿
56. 表现为典型的低补体血症的肾小球肾炎是
   A. 新月体性肾小球肾炎
   B. 轻微病变性肾小球肾炎
   C. 膜性增生性肾小球肾炎Ⅰ型
   D. 膜性增生性肾小球肾炎Ⅱ型
   E. 膜性肾小球肾炎
57. 急性肾盂肾炎可以是下列哪种疾病的继发改变？

A. 脓毒血症　　　　B. 原发性高血压
C. 慢性肾盂肾炎　　D. 风湿性心内膜炎
E. 系统性红斑狼疮

58. 新月体性肾小球肾炎可以是下列哪种疾病的继发改变？
A. 脓毒血症
B. 原发性高血压
C. 亚急性细菌性心内膜炎
D. 系统性红斑狼疮
E. 急性弥漫性增生性肾小球肾炎

59. 肾母细胞瘤患者出现高血压的主要原因是
A. 肾动脉瘤栓　　B. 肾静脉受压
C. 肾盂积水　　　D. 产生肾素
E. 以上均是

60. 下列哪项疾病是由细菌直接感染造成？
A. 急性弥漫性增生性肾小球肾炎
B. 毛细血管外增生性肾小球肾炎
C. 急性肾盂肾炎
D. 弥漫性膜性肾小球肾炎
E. IgA 肾病

（三）X 型题（在五个备选答案中选出正确答案，多选或少选均不得分）

1. 肾小球肾炎时，免疫复合物的沉积和沉积部位与下列哪些因素有关？
A. 免疫复合物的大小
B. 免疫复合物的电荷
C. 抗原的量
D. 血清补体水平
E. 抗体的量

2. 肉眼观为"大白肾"的肾小球肾炎包括
A. 弥漫性增生性肾小球肾炎
B. 毛细血管外增生性肾小球肾炎
C. 膜性肾小球肾炎
D. 膜性增生性肾小球肾炎
E. IgA 肾病

3. 急性弥漫性增生性肾小球肾炎的病变包括
A. 系膜细胞增生
B. 内皮细胞增生
C. 大量淋巴细胞浸润
D. 毛细血管壁纤维蛋白样坏死
E. 少数病例肾球囊的壁层和脏层上皮细胞可增生

4. 急性弥漫性增生性肾小球肾炎患者的尿液改变有
A. 血尿　　　　B. 蛋白尿
C. 管型尿　　　D. 脓尿
E. 少尿

5. 电镜观察膜性肾小球肾炎的肾小球常见病变是
A. 上皮细胞下小丘状致密物沉积
B. 上皮细胞下驼峰状沉积物
C. 上皮细胞肿胀、足突消失
D. 基膜呈虫蚀状
E. 基膜钉状突起

6. 关于急性弥漫性增生性肾小球肾炎的叙述，哪些正确？
A. 多数成人所患链球菌感染后肾小球肾炎的预后较好
B. 可发展为新月体性肾小球肾炎
C. 可发展为慢性硬化性肾小球肾炎
D. 预后与病因有关
E. 预后与年龄有关

7. 急性弥漫性增生肾小球肾炎的病变特点包括
A. 蚤咬肾
B. 大白肾
C. 内皮细胞和系膜细胞增生
D. 免疫检查呈连续性线状荧光
E. 电镜下见驼峰状致密物沉积

8. 临床表现为肾病综合征的肾小球肾炎有
A. IgA 肾病
B. 膜性肾小球肾炎
C. 膜性增生性肾小球肾炎
D. 急性弥漫性增生性肾小球肾炎
E. 轻微病变性肾小球肾炎

9. 急性链球菌感染后肾小球肾炎的特点有
A. 多见于儿童
B. 肾小球内常见链球菌菌栓
C. 肾小球毛细血管腔变窄、甚至闭塞
D. 上皮下驼峰状致密沉积物
E. 血尿

10. 肾病综合征的临床表现包括
A. 高血压　　　B. 高脂血症
C. 高度水肿　　D. 高度蛋白尿
E. 低蛋白血症

11. 新月体性肾小球肾炎的发生可见于以下情况
   A. 原发性，多数病因不明
   B. 继发于原发性高血压
   C. Goodpasture 综合征
   D. 链球菌或其他微生物感染后
   E. 部分由急性弥漫性增生性肾小球肾炎转化而来

12. 能引起肾衰竭的疾病包括
   A. 急性新月体肾小球肾炎
   B. 急性肾小管坏死
   C. 慢性硬化性肾小球肾炎
   D. 慢性肾盂肾炎
   E. 急性肾盂肾炎

13. 新月体性肾小球肾炎的病变特点包括
   A. 单核细胞浸润
   B. 肾小球内皮细胞轻度增生
   C. 肾小球系膜细胞增生
   D. 肾球囊壁层上皮细胞大量增生
   E. 肾小球毛细血管纤维蛋白样坏死

14. 膜性增生性肾小球肾炎的临床病理特点有
   A. 临床表现为肾病综合征
   B. 低补体血症
   C. 肾小球毛细血管壁增厚、管腔狭窄
   D. 肾小球系膜增生、系膜区增宽
   E. 肾小球毛细血管基膜形成钉突

15. 可导致肾脏体积增大的肾脏病变包括
   A. 肾癌
   B. 急性肾盂肾炎
   C. 慢性肾盂肾炎
   D. 先天性多囊肾
   E. 急性新月体性肾小球肾炎

16. 脂性肾病的病变特点包括
   A. 免疫荧光检查常有 IgG、C_3 沉积
   B. 电镜下见肾球囊脏层上皮细胞足突消失
   C. 光镜下肾小球无明显变化
   D. 肾小管上皮细胞内常有大量脂质沉积
   E. 病变可恢复

17. 慢性硬化性肾小球肾炎光镜下的病变主要有
   A. 肾小球透明变性，相互靠近、集中
   B. 部分肾小球肥大
   C. 肾间质大量中性粒细胞浸润
   D. 肾血管硬化
   E. 肾间质纤维化

18. 容易诱发肾盂肾炎的因素有
   A. 妊娠
   B. 泌尿道结石
   C. 肾盂、输尿管畸形
   D. 前列腺增生
   E. 黄体酮水平显著增高

19. 急性肾盂肾炎的常见并发症为
   A. 肾小球肾炎
   B. 败血症
   C. 肾急性坏死性乳头炎
   D. 肾盂积脓
   E. 肾周围脓肿

20. 成人患者出现无痛性血尿，可能诊断是
   A. 肾癌
   B. 膀胱癌
   C. 肾平滑肌肉瘤
   D. 膀胱乳头状瘤
   E. 肾母细胞瘤

21. 肾细胞癌常可转移到
   A. 肝
   B. 脾
   C. 骨
   D. 肾门、主动脉旁淋巴结
   E. 肺

22. 肾细胞癌的临床病理特点包括
   A. 早期即可发生血道转移
   B. 主要症状是出血、贫血
   C. 肿瘤多发生于肾上、下极
   D. 癌组织间质少
   E. 肿瘤呈明显的浸润性生长，边界不清

23. 慢性肾小球肾炎患者出现贫血的主要原因是
   A. 长期慢性消耗
   B. 体内代谢产物堆积对骨髓造血功能的抑制作用
   C. 长期血尿
   D. 高血压
   E. 促红细胞生成素分泌减少

24. 可能与免疫复合物沉积有关的肾小球肾炎包括
   A. 轻微病变性肾小球肾炎
   B. 急性弥漫性增生性肾小球肾炎
   C. 膜性增生性肾小球肾炎
   D. 膜性肾小球肾炎
   E. 新月体性肾小球肾炎

25. 急性肾盂肾炎若并发急性坏死性乳头炎，

常见以下哪些情况？
A. 伴有严重尿路阻塞的患者
B. 败血症
C. 高血压患者
D. 糖尿病患者
E. 慢性肾盂肾炎患者

26. 肾母细胞瘤的特点包括
A. 肿瘤的发生与先天性畸形有一定关系
B. 临床疗效较好
C. 好发于儿童
D. 临床疗效差
E. 肿瘤的组织学结构与发生组织的胚胎期结构有相似之处

27. 引起肾小球肾炎发生的介质成分包括
A. 系膜细胞　　B. 红细胞
C. 血小板　　　D. 中性粒细胞
E. 单核-吞噬细胞

28. 慢性肾小球肾炎的病变包括
A. 左右肾不对称增大
B. 多数肾小球纤维化、玻璃样变
C. 部分肾小球肥大
D. 肾动脉硬化
E. 外观呈颗粒性固缩肾

29. 毛细血管外增生性肾小球肾炎新月体形成的后果是
A. 毁坏致密斑，导致水钠潴留
B. 肾球囊壁与肾小球毛细血管丛粘连
C. 肾小管缺血
D. 肾小球毛细血管受压
E. 毁坏肾小球近球装置引起高血压

30. 急性弥漫性增生性肾小球肾炎患者出现水肿的主要原因是
A. 激素灭活障碍
B. 组织液回流障碍
C. 低蛋白血症
D. 肾小球率过滤降低
E. 全身毛细血管通透性增加

(四) 填空题

1. 肾小球肾炎的免疫反应形式有_____和_____两类。
2. 肾病综合征的临床表现为_____，_____，_____，_____。
3. 急性肾炎综合征的主要表现为_____，_____，_____，_____。
4. 急性肾盂肾炎的病变本质是_____炎症，临床主要变现为_____，_____，_____。
5. 引起肾盂肾炎的常见诱因是_____，_____。
6. 急性肾盂肾炎的常见并发症是：_____，_____。
7. 肾细胞癌的典型临床表现是：_____，_____。
8. 膀胱癌的典型临床表现是：_____。
9. 急性弥漫性增生性肾小球肾炎患者尿液变化包括_____，_____，_____，_____。
10. 可引起肾脏体积增大的肾脏疾病有：_____，_____，_____，_____。

(五) 问答题

1. 简述急性弥漫性增生肾小球肾炎的临床表现及其发生机制。
2. 简述急性肾盂肾炎的病因及发病机制。
3. 试述快速进行性肾小球肾炎的病理变化及临床表现。
4. 简述慢性硬化性肾小球肾炎的病理变化。
5. 试比较急性肾小球肾炎与急性肾盂肾炎的异同。
6. 试列举可引起单侧肾脏体积增大的四种疾病并简述其病理变化。
7. 试列举可引起双侧肾脏体积增大的四种疾病并简述其病理变化。
8. 试比较急性与慢性肾小球肾炎的主要病变特点及临床表现。

第十一章 生殖系统和乳腺疾病

(一) 名词解释

1. 子宫颈上皮非典型增生(cervical epithelial atypical hyperplasia)
2. 子宫颈原位癌(carcinoma in situ)
3. 子宫颈上皮内瘤变(cervical intraepithelial neoplasia，CIN)
4. 微灶浸润型鳞状细胞癌(microinvasive squamous cell carcinoma)
5. 葡萄胎(hydatidiform mole)
6. 侵蚀性葡萄胎(invasive mole)
7. 绒毛膜癌(choriocarcinoma)
8. 卵巢巧克力囊肿(ovarian chocolate cyst)
9. 导管内原位癌(intraductal carcinoma in situ)
10. 小叶原位癌(lobular carcinoma in situ)

(二) A型题 (五个备选答案中选择一个最佳答案)

1. 子宫颈早期浸润癌是指
   A. 癌细胞未突破基膜
   B. 癌细胞突破基膜，浸润深度不超过基膜下5mm
   C. 癌细胞突破基膜，浸润深度不超过基膜下7mm
   D. 癌细胞未突破基膜，但已累及腺体
   E. 以上都不是
2. 腺棘癌是指
   A. 腺癌和鳞状细胞癌的统称
   B. 腺癌中有低分化鳞状细胞癌
   C. 腺癌中有良性化生的鳞状上皮
   D. 腺癌中有呈乳头状增生的结构
   E. 腺癌中有不典型增生的鳞状上皮
3. 乳腺橘皮样外观最常见于
   A. 小叶原位癌   B. 典型髓样癌
   C. 管内原位癌   D. 浸润性导管癌
   E. 浸润性小叶癌
4. 关于子宫颈癌的叙述，下列哪项是错误的?
   A. 组织学上大多数为鳞状细胞癌
   B. 可来源于移行带鳞状上皮
   C. 发病与HPV感染有关
   D. 几乎所有的子宫颈鳞状细胞癌均来源于子宫颈CIN
   E. 早期即可发生血道转移
5. 下列哪项不是绒毛膜癌的特征?
   A. 可浸润至浆膜层
   B. 主要为血道转移
   C. 子宫肌层可见侵蚀的绒毛
   D. 可有阴道结节出现
   E. 呈暗红色、出血、坏死的肿块
6. 关于子宫颈原位癌的叙述，下列哪项是错误的?
   A. 预后良好
   B. 局部淋巴结无转移
   C. 累及腺体时便成为浸润癌
   D. 阴道脱落细胞涂片检查阳性
   E. 癌细胞未突破上皮基膜
7. 关于葡萄胎的叙述，下列哪项是错误的?
   A. 绒毛间质血管丰富，且明显扩张
   B. 肉眼呈葡萄状物
   C. 不易转移
   D. 滋养层细胞不同程度增生
   E. 分为部分及完全性葡萄胎
8. 关于绒毛膜癌的叙述，下列哪项是错误的?
   A. 50%继发于葡萄胎
   B. 侵袭血管是其生物学特性
   C. 常浸润子宫肌层
   D. 常引起组织出血、坏死
   E. 可见绒毛
9. 下列哪种肿瘤易经血道转移?
   A. 子宫绒毛膜癌
   B. 子宫平滑肌肉瘤
   C. 子宫内膜癌
   D. 睾丸胚胎性癌
   E. 卵巢黏液性囊腺瘤
10. 关于恶性葡萄胎与葡萄胎的区别，下列哪项是错误的?
    A. 可见胎盘绒毛水肿，血管减少或消失及滋养层细胞增生
    B. 侵犯肌层

C. 明显的出血、坏死
D. 发生阴道的蓝紫色结节
E. 发生远隔脏器转移

11. 在原发癌手术切除后，转移癌可以发生自发性消退的癌为
A. 子宫内膜癌　　　B. 卵巢囊腺癌
C. 绒毛膜癌　　　　D. 阴茎癌
E. 胚胎性癌

12. 绒毛膜癌最常转移到
A. 阴道　　　　　　B. 肺
C. 肝　　　　　　　D. 肠
E. 脑

13. 乳腺癌最常发生在乳腺的
A. 外上象限　　　　B. 外下象限
C. 内上象限　　　　D. 内下象限
E. 中央部

（三）X型题（在五个备选答案中选出正确答案，多选或少选不得分）

1. 子宫颈癌扩散的部位有
A. 阴道穹窿部　　　B. 子宫体部
C. 膀胱　　　　　　D. 直肠
E. 子宫旁及盆壁组织

2. 细胞滋养层细胞可见于
A. 葡萄胎
B. 绒毛膜癌
C. 正常胎盘
D. 合体细胞性子宫内膜炎
E. 以上均不是

3. 绒毛膜癌可原发于
A. 睾丸　　　　　　B. 子宫
C. 卵巢　　　　　　D. 乳腺
E. 输卵管

4. 肿瘤的发生与病毒感染有关的有
A. 乳腺癌
B. 子宫颈癌
C. 卵巢囊腺癌
D. 子宫体癌
E. 胚胎性癌

5. 阴道的蓝紫色结节可见于
A. 子宫体癌
B. 子宫颈癌
C. 良性葡萄胎
D. 子宫恶性葡萄胎
E. 子宫绒毛膜癌

6. 卵巢交界性浆液性囊腺瘤的特点是
A. 乳头上皮可出现黏液上皮化生
B. 乳头上皮呈2~3层排列
C. 核有轻度异型，分裂象偶见
D. 有间质浸润
E. 属于潜在恶性瘤

7. 下列哪些属癌前病变或疾病？
A. 增生型外阴营养不良
B. 子宫颈鳞状上皮化生
C. 不典型子宫内膜增生症
D. 子宫内膜异位症
E. 纤维囊性乳腺病

8. 可产生雌激素的肿瘤有
A. 卵巢颗粒细胞瘤　B. 子宫颈癌
C. 卵巢卵泡膜瘤　　D. 子宫体腺癌
E. 子宫平滑肌瘤

9. 增生性纤维囊性变依据上皮增生程度的不同，可分为
A. 轻度增生　　　　B. 旺炽性增生
C. 非典型性增生　　D. 原位癌
E. 以上都不是

10. 乳腺导管内原位癌的组织学类型有
A. 粉刺癌　　　　　B. 小叶原位癌
C. Paget's disease　D. 髓样癌
E. 非粉刺型导管内癌

11. 绒癌的主要临床表现有
A. 阴道不规则流血
B. 接触性出血
C. 腥臭味
D. 血或尿中HCG持续升高
E. 子宫增大

（四）填空题

1. 子宫颈癌的肉眼类型有_____、_____、_____、_____。

2. 葡萄胎镜下特点为_____、_____和_____。

3. 宫颈癌组织学类型有_____、_____，最常见为_____。

4. 乳腺癌最常发生的部位是_____。

5. 绒癌镜下见二种肿瘤细胞是

_____、_____。
6. 卵巢常见的两种上皮性肿瘤是_____、_____。
7. 绒癌大多经_____转移。

（五）问答题
1. 什么是 CIN？什么是原位癌及原位癌累及腺体？它们是否一定发展为浸润癌？
2. 子宫颈癌好发部位在何处？有哪些肉眼类型和组织学类型？
3. 乳腺癌好发于何部位？常见的组织学类型有哪些？
4. 试比较葡萄胎、侵蚀性葡萄胎和绒毛膜癌的异同点。

第十二章 内分泌系统疾病

(一) 名词解释

1. 弥漫性非毒性甲状腺肿(nontoxic goiter)
2. 弥漫性毒性甲状腺肿(toxic goiter)
3. 甲状腺功能低下(hypothyroidism)
4. 克汀病(cretinism)
5. 黏液水肿(myxoedema)
6. 亚急性甲状腺炎(subacute thyroiditis)
7. 慢性淋巴细胞性甲状腺炎(chronic lymphocytic thyroiditis)
8. 糖尿病(diabetes mellitus)
9. APUD瘤(APUDoma)
10. 甲状腺髓样癌(medullary carcinoma of thyroid)
11. 胰岛素瘤(insulinoma)

(二) A型题(五个备选答案中选择一个最佳答案)

1. 甲状腺癌中最常见的组织学类型是
A. 嗜酸细胞腺癌　　B. 滤泡癌
C. 未分化癌　　　　D. 乳头状癌
E. 髓样癌

2. 引起地方性甲状腺肿的最主要病因是
A. 机体对碘或甲状腺素需求量增加
B. 吃海产品过多
C. 缺碘
D. 遗传因素
E. 长期摄入大量钙

3. 下列甲状腺癌中，最常看见砂粒体的是
A. 未分化癌　　　　B. 滤泡性癌
C. 髓样癌　　　　　D. 鳞状细胞癌
E. 乳头状癌

4. 目前认为弥漫性毒性甲状腺肿的发病机制主要是
A. 自身免疫反应
B. 土壤和水中缺碘
C. 细菌引起的化脓性炎
D. 甲状腺异常增生形成的新生物
E. 食物中含有致甲状腺肿的物质

5. 弥漫性毒性甲状腺肿常伴有
A. 慢性淋巴细胞性甲状腺炎
B. 结节性甲状腺肿
C. 促甲状腺素过多
D. 自身抗体形成
E. 甲状腺腺瘤

6. 下列哪种甲状腺癌的预后最差?
A. 未分化癌　　　　B. 髓样癌
C. 嗜酸细胞腺癌　　D. 滤泡癌
E. 乳头状癌

7. 滤泡旁细胞发生的甲状腺癌是
A. 髓样癌　　　　　B. 小细胞型未分化癌
C. 巨细胞型未分化癌　D. 滤泡癌
E. 乳头状癌

8. 下列哪种甲状腺癌属于APUD瘤?
A. 梭形细胞型未分化癌
B. 滤泡癌
C. 嗜酸细胞癌
D. 髓样癌
E. 小细胞型未分化癌

9. 形成克汀病的主要病因是
A. 遗传因素　　　　B. 垂体或下丘脑病变
C. 缺碘　　　　　　D. 免疫异常
E. 发育异常

10. 克汀病的主要临床表现是
A. 大脑发育不全,智力低下
B. 骨骼发育异常,身材高大
C. 甲状腺危象
D. 基础代谢增高
E. 甲状腺肿大

11. 新生儿或幼儿时期甲状腺功能低下,表现为
A. 佝偻病
B. 克汀病
C. 黏液水肿
D. 弥漫性增生性甲状腺肿
E. 弥漫性胶样甲状腺肿

12. 有结核结节样肉芽肿的甲状腺炎是
A. 纤维性甲状腺炎

B. 慢性淋巴细胞性甲状腺炎
C. 急性甲状腺炎
D. 亚急性甲状腺炎
E. 以上都不是

13. 能引起血中甲状腺素过多，导致甲状腺功能亢进最常见的疾病是
A. 垂体促甲状腺素细胞腺瘤
B. 毒性腺瘤
C. 亚急性甲状腺炎
D. 结节性毒性甲状腺肿
E. 弥漫性毒性甲状腺肿

14. 下列血液中哪种激素水平升高与非毒性甲状腺肿有关？
A. TSH B. ADH
C. T_3、T_4 D. GH
E. PRL

15. 成年人甲状腺功能低下临床上常表现为
A. 克山病 B. 克汀病
C. 黏液水肿 D. 弥漫性毒性甲状腺肿
E. 软骨病

16. 糖尿病的主要临床表现是
A. 血糖降低，尿糖正常
B. 血糖升高，尿糖正常
C. 血糖降低，尿糖增高
D. 血糖正常，尿糖增高
E. 血糖升高，尿糖增高

17. 胰岛素依赖型糖尿病的主要病变是
A. 肝细胞 B. 胰岛 B 细胞
C. 胰岛素敏感细胞 D. 血管内皮细胞
E. 骨骼肌细胞

18. 关于纤维性甲状腺炎的叙述，下列哪项是错误的？
A. 甲状腺内纤维组织增生及透明变性明显
B. 又称慢性淋巴细胞性甲状腺炎
C. 甲状腺质地甚硬，如木样
D. 临床上有甲状腺功能低下
E. 甲状腺滤泡明显萎缩

19. 关于单纯性甲状腺肿的叙述，下列哪项是错误的？
A. 从病变性质来看，可以当作良性瘤
B. 病区多数为山区和半山区
C. 女性与男性发病率无明显差异

D. 甲状腺呈突出的结节状肿大
E. 一般不伴有功能亢进或功能低下

20. 关于结节性甲状腺肿的叙述，下列哪项是错误的？
A. 病变后期滤泡上皮增生与复旧不一致，分布不均
B. 结节常为多个，大小不等
C. 结节边界清楚，有完整包膜
D. 甲状腺滤泡过度扩大，大小差别显著
E. 结节内常有出血、坏死、纤维增生等改变

21. 下列哪项不是非毒性甲状腺肿的临床表现？
A. 常有甲状腺功能低下
B. 声音嘶哑
C. 少数可有甲状腺功能亢进的症状
D. 颈部压迫感和吞咽困难
E. 甲状腺肿大

22. 甲状腺功能低下与下列哪项无关？
A. 摄取钙过多 B. 长期缺碘
C. 甲状腺炎 D. 垂体或下丘脑病变
E. 外科手术或放射治疗致甲状腺组织破坏过多

23. 甲状腺滤泡型腺瘤和滤泡性癌的鉴别诊断与下列哪项无关？
A. 淋巴结转移 B. 远处器官的转移
C. 被膜受侵犯 D. 血管受侵犯
E. 滤泡大小

24. 下列哪项对区别甲状腺腺瘤与结节性甲状腺肿没有帮助？
A. 肿块内组织形态与周围甲状腺组织不同
B. 肿块为单个，大小不超过 3cm
C. 完整的包膜
D. 肿块压迫周围甲状腺组织
E. 肿块内组织结构比较一致

25. 关于甲状腺乳头状癌的叙述，下列哪项是错误的？
A. 有时原发灶很小，临床上首先发现转移病灶
B. 为最多见的甲状腺癌
C. 生长较慢，预后较好
D. 本癌发现时约 50% 已有颈淋巴结转移，因此预后很差

E. 青少年女性多见

26. 下列哪项不是甲状腺滤泡性癌的特点?
   A. 包膜或血管有瘤细胞浸润无重要意义
   B. 早期即可出现血行转移
   C. 部分肿瘤呈结节状,有不完整包膜,貌似腺瘤
   D. 分化良好者,组织形态也不易与腺瘤区别
   E. 分化不良者,滤泡少或呈实体细胞巢

27. 关于糖尿病的叙述,下列哪项是不正确的?
   A. 病人较早地出现动脉粥样硬化,且较重
   B. 是胰岛素相对不足或绝对缺乏所致
   C. 病人食欲增加,不能控制饮食则更加肥胖
   D. 糖、脂肪和蛋白质代谢紊乱
   E. 青年人发病常有患糖尿病家族史

28. 下列哪项不是1型糖尿病的特点?
   A. 发病与遗传和自身免疫有关
   B. 胰岛B细胞明显减少
   C. 青少年发病
   D. 早期可见非特异性胰岛炎
   E. 血中胰岛素开始不下降,甚至升高

29. 慢性淋巴细胞性甲状腺炎与下列哪项有关?
   A. 病毒感染　　B. 缺碘
   C. 细菌感染　　D. 维生素D缺乏
   E. 自身免疫

30. 亚急性甲状腺炎与下列哪项有关?
   A. 病毒感染　　B. 缺碘
   C. 细菌感染　　D. 维生素D缺乏
   E. 自身免疫

31. 间质常有淀粉样物质沉着的甲状腺癌是
   A. 髓样癌　　B. 乳头状癌
   C. 未分化癌　　D. 嗜酸细胞癌
   E. 滤泡性癌

32. 下列哪种甲状腺癌常见细胞核呈毛玻璃样改变
   A. 髓样癌　　B. 嗜酸细胞癌
   C. 未分化癌　　D. 乳头状癌
   E. 滤泡性癌

33. 能分泌降钙素的甲状腺癌是
   A. 嗜酸细胞癌　　B. 髓样癌
   C. 未分化癌　　D. 乳头状癌
   E. 滤泡性癌

34. 糖尿病的临床表现为
   A. 多食、多汗、心率加快
   B. 多饮、多尿、血糖升高
   C. 满月脸容貌
   D. 皮肤、黏膜黑色素沉着
   E. 多饮、多尿、体重增加

35. 下列哪项与弥漫性毒性甲状腺肿有关?
   A. 多食、多汗、心率加快
   B. 多饮、多尿、血糖升高
   C. 满月脸容貌
   D. 皮肤、黏膜黑色素沉着
   E. 多饮、多尿、体重增加

36. 下列哪项与甲状腺滤泡型腺瘤有关?
   A. 无完整的包膜
   B. 有甲状腺滤泡形成
   C. 包膜或血管有瘤细胞浸润
   D. 周围组织无压迫
   E. 以上均不是

37. 下列哪项与胰岛B细胞减少有关?
   A. 高胰岛素血症
   B. 胃、十二指肠多发性溃疡
   C. 痛风
   D. 1型糖尿病
   E. 阵发性高血压

38. 下列哪项与组织相容性抗原(HLA)有直接联系?
   A. 低血糖　　B. 1型糖尿病
   C. 2型糖尿病　　D. 1型和2型糖尿病
   E. 以上均不是

39. 下列哪项与组织对胰岛素不敏感有关
   A. 低血糖　　B. 1型糖尿病
   C. 2型糖尿病　　D. 1型和2型糖尿病
   E. 以上均不是

(三) X型题(在五个备选答案中选出正确答案,多选或少选均不得分)

1. 下列哪些与慢性淋巴细胞性甲状腺炎有关?
   A. 一般不伴甲状腺功能亢进
   B. 淋巴滤泡形成
   C. 滤泡上皮增生
   D. 甲状腺呈弥漫增大
   E. 甲状腺滤泡破坏

2. 慢性淋巴细胞性甲状腺炎的主要病变是
   A. 上皮细胞核呈毛玻璃状
   B. 纤维结缔组织增生
   C. 结核样肉芽肿
   D. 甲状腺组织内有大量淋巴细胞浸润
   E. 滤泡萎缩
3. 下列哪些属于亚急性甲状腺炎的临床病理特征?
   A. 常伴有发热
   B. 可有甲状腺功能亢进或甲状腺功能低下的表现
   C. 滤泡破坏,有肉芽肿形成
   D. 甲状腺出现疼痛性结节
   E. 病程多为4～6周
4. 下列哪些疾病或病变与甲状腺功能低下有关?
   A. Riedel甲状腺肿 B. 克汀病
   C. 黏液水肿 D. 单纯性甲状腺肿
   E. 胸腺肥大
5. 下列哪些是甲状腺乳头状癌的病理组织学特点?
   A. 砂粒体形成 B. 鳞状上皮化生
   C. 淀粉样变性 D. 核染色质少,无核仁
   E. 毛玻璃样核
6. 甲状腺髓样癌的特征包括
   A. 可有家族史
   B. 间质淀粉样变
   C. 电镜下癌细胞内有神经内分泌颗粒
   D. 癌细胞多形性明显
   E. 分泌降钙素
7. 糖尿病时胰岛可以出现哪些病变?
   A. 纤维化
   B. 胰岛细胞破坏、消失
   C. 纤维蛋白样坏死
   D. 淋巴细胞浸润
   E. 淀粉样变性
8. 下列哪些是糖尿病的并发症?
   A. 真菌感染
   B. 黄色瘤
   C. 皮肤化脓性细菌感染
   D. 血栓闭塞性脉管炎
   E. 肝脂肪变性

(四) 填空题
1. 弥漫性非毒性甲状腺肿是由于_____使甲状腺素分泌不足,_____分泌增多,甲状腺滤泡上皮增生,_____而使甲状腺肿大。
2. 弥漫性非毒性甲状腺肿根据病变发生发展和病变特点,分_____、_____和_____三期。
3. 与弥漫性非毒性甲状腺肿发病的相关因素有_____、_____和_____等。
4. 弥漫性毒性甲状腺肿镜下主要特点是_____、_____、_____。
5. 弥漫性毒性甲状腺肿临床上主要表现为_____、_____和_____。
6. 甲状腺功能低下的主要原因有_____、_____、_____、_____、_____等几大类。
7. 急性甲状腺炎是由_____感染引起的_____炎症;亚急性甲状腺炎一般认为是与_____感染有关的炎症;慢性淋巴细胞性甲状腺炎是一种_____性疾病;纤维性甲状腺炎目前_____。
8. 甲状腺腺瘤常见的组织学类型有_____、_____、_____、_____、_____等。
9. 甲状腺未分化癌与甲状腺髓样癌的鉴别可以借助免疫组化检查,一般髓样癌则表达_____、_____、_____等。
10. 甲状腺癌中最常见预后较好的肿瘤是_____;比较常见,早期容易经血道转移的肿瘤是_____,发生于甲状腺C细胞的肿瘤是_____;少见,但恶性程度高,早期即可发生浸润转移的肿瘤是_____。

(五) 问答题
1. 请列表比较结节性甲状腺肿与甲状腺腺瘤的区别。
2. 阐述弥漫性毒性甲状腺肿的主要病变特点及临床表现。
3. 慢性甲状腺炎可分为哪两型?请分别阐述其临床病理学特点以及主要区别。
4. 试述甲状腺乳头状癌的病理学特点及预后。
5. 试比较胰岛素依赖型糖尿病与非胰岛素依赖型糖尿病的异同。

第十三章 神经系统疾病

(一) 名词解释

1. 卫星现象 (satellitosis)
2. 噬神经细胞现象 (neuronophagia)
3. 格子细胞 (gitter cell)
4. 华-佛综合征 (Waterhouse-Friderichsen syndrome)
5. 胶质结节 (glial nodule)
6. 筛网状软化灶 (reticular softening lesion)

(二) A 型题（五个备选答案中选择一个最佳答案）

1. 格子细胞是由下列哪种细胞变化而来？
A. 原浆型星形细胞　　B. 纤维型星形细胞
C. 小胶质细胞　　　　D. 肥胖型星形细胞
E. 少突胶质细胞

2. 下列哪种细胞参与形成卫星现象？
A. 小胶质细胞　　　　B. 淋巴细胞
C. 星形细胞　　　　　D. 中性粒细胞
E. 少突胶质细胞

3. 流行性脑脊髓膜炎的致病菌是
A. 流感杆菌　　　　　B. 肺炎球菌
C. 脑膜炎球菌　　　　D. 大肠杆菌
E. 金黄色葡萄球菌

4. 华-佛 (Waterhouse-Friderichsen) 综合征主要见于
A. 脑肿瘤
B. 暴发性流行性脑膜炎
C. 病毒性脑炎
D. 脑日本血吸虫病
E. 阿尔茨海默 (Alzheimer) 病

5. 下列哪项关于流行性乙型脑炎的叙述是正确的？
A. 乙型脑炎病毒为 DNA 病毒
B. 多在冬、春季流行
C. 病变广泛累及整个中枢神经系统灰质
D. 成人感染乙型脑炎病毒多为显性感染
E. 神经细胞胞质中常见包含体形成

6. 下列哪项关于流行性乙型脑炎的叙述是正确的？
A. 乙型脑炎病毒属 DNA 病毒
B. 有较多的中性粒细胞围血管浸润
C. 灶性神经组织坏死、液化，形成镂空的筛网状软化灶，这种病变具有一定的诊断意义
D. 小胶质结节形成愈多，预后愈好
E. 出现脑膜刺激征者基本上可排除乙型脑炎

7. 下列哪项关于病毒性脑炎的叙述是不正确的？
A. 疱疹病毒主要寄生在颞叶及顶叶眶部的神经细胞
B. 虫媒病毒包括乙型脑炎病毒、森林脑炎病毒
C. 肠源性病毒包括脊髓灰质炎病毒、Coxackie 病毒、Echo 病毒
D. 其典型病变是神经细胞溶解、小胶质细胞及星形细胞增生、多量中性粒细胞和少量淋巴细胞浸润
E. 乙型脑炎病毒在自然界的循环规律为：动物-蚊-动物

8. 下列哪项关于病原体进入中枢神经系统的叙述是不正确的？
A. 血源性感染　　　　B. 直接感染
C. 局部扩散　　　　　D. 经神经感染
E. 以上均不是

9. 下列哪项不是流行性乙型脑炎的病变特点？
A. 小胶质细胞增生
B. 神经细胞变性、坏死
C. 软化灶形成
D. 早期大量中性粒细胞浸润，形成血管套
E. 病变以大脑皮质、基底核及视丘最为严重

10. 下列哪项脑脊液检查结果不支持急性化脓性脑膜炎的诊断？
A. 含大量中性粒细胞
B. 蛋白增多
C. 糖含量增高
D. 涂片找到肺炎球菌
E. 脑脊液混浊、灰黄色或黄白色

11. 下列哪种细胞参与形成噬神经细胞现象？

A. 少突胶质细胞　　B. 小胶质细胞
C. 星形细胞　　　　D. 中性粒细胞
E. 淋巴细胞

12. 流行性乙型脑炎的最主要的传播途径是经
A. 消化道　　　　　B. 呼吸道
C. 输血　　　　　　D. 蚊虫叮人
E. 密切接触

13. 下列哪一项关于颅内压升高的描述是错误的？
A. 脑脊液的压力为 0.6～0.8kPa（6～8cmH₂O，侧位）
B. 见于颅内占位病变（出血、脓肿、肿瘤等）
C. 见于脑脊液循环阻塞
D. 临床上有头痛、呕吐、视神经乳头水肿等表现
E. 局部脑移位，脑室变形等

14. 流行性乙型脑炎时，下列哪个部位的病变最轻？
A. 基底核　　　　　B. 大脑皮质
C. 小脑皮质　　　　D. 脑桥和延髓
E. 脊髓

15. 关于流行性乙型脑炎的病理改变，下列哪一项是错误的？
A. 筛网状软化灶
B. 淋巴细胞浸润的围血管现象
C. 蛛网膜下腔中易见中性粒细胞
D. 小脑-肯野细胞的丧失
E. 小胶质细胞结节形成

16. 下列哪一项关于流行性脑脊髓膜炎的描述是错误的？
A. 皮肤的淤点和淤斑
B. 脑膜刺激征
C. 颅内压升高症状
D. 血性脑脊液
E. 脑脊液中糖含量降低

17. 关于暴发性流行性脑膜炎，下列哪一项描述是错误的？
A. 皮肤和黏膜出血
B. 双侧肾上腺严重出血
C. 蛛网膜下腔大量脓性渗出物
D. 病情凶险
E. 可发生周围循环衰竭

（三）X 型题（在五个备选答案中选出正确答案，多选或少选均不得分）

1. 可伴发脑水肿的病变有
A. 缺氧、中毒　　　B. 创伤
C. 梗死　　　　　　D. 炎症
E. 肿瘤

2. 脑软化可见于
A. 脑栓塞
B. 流行性脑脊髓膜炎
C. 流行性乙型脑炎
D. 脊髓灰质炎
E. 脑动脉粥样硬化

3. 流行性脑脊髓膜炎的临床表现可有
A. 脑膜刺激症状　　B. 颅内压升高
C. 脑脊液改变　　　D. 败血症表现
E. 颅神经麻痹

4. 中枢神经系统病毒感染引起的脑组织病变可有
A. 噬神经细胞现象
B. 围管浸润现象
C. 小胶质细胞增生
D. 核内或胞质内包涵体
E. 神经细胞溶解

5. 关于流行性脑脊髓膜炎，下列哪些是正确的？
A. 急性化脓性炎　　B. 葡萄球菌所致
C. 冬春两季多见　　D. 通过消化道感染
E. 患者多为儿童和青少年

6. 脑膜炎球菌性脑脊髓膜炎最多见于
A. 儿童　　　　　　B. 青少年
C. 壮年　　　　　　D. 老年
E. 新生儿

7. 神经组织病毒感染可出现下列哪些变化？
A. 噬神经细胞现象
B. 淋巴细胞血管套
C. 核内或胞质内包含体
D. 小胶质细胞增生
E. 砂粒体

（四）填空题

1. 流行性脑脊髓膜炎是_____感染引起的_____的_____。

2. 流行性脑脊髓膜炎根据病情进展分为

_____、_____、_____三期。

3. 流行性乙型脑炎是由_____感染引起，广泛累及_____。

4. 流行性乙型脑炎镜下病变可有_____、_____、_____、_____。其中_____对本病诊断具有特征性意义。

5. 光镜下，神经鞘瘤可见两种组织构象：_____、_____。

6. 好发于成人的星形胶质瘤是_____。

7. 脑膜瘤起源于_____。

（五）问答题

1. 简述流行性脑脊髓膜炎病变特点及临床病理联系。

2. 简述流行性乙型脑炎病变特点及临床病理联系。

3. 比较乙型脑炎与流行性脑脊髓膜炎的病因、病理改变、临床表现及预后。

第十四章 传染病及寄生虫病

（一）名词解释
1. 结核结节（tubercle）
2. Langhans 巨细胞（Langhans giant cell）
3. 肺原发综合征（pulmonary primary complex）
4. 继发性肺结核病（secondary pulmonary tuberculosis）
5. 原发性肺结核病（primary pulmonary tuberculosis）
6. 局灶型肺结核（apical tuberculosis）
7. 浸润型肺结核（infiltrative tuberculosis）
8. 干酪性肺炎（caseous pneumonia）
9. 结核球（tuberculoma）
10. 冷脓肿（cold abscess）
11. 中毒性细菌性痢疾（toxic bacillary dysentery）
12. 伤寒小结（typhoid nodule）
13. 伤寒细胞（typhoid cell）
14. 树胶样肿（gumma）
15. 阿米巴肝脓肿（amebic liver abscess）
16. 嗜酸性脓肿（eosinophilc abscess）
17. 假结核结节（pseudotubercle）
18. 干线型肝硬化（pipe stem cirrhosis）

（二）A 型题（五个备选答案中选择一个最佳答案）

1. 在结核病的免疫反应中起主要作用的是
  A. 中性粒细胞　　B. 单核-吞噬细胞
  C. 树突状细胞　　D 浆细胞或 B 淋巴细胞
  E. T 淋巴细胞

2. 以下哪一项不是结核转向愈合时的改变？
  A. 吸收、消散　　B. 钙化
  C. 纤维包裹　　　D. 纤维化
  E. 病灶周围出现渗出、继发坏死以及溶解液化

3. 结核性肉芽肿内最基本的细胞成分是
  A. 类上皮细胞　　B. Langhans 巨细胞
  C. 成纤维细胞　　D. 淋巴细胞
  E. 浆细胞

4. 典型结核结节的中心部分可见到
  A. 渗出的大量血浆
  B. 变性、坏死的中性粒细胞
  C. 干酪样坏死
  D. 类上皮细胞
  E. Langhans 巨细胞

5. 关于原发性肺结核病的描述，下列哪项是错误的？
  A. 指初次感染结核菌而在肺内发生的病变
  B. 原发综合征形成
  C. 原发灶及淋巴结不发生干酪样坏死
  D. 可发生血行播散到各器官
  E. 结核菌常经淋巴道引流到肺门淋巴结

6. 下列哪个器官的结核病可形成原发综合征？
  A. 脑　　　　　　B. 肠
  C. 肾　　　　　　D. 脾
  E. 肝

7. 青年男性患者，近半年来常有低热、盗汗、疲乏、咳嗽、痰中带血，X 线胸片见右肺尖有直径 2cm、边缘模糊不清的云雾状阴影，痰培养查见抗酸杆菌，据此应诊断为
  A. 右肺尖慢性纤维空洞型肺结核
  B. 右肺尖结核球
  C. 右肺尖浸润型肺结核
  D. 右肺尖局灶性肺结核
  E. 右肺尖小叶性干酪样肺炎

8. 在原发与继发性肺结核病变的形成中，其发生发展不同的关键因素是
  A. 发病年龄不同　　B. 病变部位不同
  C. 病变性质不同　　D. 机体反应性不同
  E. 播散方式不同

9. 下列哪项是继发性肺结核所不具备的
  A. 肺尖最常受累
  B. 可形成纤维性空洞
  C. 病程长、时好时坏
  D. 新旧病变交替
  E. 淋巴道播散为主

10. 干酪性肺炎通常是由于急性或慢性结核性

空洞内的细菌通过以下哪个途径播散所致?
A. 肺门淋巴结　　B. 支气管
C. 肺动脉　　　　D. 胸膜腔
E. 肺静脉

11. 结核球是指
A. 直径小于2cm的干酪样坏死灶
B. 状似大叶性肺炎的干酪样坏死灶
C. 孤立性的境界不清楚的干酪样坏死灶
D. 无纤维包裹的干酪样坏死灶
E. 直径2～5cm,有纤维包裹的、孤立的、境界分明的干酪样坏死灶

12. 局灶型肺结核以何种病变为主?
A. 增生性病变
B. 渗出性病变
C. 变质性病变
D. 渗出性病变和变质性病变
E. 增生性病变和渗出性病变

13. 下列哪项不符合浸润型肺结核的病变或表现?
A. X线胸片见絮状阴影
B. 病变中央有干酪样坏死
C. 病灶多位于肺尖或锁骨下区域
D. 病人的结核中毒症状明显
E. 病灶周围多有明显的肉芽组织形成

14. 下列哪一项描述不符合慢性纤维空洞型肺结核?
A. 肺组织纤维化
B. 局部脏层胸膜增厚
C. 位于肺上叶的厚壁空洞
D. 肺下叶多个病灶,新旧不一
E. 肺微血管内有细菌栓子

15. 关于慢性粟粒性肺结核病的发生,下列哪项是正确的?
A. 由肺原发灶直接蔓延引起
B. 常伴有肺门淋巴结病变扩大
C. 多见于成年人,因细菌由肺外潜伏病灶播散入肺引起
D. 由慢性纤维性空洞型肺结核经支气管播散造成
E. 由浸润型肺结核直接蔓延引起

16. 关于肠结核的描述,下列哪一项是错误的?
A. 绝大多数是继发于活动性空洞型肺结核

B. 病变可发生在任何肠段,而以回盲部为其好发部位
C. 形成的溃疡常易损伤肠壁而引起穿孔
D. 溃疡愈合后因瘢痕形成和收缩而引起肠狭窄
E. 增生型者常使肠壁高度肥厚、变硬、肠腔狭窄,引起肠梗阻

17. 女性生殖系统结核多见于
A. 阴道　　　　B. 子宫颈
C. 子宫内膜　　D. 输卵管
E. 卵巢

18. 关于结核性脑膜炎的叙述,下列哪项是正确的?
A. 多发生在成人,小儿少见
B. 在成人多不是经血源播散引起
C. 病变以脑底部为突出,呈化脓性改变
D. 不累及脑实质
E. 脑底部有黄色、混浊、胶冻样渗出物

19. 关于溃疡型肠结核病变的叙述,下列哪项是正确的?
A. 以结肠脾曲为好发部位
B. 溃疡多个呈圆形或椭圆形,边缘整齐
C. 溃疡长径与肠管长轴相垂直
D. 溃疡底部不见结核性肉芽组织
E. 溃疡愈合时很少造成肠腔狭窄

20. 关于冷脓肿的叙述,下列哪项是正确的?
A. 为化脓性细菌所引起深部组织的化脓性炎
B. 结核合并化脓性炎而形成
C. 骨结核时,病变累及周围软组织而成的结核性"脓肿"
D. 非致热性细菌引起的深部组织的化脓性炎
E. 机体抵抗力低下时细菌引起的化脓性炎

21. 淋巴结结核最常累及
A. 腋窝淋巴结　　B. 纵隔淋巴结
C. 颌下淋巴结　　D. 腹股沟淋巴结
E. 颈淋巴结

22. 关于骨结核的叙述,下列哪项是错误的?
A. 脊柱为最常见部位
B. 多侵犯第10胸椎至第2腰椎
C. 可造成脊柱后凸畸形
D. 病变可向软组织侵犯
E. 病变多由椎间盘开始,继而破坏椎体

23. 伤寒病理变化的最主要特征是
A. 肠管发生溃疡
B. 同时脾大
C. 末梢血白细胞减少
D. 皮肤出现玫瑰疹
E. 以单核-吞噬细胞增生为主

24. 一病人患病已三周,有持续性高热,心率过缓,腹胀,腹泻。因中毒性休克死亡,尸检发现弥漫性腹膜炎,回肠孤立和集合淋巴小结肿胀、坏死和溃疡形成,并有穿孔,脾大,应考虑
A. 细菌性痢疾　　B. 肠结核
C. 恶性淋巴瘤　　D. 伤寒
E. 所谓恶性组织细胞增生症

25. 伤寒常见的并发症是
A. 肠穿孔、支气管肺炎、脑膜炎
B. 肠出血、中毒性心肌炎、脑膜炎
C. 胆囊炎、脑炎、支气管肺炎
D. 肠出血、肠穿孔及支气管肺炎
E. 胆囊炎、肠梗阻、腹膜炎

26. 伤寒带菌者的细菌一般存在于
A. 外周血中　　B. 肝脏内
C. 结肠内　　　D. 胆囊内
E. 小肠内

27. 肠伤寒病变的主要部位在
A. 乙状结肠　　B. 盲肠
C. 升结肠　　　D. 回肠下段
E. 直肠

28. 下列肠道传染病中,最易引起穿孔的是
A. 阿米巴痢疾　　B. 肠结核病
C. 细菌性痢疾　　D. 肠伤寒病
E. 肠真菌病

29. 伤寒病人发病后 1 周内,用下列哪种标本做细菌培养易获得阳性结果?
A. 尿液　　　B. 粪便
C. 脑脊液　　D. 血液
E. 胃液

30. 下列哪项符合肠伤寒时形成的溃疡的形态特点?
A. 呈烧瓶状,口小底大
B. 呈椭圆形、其长轴平行于肠的长轴
C. 呈浅表的地图形
D. 不规则、边缘呈火山口样隆起
E. 呈环形、带状包绕肠管

31. 下列哪项不符合伤寒的临床表现?
A. 相对缓脉
B. 外周血白细胞增高
C. 脾大
D. 皮肤玫瑰疹
E. 持续性高热

32. 细菌性痢疾的好发部位是
A. 结肠上段　　　B. 回肠
C. 直肠和乙状结肠　　D. 空肠
E. 盲肠

33. 中毒型细菌性痢疾最多见于
A. 25～30 岁青年　　B. 7～10 岁儿童
C. 2～7 岁儿童　　　D. 30 岁以上壮年人
E. 中、老年人

34. 黏液脓血便最常见于
A. 急性细菌性痢疾
B. 中毒型细菌性痢疾
C. 肠伤寒
D. 阿米巴痢疾
E. 肠结核

35. 急性细菌性痢疾的典型肠病变表现为
A. 变质性炎　　B. 浆液性炎
C. 化脓性炎　　D. 假膜性炎
E. 卡他性炎

36. 下列哪一项不符合急性细菌性痢疾的病变表现?
A. 早期为卡他性
B. 肠黏膜充血水肿,黏液分泌亢进
C. 溃疡大小不等、呈地图状
D. 肠黏膜表面假膜形成
E. 溃疡边缘黏膜常常过度增生而形成息肉

37. 下列哪项不符合急性细菌性痢疾所形成的假膜的特点?
A. 肉眼观为灰白色,也可呈暗红或灰绿色
B. 可认为是急性细菌性痢疾的特征性病变
C. 先出现于黏膜皱襞的顶部,随病变进展融合成片
D. 假膜常可脱落而形成深溃疡,甚至穿孔
E. 假膜可见于大便中

38. 急性菌痢的假膜成分除外
A. 大量纤维

B. 中性粒细胞及脓细胞
C. 坏死上皮
D. 大量纤维蛋白
E. 细菌

39. 下列哪项不符合中毒性细菌性痢疾的临床表现
   A. 肠道症状常不明显
   B. 有严重的全身中毒症状
   C. 发病后几小时至十几小时可出现中毒性休克
   D. 病人可有急性呼吸衰竭
   E. 病人常有严重的电解质紊乱

40. 钩端螺旋体病时，以下哪种肌肉的病变最为突出？
   A. 股四头肌   B. 肱二头肌
   C. 腰大肌   D. 腓肠肌
   E. 腹直肌

41. 钩端螺旋体病肺部的主要病变是
   A. 毛细血管内凝血
   B. 纤维蛋白性渗出
   C. 肺淤血、水肿
   D. 弥漫性出血
   E. 化脓性炎

42. 下列哪一项病变与钩端螺旋体病不符合？
   A. 全身单核-吞噬细胞系统受累
   B. 炎性水肿、渗出不明显
   C. 肺弥漫性出血
   D. 心、肝、肾等实质器官的中毒性损害
   E. 腓肠肌变性、坏死

43. 在梅毒血管周围炎的病变中，哪些炎细胞浸润最多见？
   A. 巨噬细胞和类上皮细胞
   B. 肥大细胞和嗜碱粒细胞
   C. 淋巴细胞和中性粒细胞
   D. 单核细胞、淋巴细胞和浆细胞
   E. 浆细胞、中性粒细胞和淋巴细胞

44. 下列哪种病损属第一期梅毒？
   A. 全身淋巴结肿大
   B. 硬腭坏死穿孔
   C. 主动脉瓣关闭不全
   D. 外生殖器硬性下疳
   E. 膜性肾小球肾炎

45. 第二期梅毒的主要临床表现是
   A. 腹股沟淋巴结肿大 B. 硬性下疳
   C. 梅毒疹   D. 剥脱性皮炎
   E. 主动脉炎

46. 第三期梅毒区别于第一、二期梅毒之处是
   A. 明显的闭塞性血管内膜炎
   B. 皮肤、黏膜的广泛性斑丘疹
   C. 树胶样肿和瘢痕形成等破坏性病变
   D. 外生殖器肿胀
   E. 全身淋巴结肿大

47. 梅毒引起的心血管病变主要见于
   A. 冠状动脉   B. 肺动脉
   C. 主动脉   D. 中等动脉
   E. 颈内动脉

48. 关于梅毒的描述，不正确的是
   A. 以性传播为主，可接触传播
   B. 早期梅毒传染性较强
   C. 病程长，具隐匿性
   D. 血管炎只见于晚期梅毒
   E. 可形成肉芽肿性病变

49. 下列哪一项不是早期梅毒的特点？
   A. 硬性下疳   B. 局部淋巴结大
   C. 血清学反应阳性 D. 具较强的传染性
   E. 主动脉瓣关闭不全

50. 梅毒树胶样肿的镜下极少见到
   A. 类上皮细胞   B. Langhans 巨细胞
   C. 成纤维细胞   D. 钙化
   E. 干酪样坏死

51. 淋病是由淋球菌引起的
   A. 慢性化脓性炎   B. 急性化脓性炎
   C. 出血性炎   D. 急性增生性炎
   E. 浆液纤维蛋白性炎

52. 阿米巴病的主要累及部位是
   A. 结肠   B. 肝
   C. 肺   D. 脑
   E. 皮肤

53. 肠阿米巴病最常发生的部位是
   A. 乙状结肠和直肠   B. 升结肠和横结肠
   C. 升结肠和盲肠   D. 升结肠
   E. 乙状结肠

54. 阿米巴痢疾引起的特征性肠溃疡是
   A. 地图状溃疡   B. 不规则形溃疡

C. 横带状溃疡　　　D. 烧瓶状溃疡
E. 溃疡纵轴与肠纵轴平行
55. 最常见的肠外阿米巴病是
A. 阿米巴脑脓肿　　B. 阿米巴肝脓肿
C. 阿米巴肺脓肿　　D. 阴道阿米巴病
E. 膈下阿米巴脓肿
56. 阿米巴肝脓肿病变中一般见不到
A. 肝大
B. 脓腔内容物呈果酱样
C. 脓肿壁呈破絮状
D. 病变组织中可见阿米巴滋养体
E. 病变组织中有大量变性、坏死的中性粒细胞
57. 血吸虫病的最严重病变是由下列哪项引起的?
A. 毛蚴　　　　　　B. 尾蚴
C. 童虫　　　　　　D. 成虫
E. 虫卵
58. 血吸虫感染人体的是其
A. 虫卵　　　　　　B. 毛蚴
C. 母胞蚴　　　　　D. 子胞蚴
E. 尾蚴
59. 血吸虫卵主要沉着在
A. 肝脏、回肠
B. 肝脏、升结肠
C. 肝脏、横结肠
D. 肝脏、横结肠、降结肠
E. 肝脏、乙状结肠、直肠
60. 血吸虫所引起的肝硬化是
A. 小结节性肝硬化
B. 大结节性肝硬化
C. 混合性肝硬化
D. 干线型肝硬化
E. 坏死后性肝硬化
61. 与结肠癌的发生有关的寄生虫病是
A. 肠蛔虫病　　　　B. 结肠阿米巴病
C. 血吸虫病　　　　D. 丝虫病
E. 棘球蚴病
62. 光镜下所见到的血吸虫卵卵壳上的放射状、嗜酸性、均质状物是
A. 嗜酸粒细胞的嗜酸性颗粒的融合
B. 抗原抗体复合物

C. 透明变性的结缔组织
D. 类上皮细胞的胞质
E. 以上都不是
63. 干线型肝硬化的临床病理特点中没有
A. 门静脉高压　　　B. 肝变小、变硬
C. 假小叶　　　　　D. 纤维组织增生
E. 假结核结节
64. 血吸虫病之假结核结节中看不到
A. 类上皮细胞　　　B. 异物巨细胞
C. 干酪样坏死　　　D. 钙化的虫卵
E. 淋巴细胞

(三) X 型题(在五个备选答案中选出正确答案,多选或少选均不得分)
1. 影响结核病发生发展的主要因素是
A. 年龄大小　　　　B. 感染的细菌量
C. 营养状况　　　　D. 机体的反应性
E. 细菌毒力的大小
2. 结核病的基本病变转向恶化时可表现为
A. 吸收消散　　　　B. 溶解播散
C. 病灶周围渗出、坏死　D. 淋巴道蔓延
E. 干酪样坏死钙化
3. 关于结核病以渗出为主的病变,正确的描述是
A. 常发生在炎症早期
B. 早期病灶内有中性粒细胞浸润
C. 发生在细菌量多、毒力强、机体免疫力低下或变态反应强时
D. 病变区的组织学特点是结核结节形成多
E. 好发于肺、浆膜、滑膜和脑膜等处
4. 结核病变的基本病变转化方式有
A. 吸收消散
B. 纤维化、纤维包裹及钙化
C. 大片坏死或次大片坏死
D. 溶解播散
E. 浸润进展
5. 下列叙述中符合结核干酪样坏死的是
A. 常发生在细菌量多、毒力强、机体抵抗力低下或变态反应强时
B. 对结核病病理诊断有一定的意义
C. 镜下为红染、无结构的颗粒状物
D. 可继发于渗出和增生性病变
E. 结核杆菌随组织坏死而完全死亡

6. 肺结核原发综合征恶化进展，且引起血源性结核病，可表现为
A. 肺粟粒性结核病　B. 浸润型结核
C. 全身粟粒性结核病 D. 气管旁淋巴结结核
E. 结核性脑膜炎

7. 原发性肺结核病的特点包括
A. 位于肺尖部的原发病灶
B. 结核性淋巴管炎
C. 肺门淋巴结干酪样坏死
D. 肺粟粒性结核
E. 肺原发病灶

8. 关于继发性肺结核，叙述正确的是
A. 病变多从肺尖开始
B. 易沿淋巴道和血道播散引起大叶性干酪样肺炎
C. 易发生干酪样坏死，坏死周围常可见到结核结节
D. 坏死物排出后较易形成空洞
E. 病程长、病变复杂，新旧病灶交杂

9. 结核球可在下列哪些情况下形成？
A. 干酪样肺炎吸收消散不彻底而形成
B. 由多个结核病灶融合而形成
C. 原发综合征中原发灶愈合时纤维包裹形成
D. 浸润型肺结核转向痊愈时，干酪样坏死发生纤维包裹形成
E. 因结核空洞的引流支气管阻塞，空洞由干酪样坏死物填满形成

10. 浸润型肺结核
A. 大多是局灶型肺结核发展而来
B. 属于活动性肺结核
C. 病变中心常有较小的干酪样坏死区
D. 可以完全吸收
E. 有广泛的病灶周围炎

11. 关于慢性纤维空洞型肺结核的叙述，下列哪些是不正确的？
A. 肺门淋巴结干酪样坏死
B. 病变特点是肺内有一个或多个薄壁空洞形成
C. 多由浸润型肺结核发展而来
D. 多见于儿童肺结核
E. 病变愈向肺下部愈新鲜

12. 组成结核性厚壁空洞壁的主要成分有
A. 结核性肉芽组织
B. 干酪样坏死物质
C. 透明变性的纤维组织
D. 增生的纤维组织
E. 广泛的病灶周围炎

13. 肺内一直径 2cm 以上的干酪样坏死灶，其结局可以是
A. 吸收消散
B. 完全纤维化
C. 纤维包裹并钙化
D. 干酪样坏死的纤维包裹
E. 干酪样坏死液化、形成空洞

14. 肠结核病的常见并发症不包括
A. 肠出血　　　　B. 结核性腹膜炎
C. 肠穿孔　　　　D. 肠梗阻
E. 肠扭转

15. 关于结核病的病变和表现，下列叙述正确的是
A. 在干型结核性腹膜炎的腹部触诊时，有柔韧感或橡皮样抗力
B. 肠结核的溃疡呈带状，并与肠的长轴相垂直
C. 肺结核原发灶的病变多靠近脏胸膜处，且通气较好
D. 肾结核多为单侧性，并有空洞形成
E. 结核性脑膜炎的病变以脑底部最明显

16. 肠结核与肠伤寒的区别在于前者
A. 溃疡愈合后可引起肠梗阻
B. 易导致肠穿孔
C. 溃疡长轴与肠的长轴垂直
D. 浆膜面有灰白色小结节
E. 易导致肠癌变

17. 肠伤寒的主要病变特点是
A. 愈合后不易造成肠狭窄
B. 溃疡的长轴与肠的长轴平行
C. 回肠末端的集合和孤立淋巴小结的病变最明显
D. 全身单核-吞噬细胞有增生
E. 溃疡常可深达浆膜层

18. 肠伤寒的主要并发症是
A. 肠扭转　　　　B. 肠套叠
C. 肠出血　　　　D. 肠穿孔
E. 肠狭窄

19. 伤寒病变可累及的部位有
A. 回肠末端淋巴组织　B. 肠系膜淋巴结
C. 脾脏　　　　　　　D. 骨骼肌
E. 脑膜

20. 急性细菌性痢疾的临床特点包括
A. 初期的急性卡他性炎
B. 滤泡性肠炎伴有脓性卡他
C. 假膜性炎和黏液脓血便
D. 腹痛、腹泻、里急后重
E. 易形成深溃疡且并发腹膜炎

21. 中毒型细菌性痢疾的临床病理特点包括
A. 常见于 2~7 岁的小儿
B. 腹痛、腹泻明显
C. 局部可呈滤泡性肠炎改变
D. 起病急骤
E. 常由毒力低的福氏或宋内痢疾杆菌引起

22. 钩端螺旋体病的主要传染源是
A. 狗　　　　　　B. 病人
C. 鼠类　　　　　D. 猪
E. 猫

23. 结核杆菌在体内的播散途径有
A. 支气管　　　　B. 泌尿道
C. 血道　　　　　D. 淋巴道
E. 消化道

24. 钩体病的病程分期包括
A. 潜伏期　　　　　　　B. 败血症期
C. 败血症伴器官损伤期　D. 少尿期
E. 恢复期

25. 关于梅毒的叙述,正确的是
A. 病原体可侵犯任何器官
B. 是梅毒螺旋体引起的一种慢性传染病,具有长期性、隐匿性
C. 第三期梅毒有树胶样肿形成
D. 闭塞性动脉内膜炎和血管周围炎是其基本病变
E. 在所有性病中最常见

26. 梅毒的组织学变化包括
A. 小血管周围炎
B. 闭塞性动脉内膜炎
C. 典型干酪样坏死
D. 少许类上皮细胞
E. 淋巴细胞和浆细胞浸润为主

27. 晚期梅毒最常侵犯
A. 周围神经系统　　B. 骨骼系统
C. 消化系统　　　　D. 中枢神经系统
E. 心血管系统

28. 阿米巴痢疾有哪些特点？
A. 腹痛、腹泻
B. 里急后重
C. 粪中可查见阿米巴滋养体
D. 肠黏膜病变为烧瓶状溃疡
E. 为坏死性肠炎

29. 阿米巴病可累及的部位有
A. 结肠　　　　　B. 肝
C. 肺　　　　　　D. 脑
E. 骨

30. 肝血吸虫病可引起
A. 肝细胞功能明显下降
B. 门静脉高压
C. 肝纤维化
D. 门静脉分支虫卵栓塞
E. 假小叶形成及肝血管改建

(四) 填空题

1. 结核病是由_____引起的慢性传染病。结核可发生于全身各器官,但_____结核为最多见。结核菌主要经_____传播。

2. 结核病的转归有_____、_____、_____及_____。

3. 原发性肺结核病的原发综合征包括_____、_____和_____。

4. 对结核病具有诊断意义的病理特征是_____的形成。

5. 慢性纤维空洞性肺结核多由_____基础上发展而来,其空洞壁由_____、_____和_____三层构成。

6. 肠结核大多继发于_____;骨结核最常见_____;淋巴结核最常见为_____;女性生殖系统结核最多见为_____。

7. 伤寒肠道病变分_____、_____、_____和_____四期。

8. 梅毒的基本病理变化为_____、_____,晚期梅毒最常发生于_____,其次为_____。

9. 血吸虫卵所致的基本病变是_____。

10. 细菌性痢疾是_____引起的传染病，病理学上表现为大肠的_____炎症。主要累及_____和_____。

(五) 问答题
1. 试述结核病的基本病变及转化规律。
2. 试比较原发肺结核与继发肺结核病变有何不同点。
3. 试述继发性肺结核病常见类型的病变特点及临床病理联系。
4. 简述伤寒肠道病变各期变化特点。
5. 简述急性细菌性痢疾的发病部位及病变特点。
6. 后天性梅毒分为几期,各期有何病变特点?
7. 根据所学的病理知识,哪些常见疾病可引起肠道溃疡病变,其典型病变特征分别是什么?
8. 简述血吸虫病不同发育阶段所引起的病变和发病机制。

复习思考题参考答案

绪　论

（一）名词解释

1. 是研究疾病的病因、发病机制、病理变化（形态、代谢和功能变化）、结局和转归的医学基础学科；目的：认识和掌握疾病的本质和发生发展规律，为防病治病提供理论基础和实践依据。

2. 是病理学的基本研究方法之一；指对死者遗体进行病理剖验和后续的病理学观察；其主要目的是：确定诊断，查明死亡原因，提高临床医疗水平；及时发现传染病和新的疾病；为科研和教学积累资料和标本；解决医疗纠纷和与医疗有关的法律纠纷。

3. 简称活检，即用局部切除、钳取、穿刺针吸以及搔刮、摘除等方法，从患者机体内获取病变组织进行病理诊断；主要目的是研究疾病、诊断疾病。

4. 是病理学的基本研究方法之一，指通过黏膜或组织表面脱落或刮取的或深部穿刺所得的细胞进行涂片，然后进行病理诊断，主要用于肿瘤的筛查。

5. 指利用抗原抗体的特异性结合反应来检测和定位组织或细胞中的某种化学物质的一种技术。是免疫学和传统的组织化学相结合而形成的一种技术。

（二）A 型题

1. C　2. A　3. C　4. C　5. E　6. C　7. D

（三）X 型题

1. ABCDE　2. ABCDE　3. ABCDE　4. BCE
5. ACD

（四）填空题

1. 尸体剖检的意义在于确定诊断查明死因；发现和确诊某些新的疾病；积累各种疾病的人体病理素材，促进医学科学的发展；解决医疗纠纷或与医疗相关的法律纠纷。

2. 人体病理学常用的研究方法有尸体剖检；活体组织检查和细胞学检查。

3. 免疫组化中常见的抗原表达模式有细胞膜线性阳性反应；细胞质的阳性反应；细胞核阳性反应。

4. 近代病理学新的分支学科有免疫病理学；分子病理学；遗传病理学；定量病理学等。

（五）问答题

1. 病理学在医学中有何重要地位？

　　病理学是基础医学和临床医学之间的桥梁学科。①在基础医学中的作用：生理生化——发病机理的基础，微生物、寄生虫学——病因基础，解剖、组织学——形态结构病变的基础。②在临床医学中的作用：是学习临床医学各门课程的基础，为临床学习各种疾病提供必要理论。③在医学研究中的作用：动物模型的建立、新病种的发现和预防以及敏感药物的筛选、新药的研制和毒副作用的确定等都需病理学的鉴定和解释。

2. 病理学有哪些常用的研究方法？主要应用于哪些方面？

（1）人体病理学的研究方法：①尸体剖检：查明病因，提高临床工作质量，减少同种疾病的漏诊与误诊率；通过尸体剖检，积累教学、科研素材；帮助解决法律纠纷等；②活检：及时准确诊断疾病，判断疗效，并能利用活检组织进行特染、超微结构观察、免疫组织化学染色、组织细胞培养等对疾病进行深入研究；③细胞学检查：肿瘤筛查，健康体检，了解激素水平以及为细胞培养和 DNA 提取等提供标本。

（2）实验病理学：①动物实验：复制疾病的模型，了解疾病的病因、发病机制、病变过程的动态变化及外来因素如药物对疾病的影响等；②组织培养和细胞培养：可以观察细胞和组织病变的发生发展过程，了解外来因子对组织细胞的影响等。

（刘　钧　霎顺海）

第一章 细胞和组织的适应与损伤

（一）名词解释（此处仅列出答案要点）

1. 细胞和尤其构成的组织、器官，对于内、外环境中各种有害因子和刺激作用而产生的非损伤性应答反应，常表现为萎缩、肥大、增生、化生。
2. 发育正常的细胞、组织或器官体积缩小；其本质是实质细胞体积缩小和或数量减少。
3. 由于功能增加，合成代谢旺盛，致细胞、组织或器官体积增大。
4. 组织或器官内实质细胞数目增多，常伴有组织、器官体积增大。
5. 一种分化成熟的细胞类型被另一种分化成熟的细胞类型所取代的过程；常出现在分裂增殖能力较活跃的细胞类型中；由具有分裂增殖和多向分化能力的幼稚细胞横向分化完成。
6. 当机体内外环境改变超过组织和细胞的适应能力后；可引起受损细胞和细胞间质发生物质代谢、组织化学、超微结构乃至光镜和肉眼可见的异常变化。
7. 是指细胞或细胞间质受损伤后，由于代谢障碍，使细胞内或细胞间质内出现异常物质或正常物质异常蓄积的现象。
8. 因线粒体受损，ATP生成减少，细胞膜钠-钾泵功能降低，导致细胞内钠离子和水的过多积聚，使细胞体积增大，胞质淡染；常出现在肝、肾、心等实质性器官。
9. 中性脂肪特别是甘油三酯蓄积于非脂肪细胞的细胞质中，多发生于心、肝、肾实质细胞。
10. 心肌脂肪变时，脂肪变心肌呈黄色，与正常心肌的暗红色相间，形成黄红色斑纹。
11. 心外膜增生的脂肪组织沿间质伸入心肌细胞间。
12. 细胞内或间质中出现半透明状蛋白质蓄积。
13. 细胞间质出现淀粉样蛋白质-黏多糖复合物沉淀。
14. 细胞间质内黏多糖和蛋白质的蓄积。
15. 骨和牙齿外的组织中固态钙盐沉积。
16. 钙盐沉积于坏死或即将坏死的组织或异物中。
17. 由于全身钙磷代谢失调而致钙盐沉积于正常组织内。
18. 以酶溶性变化为特点的活体内局部组织细胞死亡。
19. 坏死细胞蛋白质凝固，保持原组织轮廓，肉眼呈灰白、灰黄、干燥、质实状态，好发于心、肾、脾。
20. 坏死组织中可凝固的蛋白质少，或坏死细胞自身及浸润的中性粒细胞等释放大量水解酶，或组织富含水分和磷脂，则细胞组织坏死后易发生溶解液化。
21. 结缔组织和小血管壁的病变部位形成细丝状、颗粒状或小条块状无结构物质，由于其与纤维素染色性质相似，故名。
22. 较大范围的坏死并继发腐败菌感染，常发生于与外界相通的组织、器官；分干性、湿性、气性三种。
23. 皮肤、黏膜的坏死物被分离形成浅表性缺损。
24. 皮肤、黏膜的坏死物被分离形成较深性缺损。
25. 组织坏死后形成的只开口于皮肤黏膜表面的深在性盲管。
26. 连接两个内脏器官或从器官通向体表的通道样缺损。
27. 坏死物液化后经自然管道排出所残留的空腔。
28. 新生肉芽组织长入并取代坏死组织、血栓、脓液、异物等的过程。
29. 坏死组织或异物较大，肉芽组织难以向中心部完全长入或吸收，则由周围增生的肉芽组织将其包围。
30. 活体内个别细胞死亡程序性细胞死亡，死亡细胞的质膜不破裂，细胞不自溶，无急性炎反应。

（二）A型题

1. C 2. C 3. D 4. D 5. C 6. A 7. D
8. C 9. D 10. E 11. C 12. C 13. B
14. B 15. E 16. B 17. D 18. B 19. E
20. B 21. B 22. C 23. D 24. E 25. C

26. E	27. E	28. C	29. B	30. E	31. E
32. C	33. C	34. D	35. E	36. E	37. E
38. E	39. E	40. A	41. D	42. A	43. E
44. B	45. C	46. E	47. E	48. C	49. C
50. E					

(三) X型题

1. BCE	2. BD	3. ABDE	4. ABCD	5. BDE
6. ABDE	7. ABCDE	8. ACD	9. ABDE	
10. ABE	11. ABDE	12. BE	13. ABDE	
14. CE	15. BD	16. ABCDE	17. ABDE	
18. ABCDE	19. ACE	20. ABD	21. ABCE	
22. BD	23. ABDE	24. BCD	25. ABCDE	
26. ABCDE	27. ABE	28. ABCDE		
29. ACDE	30. ABCDE			

(四) 填空题

1. 蛋白质摄入不足；消耗过多；血液供应不足。
2. 神经性；营养性；失用性；压迫性。
3. 缺血缺氧。
4. 直接细胞毒作用；代谢产物对靶细胞的细胞毒作用；诱发过敏反应等免疫损伤；诱发DNA损伤。
5. 感染；中毒；缺氧。
6. 肝细胞；心肌细胞；肾小管上皮细胞；骨骼肌细胞。
7. 细胞肿胀；细胞器崩解；蛋白质变性。
8. 核固缩；核碎裂；核溶解。
9. 降低；升高；早期诊断。
10. 凝固性坏死；液化性坏死；纤维素样坏死。
11. 干酪样坏死；脂肪坏死；坏疽。
12. 心；肝；肾；脾。
13. 干燥皱缩呈黑色；与正常组织界限清楚；腐败变化较轻。
14. 溶解吸收；分离排出；机化与包裹；钙化。
15. 普遍性；进行性或不可逆性；内在性；有害性。

(五) 问答题(此处仅列出答案要点或列简表比较)

1. (1) 肉眼：体积或实质缩小，重量减轻，颜色变深，质地变硬韧，外形变化可以不明显；
(2) 光镜：实质细胞体积减小、数量减少，萎缩细胞的细胞核两端可出现脂褐素沉积；间质纤维组织和或脂肪组织增生。
2. (1) 原因：缺氧、感染、中毒。

(2) 好发器官：肝、心、肾。
(3) 病变特点：肉眼观水肿的器官体积增大、包膜紧张、颜色变淡，切面外翻；光镜观察水肿的细胞肿胀，胞质淡染、清亮，可出现红染细颗粒状物；细胞核也可肿胀；细胞质膜表面出现囊泡，微绒毛变形消失。

3. (1) 原因：缺氧、感染、中毒、营养缺乏。
(2) 机制：①肝细胞质内脂肪酸增多；②三酰甘油合成增多；③脂蛋白、载脂蛋白减少。
(3) 病理变化：肉眼观肝体积增大，边缘圆钝，色淡黄，切面呈油腻感；光镜观察肝细胞体积大、胞质内有圆形或卵圆形大小不等空泡，可将核挤至一侧；肝索扭乱，肝窦扭曲、狭窄乃至闭塞。
(4) 后果：轻者病因去除，病变肝细胞恢复正常；重者肝细胞坏死，继发纤维化，可致肝硬化。

4. (1) 过程：细胞受损→细胞器退变，胞核受损→代谢停止→结构破坏→急性炎症反应→坏死加重。
(2) 基本病变：①核固缩、碎裂和溶解；②胞质红染，胞膜破裂，细胞解体；③间质内胶原纤维肿胀、崩解、液化，基质解聚；④坏死灶周围或坏死灶内有急性炎症反应。

5. (1) 关系：坏死可由变性发展而来，坏死可使其周围细胞发生变性。
(2) 区别：①变性时细胞质或细胞间质内出现异常物质或正常物质含量显著增多，但细胞核一般无改变；及时去除病因后可恢复正常；②坏死时细胞核发生固缩、碎裂、溶解，细胞质嗜酸性增强，细胞膜可破裂；坏死细胞或组织周围有炎反应；病因去除不能恢复正常。

6. 干、湿性坏疽的异同

	干性坏疽	湿性坏疽
好发部位	四肢末端	多于与外界相通的内脏
发病原因	动脉阻塞，静脉回流通畅	动脉阻塞，静脉回流受阻
全身中毒症状	轻	重
病变特点	干固皱缩，呈黑褐色，边界清楚	明显肿胀，呈污黑色，恶臭，边界不清

7. 坏死与凋亡的形态学区别

	坏死	凋亡
受损细胞数	多少不一	单个或小团
细胞质膜	常破裂	不破裂
细胞核	固缩、裂解、溶解	裂解
细胞质	红染或消散	致密
间质变化	胶原肿胀、崩解、液化,基质解聚	无明显变化
凋亡小体	无	有
细胞自溶	有	无
急性炎症反应	有	无

8.（1）可能发生的改变：脑萎缩；脑梗死。
（2）病理改变：肉眼观脑体积缩小,重量减轻,脑沟加深,脑回变窄,皮质变薄；左大脑半球有一软化灶；光镜观神经细胞体积缩小、数量减少,软化灶周围有脑水肿,中性粒细胞和巨噬细胞浸润,并可见泡沫细胞。
（3）机制：脑动脉粥样硬化→管腔相对狭窄且渐加重→脑组织慢性缺血→营养不良→萎缩；脑动脉粥样硬化继发血栓形成→阻塞血管腔→动脉供血中断→脑梗死（软化）。

（谢贤镛　何欣蓉）

第二章　损伤的修复

（一）名词解释

1. 损伤造成机体部分细胞和组织缺损后,机体对缺损组织进行修补恢复组织完整性的过程。
2. 由损伤周围的同种细胞来修补缺损的过程。
3. 此类细胞的再生能力最强；不断地增生,以代替衰亡和破坏的细胞；常见于黏膜上皮细胞、表皮、淋巴造血细胞等。
4. 生理状态时,该类细胞处于G_0期,增生现象不明显；当受损伤时,则进入DNA合成前期（G_1期）,表现出较强的再生能力；包括各种腺体和腺样器官的实质细胞、间叶细胞。
5. 该类细胞出生后都无分裂、增生能力；破坏后则成为永久性缺损；包括神经细胞、骨骼肌细胞和心肌细胞。
6. 由新生薄壁的毛细血管以及增生的成纤维细胞构成,并伴有各种炎细胞浸润；肉眼：鲜红色、颗粒状、柔软湿润,形似鲜嫩的肉芽。
7. 肉芽组织改建成熟形成的纤维结缔组织；肉眼：收缩状态,灰白色、半透明、质硬韧；镜下：透明变性的纤维结缔组织。
8. 在个体发育过程中产生具有无限或较长时间自我更新和多向分化潜能一类未分化的原始细胞；分胚胎干细胞和成体干细胞。
9. 存在于各组织器官。具有自我更新和一定分化潜能的不成熟细胞。
10. 指机体遭受外力作用,皮肤等组织的离断缺损后,组织的再生或增生所进行修复的过程。
11. 见于组织缺损少,创缘整齐,无感染,无异物,创面对合严密的伤口；形成瘢痕规则、整齐、小、线状。
12. 由于瘢痕组织增生过度,突出皮肤表面并向周围扩延。不能自发消退,其发病机制与体质或肥大细胞分泌生长因子有关。

（二）A型题

1. C　2. D　3. B　4. E　5. A　6. A　7. B
8. A　9. B　10. C　11. B　12. C　13. A
14. A　15. B　16. A　17. D　18. E　19. C
20. E　21. D　22. D　23. B

（三）X型题

1. ACED　2. AC　3. BD　4. BC　5. DE
6. CE　7. ABCDE　8. ACDE　9. AC
10. ACDE　11. BD　12. ABCDE　13. ABCDE

（四）填空题

1. 不稳定细胞；稳定细胞；永久性细胞。
2. 连接细胞；支撑和维持组织的生理结构和功能。
3. 相距太远（>2.5cm）；或断端有异物；或截肢失去远端。
4. 胚胎干细胞；成体干细胞。
5. 再生；纤维性修复。
6. 血肿形成；纤维性骨痂形成；骨性骨痂形成；骨痂改建或再塑。
7. 感染与异物；局部血液循环；神经支配和电

离辐射等。
8. 伤口的收缩；肉芽组织增生和瘢痕形成；表皮及其他组织再生。
9. 填补并连接创口或其他缺损；使受损组织器官保持其坚固性；瘢痕收缩；瘢痕性粘连；器官硬化；肥大性瘢痕（瘢痕组织增生过渡）。

（五）问答题
1. 概念：①肉眼：鲜红色、颗粒状、柔软、湿润、嫩；②镜下：大量新生的毛细血管、成纤维细胞及各种炎细胞；
功能：抗感染，保护创面；填平创口或其他组织缺损；机化或包裹坏死组织、血栓、炎性渗出物或其他异物；
结局：间质的水分逐渐吸收、减少，炎细胞减少并消失，部分毛细血管腔闭塞、消失，少数毛细血管改建为小动脉和小静脉，成纤维细胞变为纤维细胞，肉芽组织最后形成瘢痕组织等。
2. 健康肉芽组织：鲜红色、湿润、柔软、分泌物少，表面呈均匀的颗粒状，触之易出血。
不健康的标志：苍白、水肿状、松弛、无弹性、表面颗粒不均匀、色暗有脓苔。
处理：去除不健康肉芽组织，预防感染。

3. 一期愈合与二期愈合的比较

	一期愈合	二期愈合
条件	组织缺损少，创缘整齐，无感染的伤口	组织缺损大，创缘不整齐，无法整齐对合，或伴有感染的伤口
坏死组织	少	多
炎反应	轻	重
表皮再生	伤后24～48小时再生上皮覆盖伤口	异物清除、感染控制、肉芽组织形成后才开始
肉芽组织	第三天从伤口边缘开始长入少量肉芽组织	伤口边缘或底部长入多量肉芽组织
伤口收缩	不明显	明显
愈合时间	5～7天达临床愈合(短)	时间长
瘢痕	少、规则、线状	大、不规则

4. 影响创伤愈合的因素有：
(1) 全身因素：年龄、营养。
(2) 局部因素：感染与异物、局部血液循环、神经支配、电离辐射。
(3) 影响骨折愈合的因素：骨折断端的及时、正确的复位，骨折断端及时、牢固的固定，早日进行全身和局部功能锻炼，保持局部良好的血液供应。

（刘　钧　寒顺海）

第三章　局部血液循环障碍

（一）名词解释
1. ①器官或局部组织；②动脉血管内；③输入血量增多。
2. ①器官或局部组织；②静脉回流受阻；③小静脉和毛细血管含血量增多。
3. ①慢性肺淤血；②肺间质纤维结缔组织增生而变硬；③大量含铁血黄素沉积而呈棕褐色。
4. ①左心衰竭时；②肺泡腔内；③含铁血黄素沉积的巨噬细胞。
5. ①慢性肝淤血；②肝小叶中央区淤血和小叶周边区肝细胞脂肪变；③似槟榔切面花纹。
6. ①血液中红细胞；②逸出心血管系统内皮细胞外；③破裂性出血和漏出性出血。
7. ①活体的心脏或血管腔内；②血液成分凝固；③形成固体质块的过程。
8. ①活体的心脏或血管腔内；②血液成分凝固；③所形成的固体质块。
9. ①静脉血栓；②由头、体、尾三部分组成的完整血栓；③包含白色血栓、混合血栓和红色血栓。
10. ①延续性血栓的头部；②由血小板和纤维蛋白组成的固体质块；③呈灰白色。
11. ①延续性血栓的体部；②由血小板小梁、纤维蛋白、白细胞和红细胞组成；③呈红褐色与灰白色相间结构。

12. ①延续性血栓的尾部;②血液成分凝固;③呈暗红色。

13. ①微循环血管内(微血栓);②由纤维蛋白构成;③见于弥散性血管内凝血(DIC)。

14. ①血栓机化、干涸,产生裂隙;②再生内皮细胞被覆;③迷路状沟通使被阻断的血流部分恢复。

15. ①循环血液中;②未溶解于血液的异常物质随血液流动;③阻塞血管腔的过程。

16. ①随血液流动;②阻塞血管的异常物质;③类型:血栓、脂肪、羊水、气体、肿瘤细胞团等。

17. ①由高压迅速转到常压或低压环境;②溶于血液的气体游离;③氮气阻塞血管。

18. ①动脉血流中断;②无有效侧支循环;③局部组织缺血性坏死。

(二) A型题

1. C 2. B 3. D 4. E 5. B 6. D 7. E
8. C 9. B 10. E 11. A 12. A 13. B
14. D 15. C 16. D 17. E 18. B 19. C
20. C 21. E 22. E 23. D 24. E 25. A
26. B 27. C 28. C 29. B 30. E 31. E
32. E 33. A 34. A 35. D 36. E 37. B
38. C 39. B 40. C 41. B 42. A 43. B
44. E 45. E 46. C 47. D 48. E 49. E
50. C 51. D 52. A 53. B 54. E 55. C
56. C 57. C 58. C 59. B 60. A 61. D
62. E 63. D 64. B 65. A

(三) X型题

1. ABDE 2. ABCDE 3. BDE 4. ABCD
5. ACDE 6. BDE 7. ACDE 8. ABCD
9. ABCD 10. BCDE 11. DE 12. ABCDE
13. AB 14. ABE 15. ACDE

(四) 填空题

1. 心血管内皮细胞损伤;血流状态改变;血液凝固性增加。

2. 静脉受压;静脉腔阻塞;心力衰竭。

3. 淤血性水肿;淤血性出血;实质细胞萎缩变性坏死;淤血性硬化。

4. 白色血栓;红色血栓;混合血栓;透明血栓。

5. 组织疏松;严重淤血。

6. 破裂性出血;漏出性出血。

7. 血栓栓塞;脂肪栓塞;气体栓塞;羊水栓塞;血栓栓塞。

8. 脂肪栓塞。

9. 血栓形成;动脉栓塞;动脉痉挛;血管受压闭塞。

10. 供血血管的类型;局部组织对缺氧的敏感程度。

(五) 问答题

1. (1) 淤血的原因:①静脉受压;②静脉阻塞;③心力衰竭。
(2) 病变:
1) 肉眼:①淤血组织器官体积增大;②暗红色;③皮肤淤血时发绀,皮温降低;
2) 镜下:①毛细血管、小静脉扩张充血;②常伴水肿;③实质细胞变性或坏死。
(3) 结局:①急性淤血可以恢复正常,常致淤血性水肿、出血;②慢性淤血引起缺氧,致实质细胞变性或坏死,器官纤维增生致淤血性硬化。

2. ①左心衰引起慢性肝淤血;②肝小叶中央区肝细胞萎缩消失、淤血严重,肉眼观呈暗红色;肝小叶周边淤血较轻,肝细胞发生脂肪变性,肉眼观呈黄色;③肝的表面和切面呈现红黄相间的斑点或条纹,似槟榔切面的花纹。

3. (1) 形成条件:①心血管内皮的损伤;②血流状态的改变;③血液凝固性增高。
(2) 对机体的影响:
1) 有利的一面:①防止出血;②防止病原微生物扩散。
2) 不利的一面:①阻塞血管,发生梗死;②栓塞;③瓣膜上血栓机化引起瓣膜病;④广泛出血等。

4. (1) 种类:①固体:血栓、肿瘤细胞、寄生虫及寄生虫卵、细菌等;②液体:脂肪、羊水;③气体:空气、氮气。
(2) 运行途径:
1) 顺血流方向:①体静脉→右心房→右心室→肺动脉及其分支;②左心房→左心室→动脉系统至大动脉的分支,最终阻塞于直径与栓子大小相当的分支。
2) 逆血流方向(由于胸、腹腔内压骤然增大所致）：①下腔静脉→下腔静脉所属的分支；②左心→房间隔缺损或室间隔缺损→右心等。

5.（1）栓塞的类型：①血栓栓塞；②气体栓塞；③脂肪栓塞；④羊水栓塞；⑤其他：如寄生虫及其虫卵栓塞，肿瘤细胞栓塞等。
（2）后果：①肺动脉栓塞，可致肺出血性梗死，甚至致急性呼吸衰竭、心力衰竭而死亡；②脑动脉栓塞，可致脑梗死，呼吸中枢和心血管中枢的梗死可引起患者死亡；③肾动脉栓塞，可引起肾脏梗死；④脾动脉栓塞，可引起脾脏梗死；⑤肠系膜动脉栓塞，可致肠梗死，湿性坏疽形成等。

6. 贫血性梗死与出血性梗死比较

	贫血性梗死	出血性梗死
条件	①动脉阻塞 ②组织结构致密 ③侧支循环不丰富	①动脉阻塞 ②组织结构疏松 ③有双重供血或侧支循环丰富 ④严重淤血
发生器官	心、肾、脾、脑等	肺、肠等
出血量	少	多
肉眼	灰白色，干燥，界限清楚，周围常有充血出血带	暗红色，湿润，界限不清
镜下	心、肾、脾梗死为凝固性坏死特点，脑梗死为液化性坏死特点	组织坏死，出血明显

7.（1）概念：分别解释这5个基本概念（见本章名词解释）
（2）几者之间的相互关系：①淤血可引起出血、血栓形成、淤血器官更容易梗死（比如肺、肠等）；②出血部位易形成血栓；③血栓形成可以引起栓塞和梗死以及出血（DIC）；④栓塞可引起梗死或淤血；⑤梗死后可发生出血。

（李祖茂　王　琼）

第四章　炎　症

（一）名词解释

1. 指具有血管系统的活体组织对各种损伤因子的刺激所发生的复杂的防御反应的基本病理过程。

2. 指炎症局部组织所发生的变性和坏死。

3. 指炎症局部组织血管内的液体和细胞成分通过血管壁进入组织间质、体腔、黏膜表面和体表的过程。

4. 指炎症局部组织实质细胞和间质细胞的增生。

5. 由细胞产生、存在于细胞表面、介导细胞与细胞间或细胞与基质间相互接触和结合的一类分子。多为糖蛋白，分布于细胞表面或ECM中。以配体-受体相对应的形式发挥作用。

6. 白细胞游出血管后，向着炎症区域的化学刺激物所在部位做单一定向移动的现象。

7. 能诱导白细胞做定向移动的化学刺激物。

8. 是一类有助于吞噬细胞识别病原体、增强吞噬细胞吞噬功能的血清蛋白质，主要是 IgG 和 C_{3b}。

9. 是炎症过程中由细胞释放或体液产生的某些参与、介导炎症反应的化学因子。

10. 以纤维蛋白原渗出为主，继而形成纤维蛋白，即纤维素。HE 染色呈红染、相互交织的网状、条状和颗粒状，常混有中性粒细胞和坏死组织碎片。

11. 指发生于黏膜的纤维蛋白性炎，其渗出的纤维蛋白、白细胞和坏死的黏膜组织及病原菌等在黏膜表面形成一层灰白色膜状物，称为"假膜"，故称此为假膜性炎。

12. 是以中性粒细胞大量渗出并伴有不同程度的组织坏死和脓液形成为特征的炎症。

13. 是发生于疏松结缔组织中的弥漫性化脓性炎。

14. 是器官或组织内的局限性化脓性炎，组织发生坏死、溶解，形成的充满脓液的腔。

15. 指毛囊、皮脂腺及其周围组织的脓肿。
16. 指多个疖(毛囊、皮脂腺及其周围组织的脓肿)的融合,在皮下脂肪和筋膜组织中形成许多相互沟通的脓肿,必须及时切开排脓。
17. 指细菌由局部炎症病灶经血管或淋巴管侵入血流,从血液中可查到细菌,但无全身中毒症状。
18. 指细菌的毒素或毒性产物被吸收入血,引起全身中毒症状,血液中查不到细菌。
19. 指由局部炎症病灶侵入血液中的细菌大量生长繁殖,并产生毒素,引起全身中毒症状和病理变化。
20. 是指由化脓性细菌引起的败血症进一步发展,除有败血症表现外,血液中的细菌随血流到达全身各处,在皮下、软组织及肺、肾、肝、脑等脏器形成多发性栓塞性脓肿。
21. 是炎症局部主要由吞噬细胞及其衍生的细胞增生形成的境界清楚的结节状病灶。
22. 是炎症时,白细胞由血管内游出到血管外到达损伤部位的过程。
23. 是炎症时血液中的白细胞从血管内渗出,并在病灶局部组织中聚集的现象。
24. 是发生于黏膜的增生性炎,在致炎因子的长期作用下,局部黏膜上皮、腺体及纤维结缔组织增生形成突出于黏膜表面、常常有蒂的息肉样肿块。
25. 是发生于肺等器官的增生性炎,炎性增生组织形成一个境界清楚、肉眼和X线观均与肿瘤相似的结节或瘤样团块。
26. 是炎症局部以主要由吞噬细胞及其衍生的细胞增生构成境界清楚的结节状病灶为特征的增生性炎。

(二) A型题

1. C 2. D 3. C 4. B 5. A 6. D 7. C
8. B 9. E 10. E 11. E 12. C 13. A
14. B 15. C 16. D 17. D 18. B 19. B
20. C 21. B 22. C 23. B 24. E 25. D
26. B 27. E 28. C 29. B 30. B 31. B
32. B 33. A 34. B 35. B 36. D 37. B
38. C 39. B 40. B 41. D 42. C 43. C
44. A 45. C 46. A 47. D 48. A 49. A
50. B 51. B 52. E 53. C

(三) X型题

1. ABCD 2. ABCDE 3. ABDE 4. AC
5. ABCDE 6. CD 7. AC 8. ABCE
9. ABCE 10. BCDE 11. ABCDE 12. ACD
13. ABC 14. ABCDE 15. ABCE 16. ABCDE
17. ACD 18. ABE 19. ACE 20. BCE
21. BC 22. ADE 23. BDE 24. ABE
25. BCDE 26. ABE

(四) 填空题

1. 血管反应;渗出。
2. 损伤;抗损伤;修复。
3. 化学性因子;生物性因子;组织坏死;变态反应;生物性因子;感染。
4. 变质;渗出;增生。
5. 红;肿;热;痛;功能障碍。
6. IL-1;TNF;PG-E。
7. 白细胞;抗体。
8. 致炎因子;损伤的种类、严重程度。
9. 内皮细胞收缩和(或)穿胞作用增强;直接损伤内皮细胞;白细胞介导的内皮细胞损伤;新生毛细血管的高通透性。
10. 白细胞边集;免疫球蛋白超家族分子;整合蛋白类分子。
11. 趋化因子;粒细胞;单核细胞;淋巴细胞。
12. 可溶性细菌产物;补体成分;白三烯;细胞因子。
13. 病原体;坏死细胞产物;抗原抗体复合物;细胞因子。
14. 依赖活性氧杀伤机制;不依赖氧杀伤机制。
15. 中性粒细胞;巨噬细胞。
16. 黏附缺陷;吞入和脱颗粒障碍;杀菌活性障碍。
17. 组胺;5-HT;分泌颗粒;细动脉扩张;细静脉通透性增加。
18. 磷脂酶A2;环氧化酶;脂质氧化酶;前列腺素;白细胞三烯。
19. 氧自由基;溶酶体酶。
20. 调节淋巴细胞激活、增殖和分化的细胞因子;调节自然免疫的细胞因子;激活巨噬细胞的细胞因子;各种炎细胞的化学趋化因子;刺激造血的细胞因子。
21. 激肽系统;补体系统;凝血系统。
22. 炎性水肿;水疱;浆膜腔积液;浆液性卡他

性炎。

23. 纤维蛋白;坏死组织;中性粒细胞;细菌菌落。
24. 表面化脓和积脓;蜂窝织炎;脓肿。
25. 大叶性肺炎,白喉,细菌性痢疾、纤维素性心包炎等任意三种。
26. 病原持续存在和细胞免疫反应;异物性;感染性;上皮样细胞;多核巨细胞。
27. 细胞与细胞间和细胞与基质间相互接触和结合;整合素家族;选择素家族;免疫球蛋白超家族。

(五) 问答题

1. 渗出液和漏出液的区别

	渗出液	漏出液
病因	炎症性	非炎症性
外观	浑浊	澄清

续表

	渗出液	漏出液
比重	>1.020	<1.020
细胞数	>500×10^6/L	<100×10^6/L
蛋白含量	>25g/L	<25g/L
凝固性	能自凝	不能自凝
蛋白定性试验	(+)	(-)

2. 炎性渗出物对机体的意义:
(1) 渗出液的作用:有利的方面:①稀释毒素;②免疫反应;③吞噬杀灭病原体;④促进修复;⑤局限病灶。有弊的方面:①压迫,阻塞;②机化,粘连;③损伤组织。
(2) 白细胞在局部的作用:免疫作用,吞噬作用和组织损伤作用。

3. 三种化脓性炎的异同

	脓肿	蜂窝织炎	表面化脓、积脓
特点	局限性化脓性炎,脓腔形成	弥漫化脓性炎	黏膜、浆膜化脓性炎
常见部位	皮下、内脏	皮肤、肌肉、阑尾	浆膜、黏膜
病原菌	金葡菌	溶血性链球菌	
机制	血浆凝固酶,纤维素形成	透明质酸酶、链激酶	
结局	愈后常留下瘢痕	一般不留下瘢痕	

4. 临床表现:红、肿、热、痛、功能障碍;病理学基础:①红:充血;②肿:炎性渗出或增生;③热:充血和代谢增强;④痛:离子浓度、炎症介质和压迫神经;⑤功能障碍:组织损伤、压迫阻塞及局部疼痛等。

5. 致病因子;全身性因素(免疫、营养、内分泌等);局部因素。

6. 炎症基本病变:变质、渗出、增生;炎细胞浸润最重要。

7. 炎症介质的共同特点是:来源细胞和血浆;多数通过与特异性受体结合发挥生物活性。可使靶细胞产生第二级炎症介质而发挥作用。可作用于一种或多种靶细胞;存在的时间很短,迅速灭活;大多数具有潜在的致损伤能力。

8. 炎细胞指炎症时从血管内渗出的白细胞。炎细胞在炎症病变局部的作用有:①吞噬作用;②免疫作用;③组织损伤作用;④释放炎症介质。

9. 炎症的结局有:痊愈;迁延不愈或转为慢性;蔓延播散:①局部蔓延;②淋巴道播散;③血道播散:菌血症、毒血症、败血症、脓血症。

(刘 钧 寒顺海)

第五章 肿 瘤

(一) 名词解释(此处仅列出答案要点)

1. 在各种致瘤因素作用下,机体的细胞生长调控发生严重紊乱,细胞克隆性异常增殖形成的新生物,常表现为局部的异常组织团块。

2. 恶性肿瘤细胞从原发部位侵入淋巴管、血管或体腔,迁徙到他处,继续生长成与原发肿瘤同样类型的肿瘤的过程。

3. 肿瘤组织无论在细胞形态或组织结构上,都与其发源的正常组织有不同程度的差异,这种差异称为异型性。

4. 分化好的鳞状细胞癌,癌巢中央出现的层状角化物,称为癌珠或角化珠。
5. 不能用肿瘤的直接蔓延或远处转移加以解释的一些病变和临床表现,是由肿瘤的产物(如异位激素)或异常免疫反应(如交叉免疫)等引起内分泌、神经、消化、造血、骨关节、肾脏、皮肤等发生病变。
6. 某些良性疾病(或病变)本身不是恶性肿瘤,但具有发展为恶性肿瘤的潜能,患者发生相应恶性肿瘤的风险增加。这些疾病或病变称为癌前病变。
7. 能诱导正常细胞转化形成肿瘤的基因,在细胞或病毒中存在,为原癌基因在多种因素的作用下其结构发生改变、被激活而形成。
8. 上皮组织的恶性肿瘤。
9. 发生在间叶组织的恶性肿瘤。
10. 同时具有癌和肉瘤两种成分的恶性肿瘤。
11. 上皮从不典型增生到原位癌这一连续的过程,分为Ⅰ级、Ⅱ级和Ⅲ级。
12. 恶性肿瘤生长过程中,其侵袭性增加的现象。
13. 单克隆增殖的恶性肿瘤细胞在生长过程中,经过多次分裂增殖的子代细胞,可出现不同的基因改变或其他大分子的改变,形成在生长速度、侵袭能力、对生长信号的反应、对抗癌药物的敏感性等方面有所不同的亚克隆。
14. 根据恶性肿瘤的分化程度、异型性、核分裂象的数目等对恶性肿瘤进行分级。常采用三级分级法。
15. 上皮细胞异乎常态的增生,形态呈现一定程度的异型性(增生的细胞大小不一、形态多样,核大、浓染,核浆比例增大,核分裂可增多,细胞排列较乱、极向消失),但还不足以诊断为癌。主要发生于皮肤或黏膜上皮。
16. 与原癌基因编码的蛋白质促进细胞生长功能相反,这些基因的产物限制细胞生长。基因突变失活或其功能丧失后,可能促进细胞的肿瘤性转化。
17. 有些抗原即存在于肿瘤细胞也存在于某些正常细胞,有些抗原在正常细胞和肿瘤细胞中可存在量的差异,有些抗原与细胞的某个方向的分化有关。

18. 泛指一切恶性肿瘤。
19. 骨肉瘤时,肿瘤上下两端的骨皮质和掀起的骨外膜之间形成三角形隆起,构成X线检查所见的产生的Codman三角。
20. 肿瘤细胞群体中处于增殖状态的细胞的比例。
21. 通常用于上皮的病变,指异型增生的细胞在形态和生物学特性上与癌细胞相同,并累及上皮的全层,但没有突破基底膜向下浸润。

(二) A型题
1. D 2. E 3. C 4. C 5. A 6. C 7. E
8. D 9. C 10. C 11. C 12. B 13. C
14. E 15. A 16. C 17. D 18. D 19. D
20. E 21. B 22. B 23. D 24. C 25. B
26. A 27. D 28. D 29. D 30. A 31. C
32. C 33. C 34. D 35. D 36. C 37. A
38. D 39. D 40. C 41. D 42. C 43. A
44. B 45. B 46. D 47. D 48. E 49. E
50. A 51. B 52. C 53. D 54. B 55. A
56. D 57. D

(三) X型题
1. ABDE 2. BD 3. ABCD 4. BCE 5. ABCD
6. ABD 7. ABCD 8. ABD 9. BE 10. AC
11. ACD 12. ABCE 13. ABCDE 14. ABCDE
15. ABCDE 16. ACDE 17. ABCD 18. BCDE
19. BC 20. ABC 21. AB 22. BE 23. ABCDE

(四) 填空题
1. 膨胀性生长;外生性生长;浸润性生长。
2. 组织结构异型性;细胞异型性。
3. 乳腺纤维囊性病;皮肤慢性溃疡;黏膜白斑。
4. 局部压迫;阻塞。
5. 局部压迫;阻塞;溃疡;出血;穿孔;副肿瘤综合征;恶病质(任选五项)。
6. 淋巴道转移;血道转移;种植性转移。
7. 息肉状;乳头状;分叶状;浸润状;囊状;溃疡状(任选五项)。
8. 组织间隙;神经束衣。
9. 数目;大小;形状;颜色;质地。
10. 淋巴道;血道;肺;肝。

(五) 问答题(此处仅列出答案要点或列简表比较)
1. 指在各种致瘤因素作用下,机体的细胞生长调控发生严重紊乱,细胞克隆性异常增殖形成的新生物,常表现为局部的异常组织团块。命名原则:①良性肿瘤在其来源组织名称后加一"瘤"字来命名;②恶性肿瘤是在上皮组织来源的组织名称后加上"癌",在间叶组织来源的组织名称后加上"肉瘤"来命名;③有些来源于幼稚组织及神经组织的恶性肿瘤称为母细胞瘤;④有些恶性肿瘤冠以人名加"病"或"瘤"的习惯名称来命名;⑤有的肿瘤的实质是由两个或三个胚层的各种类型的组织混杂在一起构成则称为畸胎瘤。

2. 肿瘤性增生与非肿瘤性增生的区别

	肿瘤性增生	非肿瘤性增生
病因去除后	细胞持续增生	细胞停止增生
增生组织分化成熟程度	不同程度失去分化成熟的能力	分化成熟
与整个机体的协调性	增生具有相对自主性	具有自限性,受调控
对机体的影响	对机体有害无益	机体生存所需

3. 良性肿瘤与恶性肿瘤的区别

	良性肿瘤	恶性肿瘤
组织分化程度	分化好,异型性小	分化不好,异型性大
核分裂	无或少,不见病理性核分裂	多见,可见病理性核分裂
生长速度	缓慢	较快
生长方式	膨胀性或外生性生长	浸润性或外生性生长
包膜	有	无
与周围组织分界	清楚	不清楚
继发改变	少见	常发生出血、坏死、溃疡形成
转移	不转移	常有转移
复发	不复发或很少复发	易复发
对机体的影响	较小,主要为局部压迫或阻塞作用,如果发生在重要器官亦可引起严重后果	较大,除压迫、阻塞外,还可以破坏原发和转移处的组织;可引起出血、坏死、感染,甚至造成恶病质

4. 癌与肉瘤的区别

	癌	肉瘤
组织来源	上皮组织	间叶组织
发病率	较常见,约为肉瘤的9倍,多见40岁以上	较少见,有些类型多见于青少年
大体特点	质较硬,色灰白,较干燥	质软,色灰红,湿润,鱼肉状
组织学特点	多形成癌巢,实质与间质分界清楚,纤维组织常有增生	肉瘤细胞多弥漫性分布,实质与间质分界不清,间质内血管丰富,纤维组织少
网状纤维	见于癌巢周围,癌细胞间多无	肉瘤细胞间多有网状纤维
转移	多经淋巴道转移,晚期可经血道	多经血道转移

5. ①肿瘤的异型性为肿瘤组织无论在细胞形态和组织结构上都与其来源的正常组织有不同程度的差异;②肿瘤的分化(成熟)程度为肿瘤组织与其来源的正常细胞和组织在形态和功能上的相似程度;③肿瘤的异型性越大,分化程度越低,则肿瘤更倾向于恶性,反之则很可能为良性。

6. 肿瘤的转移是指恶性肿瘤细胞从原发部位

侵入淋巴管、血管或体腔,迁徙到他处,继续生长成与原发肿瘤同样类型的肿瘤的过程。包括以下三种途径：①淋巴道转移：是癌最常见的转移途径。②血道转移：是肉瘤最常见的转移途径,癌的晚期也可发生血道转移。血道转移的转移途径与血栓栓塞过程相似。血道播散最常见的是肺和肝。③种植性转移：主要发生于腹腔器官的肿瘤,当体腔内器官的肿瘤蔓延至器官表面时,瘤细胞可以脱落象播种一样,种植在体腔和体腔内各器官的表面,形成多数的转移瘤的方式,称种植性转移或播种。

（何欣蓉　谢贤镛）

第六章　心血管系统疾病

（一）名词解释

1. 是一种与血脂异常及血管壁成分改变有关的动脉疾病,主要累及弹力动脉和弹力肌型动脉。病变特征是动脉内膜脂质沉积以及灶性纤维性增厚、深部成分坏死、崩解,形成粥样物,动脉壁变硬。

2. 是由于冠状动脉缺血所致,是所有冠状动脉病的结果,其中绝大多数是冠状动脉粥样硬化所致。

3. 冠状动脉供血不足和(或)心肌耗氧量骤增致使心肌发生急剧、暂时性缺血、缺氧而引起的阵发性胸骨后压榨性或紧缩性疼痛感,可放射至心前区或左上肢,持续数分钟,休息或用硝酸脂剂可缓解。

4. 是冠状动脉供血中断引起的心肌坏死,临床上表现为剧烈而持久的胸骨后疼痛,血清部分酶活性增高、进行性心电图改变。

5. 由于梗死心肌或瘢痕组织在心室内压的作用下局限性向外膨隆而形成,可发生于心肌梗死的急性期或愈合期,多见于左室前壁近心尖处,可继发附壁血栓、乳头肌功能不全、心律失常及左心衰竭。

6. 由于冠状动脉病变而引起的突发性死亡,多见于39～49岁,男性多见,可在某些诱因的作用下发作,如饮酒、劳累、吸烟、运动等,也可在夜间睡眠中发病,诊断时需具备两个条件：法医检查排除自杀与他杀；病理学检查排除其他致死性病变。

7. 是一种原因不明的、以体循环动脉血压升高为主要表现的独立性、全身性疾病,基本病变为全身细动脉硬化,常引起心、脑、肾和眼底病变及相应的临床表现。

8. 指高血压心脏代偿期,左心室因压力性负荷增加发生代偿性肥大,室壁增厚,但心腔不扩张,甚至缩小。

9. 指高血压患者因脑血管病变和痉挛致血压骤升,引起以中枢神经功能障碍,头痛、呕吐、视力障碍及意识模糊为主要表现的综合征。

10. 多见于青中年,血压显著升高（舒张压＞17.3kPa）,病变进展迅速,病变特征是增生性小动脉硬化和细动脉纤维蛋白样坏死,较早出现肾衰竭,又称为恶性高血压。

11. 指血管壁的局限性异常扩张,常由先天性结构缺陷或后天病变引起,以主动脉及脑血管最常受累。

12. 是一种与乙型A族溶血性链球菌感染有关的变态反应性疾病。主要侵犯结缔组织,以形成风湿小体为病变特征,影响广泛,包括心脏、关节、皮下组织,临床表现多样。

13. 又称风湿小体,是风湿病的一种肉芽肿性病变,镜下为圆形、椭圆形或梭形结节,中心为纤维素样坏死,周围有较多风湿细胞,外周有较多淋巴细胞、浆细胞浸润。

14. 风湿性心包炎时心包表面渗出的纤维蛋白因心脏搏动牵拉而成绒毛状,故名。

15. 见于儿童风湿热患者,是风湿性皮肤渗出性病变,表现为患者的躯干、四肢出现淡红色环形红晕,微隆起,中央皮肤颜色正常,镜下为非特异性渗出性炎。

16. 指心瓣膜因先天性发育异常或后天性疾病导致瓣膜器质性病变,表现为瓣膜口狭窄和(或)关闭不全。

17. 指血流从动脉内膜破裂处进入病理性疏松的中膜,并顺血流方向将中膜纵向劈开,形成夹层的导管样假血管腔。

18. 是风湿性心内膜炎时,心内膜尤其是左心房后壁内膜增厚、粗糙、皱缩成地图状。

19. 指原因不明的心肌原发性非炎性病变,是除外风湿性心脏病、冠状动脉性心脏病、高血压性心脏脏病、心瓣膜病及先天性心脏病的心肌结构和功能异常的病理改变,又称特发性心脏病。

(二) A 型题

1. C 2. C 3. B 4. E 5. E 6. C 7. A
8. C 9. B 10. D 11. B 12. C 13. A
14. C 15. C 16. B 17. A 18. D 19. D
20. D 21. E 22. E 23. D 24. D 25. C
26. B 27. C 28. A 29. D 30. A 31. D
32. A 33. C 34. C 35. B 36. C 37. D
38. D 39. B 40. B 41. C 42. C 43. B
44. D 45. E 46. E 47. A 48. E 49. B
50. D 51. E 52. C 53. D 54. A 55. B

(三) X 型题

1. ABCDE 2. ABCD 3. ABCE 4. ABCD
5. ABD 6. ABDE 7. ACDE 8. ABCE
9. BDE 10. BCDE 11. CDE 12. ABDE
13. ABD 14. ABC 15. ABCD 16. CE
17. ABCE 18. ABCE 19. ABDE 20. BCDE
21. CD 22. BCDE 23. CDE 24. ABCD
25. ABCD

(四) 填空题

1. 大中动脉;脂点、脂纹期;纤维斑块期;粥样斑块期。
2. 斑块内出血;血栓形成;内膜溃疡;钙化;动脉瘤。
3. 左心室前壁;右心室壁。
4. 室壁瘤形成;附壁血栓;心律失常;心脏破裂;心功能不全;心包炎。
5. 纤维素样坏死;风湿细胞,淋巴细胞等。
6. 二尖瓣及主动脉瓣;白色血栓;狭窄或关闭不全。
7. 机能紊乱期;血管病变期;内脏器官病变期。
8. 脑出血;心力衰竭;肾衰竭。
9. 基底核;内囊;大脑白质;脑桥和小脑。
10. 室间隔膜部缺损;肺动脉流出道狭窄;主动脉右移、骑跨;右心室肥大扩张。

(五) 问答题

1. 继发改变包括:斑块内出血、斑块破裂、粥瘤样溃疡、钙化、动脉瘤形成、血管腔狭窄。
2. 又称为区域性心肌梗死,病变特点为:病灶较大,最大直径 2.5cm 以上,累及心室壁全层,或深达室壁 2/3,多发生在左冠状动脉前降支供血区,其中左室前壁、心尖部及室间隔前 2/3,约占全部 MI 的 50%,25% 发生于右冠状动脉供血区的左心室后壁,室间隔后 1/3 及右心室。
3. 类型包括:①心内膜下心肌梗死:特点是多发性、小灶性(0.5~1.5cm)坏死,不规则分布于左心室四周,梗死仅累及心室壁内侧 1/3 的心肌,并波及肉柱及乳头肌。②区域性心肌梗死:病变特点为:病灶较大,最大直径 2.5cm 以上,累及心室壁全层,或深达室壁 2/3,多发生在左冠状动脉前降支供血区,其中左室前壁、心尖部及室间隔前 2/3,约占全部 MI 的 50%。
4. 并发症:乳头肌功能失调;心脏破裂;室壁瘤;附壁血栓形成;急性心包炎,心源性休克。
5. 心脏:代偿期左心室壁向心性肥厚,失代偿期左心室壁离心性肥大,心腔扩张;肾脏:原发性颗粒性固缩肾;
脑:高血压脑病,脑软化,脑出血;
视网膜:中央动脉硬化、视乳头水肿、出血。
6. 为非特异性炎或肉芽肿性炎。典型的病变分为三期:①变质渗出期,即结缔组织黏液样变性和纤维蛋白样坏死,②增生期(肉芽肿期),由纤维蛋白样坏死物、风湿细胞、淋巴细胞、浆细胞构成的 Aschoff 小体;③纤维化期(愈合期)。
7. 急性期瓣膜肿胀,闭锁缘有串珠状单行排列的疣状赘生物,灰白色、粟粒大小,粘连紧密,不易脱落,镜下为白色血栓。后果:病变反复发作,致瓣膜增厚、变硬、卷曲、短缩,瓣叶间粘连,腱索增粗、短缩,导致瓣膜病。
8. ①急性感染性心内膜炎:常发生于原无病变的瓣膜,赘生物体积巨大、松脆,含大量细菌,破碎后引起含细菌性栓塞和转移性脓肿。②亚急性细菌性心内膜炎:常发生于原有病变的瓣膜,赘生物呈息肉状或菜花状,污秽、灰黄色,质地松脆,易脱落引起动脉性栓塞和血管炎。
9. ①缓进型高血压病变特点:功能紊乱期的改

变为全身细小动脉痉挛;动脉系统病变期为细小动脉硬化,弹力动脉和弹力肌型动脉可伴有粥样硬化病变;内脏病变期表现为心肌肥大、原发性颗粒性固缩肾、高血压脑病及视网膜病变。②急进型高血压病变特点:增生性小动脉硬化和坏死性细动脉炎。

10. ①出血原因:脑细动脉硬化致血管变脆,血压突然升高时血管易破裂;血管病变致弹性下降,失去壁外组织支撑时可形成微小动脉瘤,血压剧烈波动可致动脉瘤破裂。②部位特点:由于供应基底核区域的豆纹动脉从大脑中动脉呈直角分出,直接受到压力较高的血流冲击,易使已有病变的豆纹动脉破裂。

11. 该病多见于青壮年,血压显著升高,尤以舒张压升高明显,常大于130mmHg,临床起病急、进展快、预后差,患者多在1年内死于急性肾衰竭,也可因脑出血或心力衰竭致死。病变特点为全身各器官的细动脉发生纤维蛋白样坏死和闭塞性小动脉内膜炎(同心层状增厚,呈洋葱皮样)。

(文　彬　杨慧敏)

第七章　呼吸系统疾病

(一) 名词解释

1. ①肺炎球菌感染;②肺泡纤维蛋白性炎;③肺段或整个肺大叶;④青壮年;⑤起病急、寒战高热、胸痛、咳嗽、咳铁锈色痰、呼吸困难,肺实变体征及周围血白细胞增高。

2. ①大叶性肺炎并发症;②肺泡腔内纤维蛋白多,中性粒细胞渗出少,溶蛋白酶不足;③肺泡内纤维蛋白不能被完全溶解清除,由肉芽组织机化,病变肺组织变成褐色肉样纤维组织。

3. ①化脓性细菌感染;②以肺小叶为单位,呈灶状散布;③化脓性炎;④小儿和年老体弱者或其他疾病的并发症。

4. ①肺实质和小气道受损;②共同特征:慢性不可逆性气道阻塞、呼吸阻力增加、肺功能不全;③慢性支气管炎、肺气肿、支气管哮喘和支气管扩张症。

5. ①支气管及其周围组织的慢性非特异性炎;②反复咳嗽、咳痰或伴喘息症状每年至少持续3个月,连续两年以上;③可并发肺气肿和肺心病。

6. ①小支气管持续性、永久性扩张;②支气管壁纤维性增厚;③慢性咳嗽、大量脓痰、反复咯血。

7. ①终末支气管以下肺组织;②过度充气呈持久性扩张,肺泡间隔破坏;③肺组织弹性降低,体积增大,功能减退。

8. ①长期吸入有害粉尘,并在肺内沉着;②粉尘结节和肺纤维化;③职业病;④分为无机尘肺和有机尘肺两大类。

9. ①大量含游离SiO_2的粉尘,沉着于肺部;②常见的职业病;③病变:硅结节形成和弥漫性肺纤维化;④脱离硅尘作业后,肺部病变仍继续发展;⑤重症或晚期病例出现呼吸衰竭和并发慢性肺源性心脏病。

10. ①硅肺基本病变,境界清楚的圆形或椭圆形结节,灰白,直径3~5mm;②早期由吞噬了硅尘的巨噬细胞组成细胞性结节,以后从中央开始逐渐纤维化并玻璃样变。③由呈同心圆状排列的玻璃样变的胶原纤维构成。

11. ①慢性肺疾病、肺血管及胸廓的病变;②肺循环阻力增加、肺动脉压力升高;③右心室肥厚、扩大甚至发生右心衰竭。

(二) A型题

1. E　2. A　3. E　4. D　5. B　6. C　7. B
8. B　9. A　10. B　11. D　12. C　13. D
14. C　15. A　16. C　17. B　18. B　19. C
20. C　21. E　22. B　23. C　24. A　25. C
26. B　27. B　28. E　29. A　30. B　31. A
32. B　33. B　34. D　35. D　36. A　37. D
38. C　39. E　40. E　41. B　42. D　43. A
44. C　45. A　46. B　47. E　48. B　49. E
50. A　51. A　52. E　53. E　54. C　55. E
56. C　57. B　58. D　59. C　60. D　61. E
62. B　63. E　64. E　65. D　66. A　67. D
68. B　69. E　70. D　71. B　72. C　73. D
74. C　75. B

(三) X型题

1. ACDE　2. ABD　3. CD　4. ABE　5. ABCD

6. ACDE   7. ABCDE   8. CDE   9. ACD
10. ABDE   11. ABC   12. BE   13. ABCDE
14. ABCDE   15. ACDE   16. ABDE   17. BCDE
18. ABDE   19. ABCD   20. ABD   21. ABD

（四）填空题

1. 充血水肿期；红色肝样变期；灰色肝样变期；溶解消散期。
2. 中央型；周围型；弥漫型。
3. 硅结节形成；弥漫性肺间质纤维化。
4. 肺疾病；胸廓运动障碍性疾病；肺血管疾病。
5. 肺结核病；慢性肺源性心脏病；肺部感染；阻塞性肺气肿。
6. 纤维素性；化脓性。
7. 鳞状细胞癌；腺癌；小细胞癌。

8. 淋巴道转移。
9. 以细支气管为中心的肺组织化脓性。
10. 小细胞。

（五）问答题

1.（1）镜下：肺泡壁毛细血管显著扩张充血；肺泡腔内大量纤维蛋白及大量红细胞。
（2）肉眼：病变肺叶肿胀，重量增加，色暗红，质实如肝，切面呈粗糙颗粒状。
（3）临床：①呼吸困难、发绀：肺泡壁毛细血管扩张，肺叶实变，肺泡通气和换气功能下降；②咳嗽、咳铁锈色痰：肺泡腔内红细胞破坏，血红蛋白变性使痰液呈铁锈色；③胸痛：病变累及胸膜，纤维蛋白性胸膜炎；④肺实变体征，大片致密阴影，渗出物可检出多量肺炎球菌。

2. 大叶性肺炎与小叶性肺炎比较表

	大叶性肺炎	小叶性肺炎
病原菌	以肺炎球菌为主	多种化脓性细菌
发病年龄	青壮年	小儿、老人、体弱久病卧床者
病变特点	急性纤维蛋白性炎	急性化脓性炎
病变范围	以肺段或肺叶为病变单位	以细支气管为中心，肺小叶为病变单位，病变大小不一，多发性，散在于两肺
病变分期	分为充血水肿、红色肝样变、灰色肝样变和溶解消散期	病变无程期性
支气管旁淋巴结	一般无病变	常常肿大，呈急性炎性反应
临床表现	起病急骤，高热、寒战、胸痛、咳嗽、咳铁锈色痰和呼吸困难	常为其他疾病的并发症，可有发热、咳嗽、咳痰
结局	绝大多数痊愈	多数痊愈，少数体弱者预后差
并发症	肺肉质样变、肺脓肿、脓胸、败血症、纤维蛋白性胸膜炎、中毒性休克	脓血症、肺脓肿、脓胸、支气管扩张症、呼吸衰竭、心力衰竭
相同点	均为细菌感染引起发生在肺组织的急性渗出性炎症	

3.（1）慢性支气管炎的病因
1）外源性因素：①理化因素，如吸烟、空气污染、气候寒冷；②感染因素；③过敏因素；
2）内源性因素：①机体抵抗力下降，特别是呼吸系统的免疫防御功能低下；②过敏体质。
（2）主要病变特点
1）呼吸道黏膜上皮的损伤与修复；
2）黏液腺体增生、肥大；
3）管壁病变，如充血、炎细胞浸润、纤维组织增生、平滑肌断裂萎缩、软骨变性等。

4.（1）肺硅沉着症：游离的二氧化硅微粒在肺内沉积而引起的一种慢性职业病。
（2）病变特点：①肺硅结节形成；②弥漫性间质纤维化。
（3）肺硅沉着症可分为三期：①第Ⅰ期：硅结节形成主要局限于淋巴系统，病变主要在中、下叶近肺门处；②第Ⅱ期：硅结节明显扩展到淋巴系统以外的肺组织，硅结节数量增多并互相融合,肺间质纤维化,但病变范围不超过全肺的 1/3;③第Ⅲ期:硅结节呈瘤样团块,直径超过 2cm;或肺间质纤维化严重,病变范围超过全肺的 1/3。

(4) 常见的并发症:①肺结核;②肺源性心脏病;③肺部感染和阻塞性肺气肿。

5. (1) 肉眼类型:①中央型(肺门型);②周围型;③弥漫型。

(2) 常见组织学类型:①鳞癌;②腺癌;③小细胞癌;④大细胞癌;⑤腺鳞癌(混合性癌);⑥肉瘤样癌。

(3) 早期诊断:中老年,刺激性咳嗽、痰中带血等,特别是长期吸烟者,做 X 线、痰细胞学、支纤镜、活检。

(李祖茂 王 琼)

第八章 消化系统疾病

(一) 名词解释

1. 肠上皮化生是指胃黏膜上皮或(和)腺体被肠型腺上皮如杯状细胞、吸收上皮细胞、Paneth 细胞等替代的现象。

2. 革囊胃是指进展期胃癌,癌细胞向胃壁弥漫浸润,使胃壁增厚变硬、腔缩小、黏膜皱襞消失,似皮革。

3. 假幽门腺化生是指胃体、胃底部腺体壁细胞和主细胞消失,被似幽门腺的黏液分泌细胞所取代。

4. Barrett 食管是指多种原因引起食管下段黏膜鳞状上皮被胃黏膜柱状上皮取代。

5. 早期胃癌是指胃癌组织浸润仅限于黏膜层及黏膜下层,不论有无淋巴结转移。

6. 进展期胃癌是指胃癌癌组织浸润至胃壁黏膜下层以下者。

7. 嗜酸性小体是指病毒性肝炎时发生单个细胞死亡(凋亡),表现为胞质浓缩、胞核固缩以至消失,形成深红色、均匀、浓染的圆形小体。

8. 桥接坏死是指小叶中央静脉与门管区之间、二个小叶中央静脉之间或两个门管区之间出现肝细胞带状、融合性坏死,见于慢性中度和重度肝炎。

9. 毛玻璃样肝细胞是指在 HBsAg 携带者及慢性肝炎患者的肝组织,光镜下见部分肝细胞质呈嗜酸性微细颗粒状物质,不透明似毛玻璃样;电镜下内质网池内见较多线状或小管状的 HBsAg。

10. 肝纤维化是指肝细胞变性、坏死及炎细胞浸润,纤维结缔组织增生形成条索并互相连接形成间隔;无肝小叶结构的改建。

11. 假小叶是指广泛增生的纤维组织分割、包绕肝细胞团;肝细胞索排列紊乱;小叶中央静脉缺如、偏位或两个以上。

12. 蜘蛛状血管痣是指肝功能障碍体内雌激素过多,末梢小动脉及毛细血管扩张,状似蜘蛛。

13. 肝硬化是指多种原因引起肝细胞弥漫性变性、坏死、纤维组织增生及肝细胞结节状再生,肝小叶结构及血液循环途径改建并形成假小叶,致肝脏变形、变硬的一种慢性肝脏疾病。

14. 小肝癌是指原发性肝癌肝脏内单个癌结节直径<3cm 或 2 个癌结节总和直径在 3cm 以下。

15. 点状坏死是指一个或几个肝细胞坏死常伴炎细胞浸润。

16. 碎片状坏死是指慢性肝炎时肝小叶周边的界板肝细胞灶性坏死、崩解;常伴炎细胞浸润。

(二) A 型题

1. E 2. D 3. C 4. B 5. C 6. D 7. A
8. B 9. B 10. E 11. D 12. B 13. C
14. D 15. B 16. E 17. D 18. B 19. D
20. C 21. B 22. C 23. C 24. C 25. B
26. C 27. A 28. D 29. D 30. C 31. C
32. E 33. B 34. C 35. C 36. C 37. B
38. A 39. E 40. D 41. C 42. B 43. A
44. B 45. B 46. B 47. C 48. B 49. A
50. D 51. B 52. C 53. C 54. B 55. E
56. C 57. C 58. D 59. E 60. C 61. B
62. C 63. E 64. B 65. C 66. C 67. D
68. D 69. D 70. E 71. D 72. B 73. D
74. A 75. D

(三) X 型题

1. ABDE 2. BCD 3. AE 4. AE 5. ABDE
6. ABCD 7. ABCDE 8. ABDE 9. ABCDE
10. ABCDE 11. ABCDE 12. ABCE

13. ABCDE 14. ABCDE 15. ACDE 16. CE
17. ABC 18. BD 19. BCDE 20. ACE
21. BDE 22. ABCE 23. BC 24. AC 25. BCDE
26. AE 27. BE 28. ABCDE 29. ABCDE
30. ABCDE 31. ACE 32. ABCDE 33. ABCE
34. BCDE 35. ABCE 36. BDE 37. ABCDE
38. ABCDE 39. ABCDE 40. ABCDE

(四)填空题

1. Barrett；溃疡；癌变。
2. 自身免疫性；胃体和胃底；恶性贫血；胃窦。
3. 圆形或椭圆；2.0；贲门；幽门。
4. 炎性渗出层；坏死层；肉芽组织层；瘢痕组织层；溃疡底部增殖性动脉内膜炎。
5. 出血；穿孔；幽门狭窄；癌变；穿孔；癌变。
6. 急性单纯性阑尾炎；急性蜂窝织炎性阑尾炎；急性坏疽性阑尾炎；细菌；阑尾腔阻塞。
7. Crohn病；回肠末端；结肠；回肠近端；空肠。
8. 变性；坏死；炎细胞浸润；肝细胞再生；间质纤维组织增生。
9. 肝细胞水肿；嗜酸性变；嗜酸性坏死；溶解坏死。
10. 急性黄色(或红色)肝萎缩；广泛而严重的肝细胞坏死；肝衰竭；肝细胞的大片坏死；结节状肝细胞再生。
11. 脂肪肝；酒精性肝硬化；透明小体。
12. 肝小叶结构；弥漫的纤维组织；假小叶；门静脉高压；肝功能受损。
13. 隆起型；表浅型；凹陷型；蕈伞型(息肉型)；溃疡型；浸润型。
14. 肝细胞肝癌；胆管细胞癌；混合细胞性肝癌；肝内直接蔓延；淋巴道转移；血道转移；种植转移。
15. 胰头；无痛性黄疸；导管腺癌；K-ras基因点突变。

(五)问答题

1. (1)分类：慢性浅表性胃炎、慢性萎缩性胃炎、慢性肥厚性胃炎、疣状胃炎。
(2)B型慢性萎缩性胃炎病变特点：胃黏膜变薄，腺体小、少，肠上皮化生，淋巴细胞、浆细胞浸润，幽门螺杆菌等。

2. (1)病变特点：①溃疡小，圆形、椭圆形，边缘整齐，底部平坦；②溃疡底部分为四层，即炎性渗出层、坏死层、肉芽组织层和瘢痕层；③可出现出血、穿孔、幽门梗阻、癌变(十二指肠溃疡一般不癌变)等并发症。(2)临床表现：节律性的腹上区疼痛(胃溃疡常为餐后疼痛，十二指肠溃疡常表现为饥饿痛)、反酸、打呃等。

3. 胃良性溃疡与恶性溃疡的区别

	良性溃疡(胃溃疡)	恶性溃疡(溃疡型胃癌)
外形	圆形或椭圆形	不整形、皿状或火山口状
大小	溃疡直径一般<2cm	溃疡直径常>2cm
深度	较深	较浅
边缘	整齐、不隆起	不整齐、隆起
底部	较平坦	凹凸不平、有坏死，出血明显
周围黏膜	黏膜皱襞向溃疡集中	黏膜皱襞中断，呈结节状肥厚

4. ①肝细胞变性、坏死：肝细胞质疏松化、气球样变、嗜酸性变、嗜酸性坏死、点状坏死、碎片状坏死、桥接坏死等；②炎细胞浸润：以淋巴细胞、单核细胞浸润为主；③间质反应性增生(包括Kuppffer细胞、间叶细胞、成纤维细胞等)和肝细胞再生。

5. (1)发生机制：①小叶下静脉受压；②肝窦变窄和减少；③肝动脉与门静脉间异常吻合支形成。
(2)临床表现：脾大、胃肠道淤血、腹腔积液、侧支循环形成。

6. 门脉性肝硬化、坏死后性肝硬化、胆汁性肝硬化的比较

项目	门脉性肝硬化	坏死后性肝硬化	胆汁性肝硬化
发病率	最多	较多	少见
病因	病毒性肝炎；酒精中毒	亚急性重型肝炎、重度慢性肝炎；肝大量肝细胞坏死	胆道阻塞；感染

续表

项目		门脉性肝硬化	坏死后性肝硬化	胆汁性肝硬化
病变	结节	大小一致（直径：一般 0.15～0.5cm，很少超过 1cm）	大小悬殊（直径：一般 0.5～1cm，可达 6cm 以上）	细小或光滑
	切面	纤维间隔一致	纤维间隔宽窄不一	纤维间隔细小
	假小叶	明显	更明显	早期无，晚期可有，淤胆明显
癌变率		2.4%	13.1%	不癌变

（蹇顺海　刘　钧）

第九章　淋巴造血系统疾病

（一）名词解释

1. ①一种体积大的双核或多核的瘤巨细胞；②瘤细胞胞质丰富；③细胞核圆或椭圆，双核或多核，核膜厚；④核仁大而嗜酸性，周围有空晕。
2. ①典型的 R-S 细胞；②双核，面对面的排列，核仁突出，嗜酸性；③对霍奇金淋巴瘤诊断有重要意义。
3. ①白血病肿瘤细胞在骨髓以外的器官或组织内聚集增生而形成的肿块；②组织新鲜时呈绿色，也称"绿色瘤"。
4. ①严重感染、某些恶性瘤、药物中毒、大量出血和溶血反应等刺激造血组织而产生的异常反应；②周围血中白细胞显著增多；③有幼稚细胞出现。

（二）A 型题

1. A　2. E　3. A　4. A　5. B　6. A　7. D
8. B　9. E　10. D　11. B　12. A　13. C
14. C　15. B　16. B　17. A　18. E　19. D
20. B　21. B　22. D　23. C　24. C　25. D
26. C　27. B　28. C　29. C　30. B　31. E
32. C　33. D

（三）X 型题

1. ACD　2. ABD　3. ACDE　4. AD
5. ACDE

（四）填空题

1. 淋巴结；结外淋巴组织；霍奇金淋巴瘤；非霍奇金淋巴瘤。
2. 霍奇金淋巴瘤。
3. 结节硬化型；混合细胞型；富于淋巴细胞型；淋巴细胞消减型；淋巴细胞为主型；淋巴细胞消减型。
4. 自然杀伤细胞。

（五）问答题

1. ①淋巴结结构部分或全部破坏；②肿瘤细胞：诊断型 R-S 细胞为代表的系列 R-S 细胞。R-S 细胞包括：镜影细胞（诊断性 R-S 细胞）、腔隙型细胞（陷窝细胞）、"爆米花"细胞、多形性或未分化的 R-S 细胞；③反应性炎细胞。
2. ①原因去除后，血象可恢复正常；②一般无明显贫血和血小板减少；③粒细胞有严重中毒性改变，胞质内有中毒性颗粒和空泡等；④嗜中性粒细胞的 AKP↑、糖原↑；⑤类白血病反应时无 ph1 染色体，CML 可出现特征性的 Ph1 染色体。
3. 非霍奇金淋巴瘤和霍奇金淋巴瘤病理改变异同点

	非霍奇金淋巴瘤	霍奇金淋巴瘤
淋巴结肿大	明显	明显
正常淋巴结结构破坏	明显	明显
被膜浸润	有	有
瘤细胞形态	单一	多样化
反应性细胞数量	无或少	有或多
RS 细胞	无	有

（王　琼　李祖茂）

第十章 泌尿系统疾病

（一）名词解释

1. 新月体性肾小球肾炎；增生的肾球囊壁层上皮细胞、单核细胞；呈新月形。
2. 急性弥漫性增生性肾小球肾炎；双肾对称性肿大、充血。
3. 新月体性肾小球肾炎或膜性肾小球肾炎等；双肾肿大、颜色苍白。
4. 临床表现为三高一低：即大量蛋白尿、高脂血症、高度水肿、低蛋白尿血症；见于轻微病变性肾小球性肾炎、膜性肾小球性肾炎、膜性增生性肾小球肾炎、局灶性节段性肾小球硬化、系膜增生性肾小球肾炎。
5. 急性弥漫性增生性肾小球肾炎；发病突然，明显血尿、少尿、轻-中度白尿，水肿和高血压等。
6. 为各型肾小球肾炎终末期的表现；临床表现为多尿、夜尿、低比重尿、高血压、贫血、氮质血症、最终导致尿毒症。
7. 肾小球肾炎发展过程中大量肾单位破坏，肾小球滤过率明显降低，代谢产物在体内积聚，血中肌酐值、尿素氮升高。
8. 是肾衰竭晚期所出现的一系列中毒症状和体征；由于毒性代谢产物在体内积聚引起的刺激和水电解质平衡失调，导致胃肠道、神经、肌肉和心血管等多个系统出现病变。如：脑水肿、心肌水肿、腹膜炎、胸膜炎、周围神经病变及胃肠炎等。
9. 肾炎晚期；肾体积明显缩小，重量减轻，质地变硬，颜色苍白；表面呈弥漫性细颗粒状。
10. 是一种特殊类型的肾小球肾炎；临床特征为青年、儿童多见；表现为复发性血尿，血尿发作时常伴上呼吸道感染，轻度蛋白尿，极少有肾病综合征，可有高血压。
11. 细菌感染；肾小管、肾间质为主的化脓性炎症；发热、腰痛、脓尿等；分为急性、慢性肾盂肾炎。
12. 急性肾盂肾炎时，肾髓质血供障碍，在肾锥体乳头内侧 2/3 区域内有境界清楚的灰白色或灰黄色坏死灶，可累及单个或数个乳头。
13. 肾小管上皮细胞发生的恶性肿瘤；好发于肾上极；圆形、边界清楚、切面呈淡黄色或灰白色等多彩状的肿块；细胞排列多样，以透明细胞为主。
14. 是起源于肾内残留的后肾胚芽组织，是儿童常见的恶性肿瘤，组织学表现有三种成分：幼稚的肾小球或肾小管样结构、未分化的肾母细胞、不同分化阶段的间叶成分。

（二）A 型题

1. A 2. C 3. C 4. D 5. C 6. A 7. D
8. B 9. D 10. E 11. B 12. D 13. D
14. B 15. C 16. A 17. D 18. C 19. D
20. B 21. D 22. D 23. D 24. E 25. C
26. C 27. D 28. A 29. D 30. D 31. E
32. B 33. D 34. C 35. E 36. D 37. D
38. E 39. A 40. C 41. A 42. D 43. C
44. E 45. D 46. C 47. D 48. A 49. C
50. D 51. D 52. D 53. C 54. D 55. D
56. D 57. A 58. D 59. D 60. C

（三）X 型题

1. ABCE 2. BC 3. ABDE 4. ABCE
5. ACDE 6. BCDE 7. ACE 8. ABCE
9. ACDE 10. BCDE 11. ACDE 12. ABCD
13. ABDE 14. ABCD 15. ABE 16. BCDE
17. ABDE 18. ABCD 19. BCDE 20. ACBDE
21. ACDE 22. ACD 23. BE 24. BDE
25. AD 26. ABCE 27. ACDE 28. BCDE
29. BD 30. DE

（四）填空题

1. 体液免疫；细胞免疫。
2. 高度水肿；大量蛋白尿；高脂血症；低蛋白血症。
3. 高血压；水肿；血尿；蛋白尿、管型尿。
4. 化脓性；感染表现；脓尿、菌尿；膀胱刺激征。
5. 尿路感染；泌尿道受压或狭窄；膀胱输尿管逆流。
6. 肾乳头坏死；肾盂积脓；肾周围脓肿。
7. 腰痛；腰部肿块；无痛血尿。
8. 无痛性血尿；尿急、尿频、尿痛。
9. 少尿；血尿、蛋白尿；管型尿。
10. 肾癌；肾母细胞瘤；急性肾炎；急进性肾炎。

(五)问答题
1. 临床表现及机制:高血压(主要由于水钠潴留)、水肿(水钠潴留、毛细血管通透性增加)、少尿(肾小球滤过率降低)、血尿、蛋白尿(肾小球毛细血管受损)、管型尿(漏出的细胞、蛋白及颗粒在肾小管内积聚,随尿排出)。
2. 病因:主要是革兰阴性菌,多为大肠杆菌,次为变形杆菌;少数由其他细菌和真菌引起。
发病机制:(1)细菌入侵是决定因素;外因是细菌的数量和毒力;内因是机体抵抗能力的强弱;(2)感染途径:①上行感染:常见,多为大肠杆菌感染,引起一侧肾脏发病。泌尿道黏膜受损、尿路梗阻和膀胱输尿管逆流是主要诱因。②下行感染(血源性感染):少见,常见于败血症等细菌经血至肾间质、肾盂发病,以金黄色葡萄球菌为主,双侧肾脏受累。
3. 病理变化:肉眼:病变肾脏呈大白肾;光镜见肾小球内大量新月体形成,开始为细胞性新月体,后期转化为纤维性新月体;免疫荧光检查显示大多数无 IgG、C3 沉积。少数可见 IgG、C3 沿毛细血管壁呈线型沉积;电镜:基底膜不规则增厚,可见裂孔、缺损。临床表现:快速进行性肾炎综合征。
4. 肉眼:颗粒性固缩肾;镜下:大量骨单位萎缩、消失、纤维化、玻璃样变,残存肾单位代偿性肥大,肾间质纤维组织增生、慢性炎细胞浸润、肾小血管硬化。
5. 肾小球肾炎与肾盂肾炎的比较:
(1)病变性质:前者为变态反应性炎症,后者为化脓性炎;
(2)病因:前者与 A 组乙型溶血性链球菌感染相关,多种抗原,后者是细菌,多为上行感染,次为血源性感染;
(3)发病机制:前者为原位免疫复合物形成或循环免疫复合物沉积,后者由细菌直接感染所致;
(4)病变特点:前者弥漫性肾小球受损,双肾同时受累,后者为肾盂、肾间质化脓性炎,双肾病变不对称;
(5)临床表现:前者表现为急性肾炎综合征,后者表现为高热、寒战、腰痛、脓尿、菌尿、蛋白尿;
(6)结局:前者治愈或转为慢性硬化性肾炎,导致肾功能不全,后者治愈或转化慢性肾盂肾炎,导致肾功能不全。
6. 可引起单侧肾脏体积增大的疾病有:
(1)急性肾盂肾炎:肉眼观:肾体积增大,表面充血,可见散在微隆起的灰黄色脓肿,周围有紫红色充血带,切面,髓质内见黄色条纹向皮质延伸,肾盂黏膜充血、水肿,黏膜表面有脓性渗出物,镜下特征为肾间质化脓性炎或脓肿形成,肾小管坏死。
(2)肾细胞癌:肉眼观:肾体积增大,肿瘤位于上极或下级,多为圆形肿块,直径 3~15cm,切面淡黄色或灰白色,常有灶性出血、坏死、钙化等改变,呈多彩性特征,肿瘤压迫周围组织形成假包膜,镜下最常见的类型为透明细胞癌,癌细胞呈片、条、梁索或管状排列,间质血窦丰富。
(3)肾母细胞瘤:肉眼观:肿瘤体积大,边界清楚,可有假包膜,切面,肿瘤质软,鱼肉状,灰白或灰红色,可有灶性出血、坏死、囊性变,甚至可见骨、软骨组织。镜下:组织学特征是具有幼稚的肾小球、肾小管样结构。细胞成分包括:间叶组织的细胞、上皮样细胞、幼稚细胞。
(4)肾切除术后健侧肾脏代偿性肥大:肉眼观:肾体积均匀性增大,表面光滑,切面:皮髓质均匀性增厚,镜下:肾小球弥漫性肥大、细胞数增多,肾小管扩张。
7. 可引起双侧肾脏体积增大的疾病有:
(1)毛细血管内增生性肾小球肾炎:肉眼观:双肾体积均匀增大,表现为大红肾、蚤咬肾,镜下:系膜细胞、内皮细胞增生、肿胀,不同程度的中性粒细胞浸润,免疫荧光毛细血管壁可见颗粒状沉积物,电镜:基膜和上皮细胞间可见驼峰样电子致密物。
(2)毛细血管外增生性肾小球肾炎:肉眼观:双肾均匀性增大,色苍白(大白肾),镜下:多数肾小球内可见新月体形成(球囊壁层上皮增生所致),免疫荧光:I 型可见线型荧光沉积,II 型为颗粒状荧光沉积,III 型为(-),电镜:可见新月体,基膜不规则增厚,可见裂孔、缺损。
(3)急性肾盂肾炎:血源性感染多为双侧性,肉眼观:肾脏体积增大,表面充血,可见散在的黄白色脓肿,周围有充血带,切面:髓质内见黄色条纹向皮质延伸,肾盂黏膜充血、水肿,有脓性渗出物,组织学观察为间质化脓性炎症或脓肿,肾小管坏死。

(4) 膜性肾小球肾炎:肉眼观:双肾肿大,又称为大白肾,光镜:早期肾小球结构正常,之后基膜弥漫性增厚,免疫荧光:颗粒状荧光,IgG、C$_3$沿基膜沉积,电镜显示上皮肿胀,足突消失,上皮下有大量电子致密物沉积物,沉积物间基膜样物质形成钉状突起,以后钉突向沉积物表面延伸,覆盖沉积物,肾小球基膜明显增厚,其中的沉积物被溶解,形成虫蚀状空隙。

8. 急性肾小球肾炎:①病变特点:大体呈大红肾,镜下:弥漫性系膜细胞、内皮细胞增生,炎细胞浸润,肾小管上皮变性,腔内管型,免疫荧光:颗粒状 IgG、C$_3$ 沉积,电镜:上皮下驼峰样沉积物。②临床表现:急性肾炎综合征。
慢性肾小球肾炎:①病变特点:大体呈颗粒性固缩肾,镜下:大量肾小球硬化,肾小管萎缩消失,残存肾单位代偿性肥大,间质纤维组织增生,炎细胞浸润。②临床表现:慢性肾炎综合征、慢性肾衰。

(文 彬 杨慧敏)

第十一章 生殖系统和乳腺疾病

(一) 名词解释

1. ①癌前病变;②子宫颈上皮部分被不同程度异型性的细胞所取代;③异型细胞类似正常基底细胞或体积较小,大小不等,细胞核较大深染,细胞排列紊乱,可见核分裂;④好发部位:子宫颈鳞状上皮与柱状上皮交界带(移行带)。
2. ①子宫颈上皮全层皆为癌细胞;②癌细胞尚未穿破上皮基膜。
3. ①子宫颈上皮不典型增生至原位癌;②癌前病变的连续过程;③分为Ⅰ、Ⅱ、Ⅲ级。
4. ①少数肿瘤细胞突破基膜;②浸润深度不超过基膜下 5mm;③没有血管浸润及淋巴结转移;④多无明显症状。
5. ①胎盘绒毛普遍性水肿;②大小不等的葡萄状物;③子宫增大常超过妊娠期;④阴道流血或阴道排出水泡状物。
6. ①水泡状物;②浸润子宫肌层;③滋养层细胞增生有异型性。
7. ①高度恶性的滋养层细胞肿瘤;②无绒毛或水泡状结构;③成团异型滋养层细胞;④病灶周围常有大片出血、坏死;⑤广泛侵入子宫肌层或转移至其他脏器及组织;⑥血道转移。
8. ①卵巢异位的子宫内膜;②月经周期反复出血;③含巧克力糊状物,呈囊肿。
9. ①中、小导管;②癌细胞局限于导管内;③管壁基膜完整。
10. ①终末导管及腺泡;②癌细胞局限于导管和腺泡内;③未穿破其基膜;④小叶结构存在。

(二) A 型题

1. B 2. C 3. D 4. E 5. C 6. C 7. A
8. E 9. A 10. A 11. C 12. B 13. A

(三) X 型题

1. ABCDE 2. ABC 3. ABCE 4. AB
5. DE 6. BCE 7. CE 8. AC 9. ABCD
10. AE 11. ADE

(四) 填空题

1. 糜烂型;外生菜花型;内生浸润型;溃疡型。
2. 绒毛间质高度水肿;间质血管消失或少量无功能血管;滋养层细胞不同程度增生。
3. 鳞状细胞癌;腺癌;鳞状细胞癌。
4. 外上象限。
5. 细胞滋养层细胞;合体滋养层细胞。
6. 浆液性囊腺瘤;黏液性囊腺瘤。
7. 血道。

(五) 问答题

1. (1) 子宫颈 CIN 属癌前病变,子宫颈上皮细胞呈现程度不等的异型性,表现为细胞大小形态不一,细胞核增大浓染,核浆比例增大,核分裂象增多,细胞极性紊乱,病变由基底层逐渐向表层发展,依其病变程度不同分为Ⅰ、Ⅱ、Ⅲ级。
(2) 原位癌是指上皮全层皆为异型细胞所替代。
(3) 原位癌累及腺体是指原位癌的异型细胞沿基膜伸入腺体内,但腺管轮廓尚存,腺体基膜完整。

(4) 并非所有的 CIN 和原位癌累及腺体一定发展为浸润癌。
2. 子宫颈癌好发于宫颈外口，肉眼类型有糜烂型，外生菜花型，内生浸润型，溃疡型。组织学类型有鳞状细胞癌，腺癌。
3. 乳腺癌一半以上好发于乳腺外上象限，其次是乳腺中央区和其他象限。常见组织学类型有：
(1) 非浸润性癌(导管内原位癌，小叶原位癌)
(2) 浸润性癌(浸润性导管癌，浸润性小叶癌)

4. 葡萄胎、侵蚀性葡萄胎和绒毛膜癌的异同点

	葡萄胎	侵袭性葡萄胎	绒毛膜癌
完整绒毛	有	有	无
侵袭肌层	无	有	有
侵袭力	无	强	更强
血道转移	无	有	有

（王　琼　李祖茂）

第十二章　内分泌系统疾病

(一) 名词解释

1. 是由于缺碘使甲状腺素分泌不足，TSH 分泌增多，甲状腺滤泡上皮增生，胶质堆积而使甲状腺肿大，多不伴甲亢。
2. 指由多种病因导致甲状腺功能增强，分泌甲状腺激素(TH)过多所致的临床综合征，临床上统称为甲状腺功能亢进症。临床上表现为甲状腺弥漫性对称性肿大，甲状腺滤泡上皮增生，基础代谢率和神经兴奋性升高。
3. 甲状腺素分泌缺乏或不足或甲状腺素合成障碍或由于甲状腺实质、垂体或下丘脑病变等；表现为克汀病及黏液水肿。
4. 是主要由于地方性缺碘，在胎儿和婴儿期从母体获得或合成甲状腺素不足或缺乏，导致生长发育障碍，主要表现为大脑发育不全，智力低下，表情痴呆，骨形成及成熟障碍，四肢短小，形如侏儒。
5. 少儿、成年人由于甲状腺功能低下，组织间隙大量黏液(氨基多糖)沉积；基础代谢显著低下，多器官功能低下。
6. 又称肉芽肿性甲状腺炎。是一种与病毒感染有关的巨细胞性或肉芽肿性炎症。多见女性、中青年。起病急、病程短，发热，颈部压痛，短暂甲状腺功能异常。病理特点：部分滤泡破坏，巨噬细胞性肉芽肿形成；微小脓肿形成(无干酪样坏死)。
7. 又称桥本甲状腺炎，自身免疫甲状腺炎，是一种自身免疫性疾病。多见中年女性，晚期临床表现为甲低。镜下实质广泛破坏、萎缩；大量淋巴细胞浸润、滤泡形成；纤维增生，可见多核巨细胞。

8. 是一种体内胰岛素相对或绝对不足，以及靶细胞对胰岛素敏感性降低而引起的糖类、脂肪和蛋白质代谢紊乱的一种慢性内分泌代谢障碍性疾病，以持续性血糖增高和出现糖尿为主要特征。
9. 是由源于神经嵴的、能从细胞外摄取胺前体、并在细胞内脱羧产生胺和多肽激素的一系列内分泌细胞组成的 APUD 发生的肿瘤。
10. 是由滤泡旁细胞(即 C 细胞)发生的恶性肿瘤，属于 APUD 瘤，90% 的肿瘤分泌降钙素，产生严重腹泻和低钙血症。肿瘤细胞呈实体片巢状或乳头状、滤泡状排列，间质内常有淀粉样物质沉着(可能与降钙素分泌有关)，电镜下见胞质内有大小较一致的神经内分泌颗粒。本病可有家族性。
11. 是由胰岛 B 细胞发生的内分泌细胞肿瘤，其临床特点为：①高胰岛素血症和低血糖；②发作时出现意识障碍甚至昏迷，进食或注射葡萄糖可缓解；③空腹血糖一般低于 50mg/dl。瘤细胞与正常胰岛 B 细胞相似，核可有不同程度的异型性，呈索巢状、腺样或菊形团排列，间质为血窦，可有淀粉样变性、纤维化和钙化；电镜下可见神经内分泌颗粒。

(二) A 型题

1. D　2. C　3. E　4. A　5. D　6. A　7. A
8. D　9. C　10. A　11. B　12. D　13. E
14. A　15. C　16. E　17. B　18. E　19. A
20. C　21. A　22. A　23. E　24. B　25. D
26. A　27. C　28. E　29. E　30. A　31. D
32. D　33. B　34. B　35. A　36. B　37. D
38. B　39. C

(三) X 型题

1. ABDE 2. BDE 3. ABCD 4. ABC
5. ADE   6. ABCDE 7. ABDE 8. ABCE

(四) 填空题

1. 缺碘；TSH；滤泡内胶质堆积。
2. 增生期；胶质贮积期；结节期。
3. 缺碘；致甲状腺肿因子；高碘、遗传和免疫。
4. 滤泡上皮增生呈高柱状，有的呈乳头状增生，并有小滤泡形成，滤泡腔内胶质稀薄，滤泡周边出现大小不等的吸收空泡；间质血管丰富、充血；淋巴组织增生。
5. 甲状腺肿大；基础代谢率增加和神经兴奋性升高。
6. 甲状腺实质性损伤；甲状腺发育异常；甲状腺素合成障碍；自身免疫性疾病；垂体或下丘脑病变。
7. 细菌；化脓性；病毒；自身免疫；病因不明。
8. 单纯性腺瘤；胶样型腺瘤；胎儿性腺瘤；胚胎性腺瘤；嗜酸细胞腺瘤；非典型腺瘤等。
9. 降钙素；Syn；CgA 等。
10. 乳头状癌；滤泡癌；髓样癌；未分化癌。

(五) 问答题

1. 结节性甲状腺肿与甲状腺腺瘤的区别

	结节性甲状腺肿	甲状腺腺瘤
发病率	较高	较低
肉眼	甲状腺呈多结节状，多无完整包膜	甲状腺呈单发性结节，有完整包膜
光镜	纤维间隔两侧甲状腺组织形态较一致	纤维间隔（包膜）两侧甲状腺组织形态不一致

2. 弥漫性毒性甲状腺肿的主要病理变化特点及临床表现：

病理变化：肉眼观：甲状腺弥漫对称性增大，约正常的 2～4 倍，表面光滑，血管充血，较软，切面灰红，分叶状，胶质少，质如肌肉。

光镜：滤泡上皮增生呈高柱状，有的呈乳头状增生，并有小滤泡形成；滤泡腔内胶质稀薄，周边有大小不一的吸收空泡；间质血管丰富、充血、淋巴细胞浸润，并有淋巴滤泡形成。

电镜：上皮胞质内 RER 丰富、扩张、高尔基体肥大，核糖体增多，分泌活跃。免疫荧光：上皮基底膜上有 IgG 沉着。

临床表现：双侧听到血管杂音；甲状腺功能亢进症 心率加快、脉压增大、烦热多汗、食欲亢进、两手震颤、兴奋易怒等；突眼征；甲状腺弥漫性肿大。

3. (1) 慢性甲状腺炎可分为：①慢性淋巴细胞性甲状腺炎；②纤维性甲状腺炎。

(2) 慢性淋巴细胞性甲状腺炎：①自身免疫疾病；②较常见，多见于中年妇女；③甲状腺大；④甲状腺滤泡萎缩，大量淋巴细胞浸润，间质结缔组织增生；⑤甲状腺功能减低。

(3) 纤维性甲状腺炎：①罕见，多见于中年妇女；②原因不明；③甲状腺质地甚硬；④甲状腺滤泡萎缩，纤维组织明显增生，透明变性；⑤晚期甲状腺功能低下等。

4. 肉眼：直径约 2～3cm，无明显包膜，质较硬，切面灰白，部分病例有囊形成，囊内可见乳头，肿瘤常伴有出血、坏死、纤维化和钙化。镜下：甲状腺上皮增生呈乳头状，可有多级分枝，乳头中心有纤维血管间质，间质内常见呈同心圆状的钙化小体，即砂粒体。乳头上皮可为单层或多层，常见毛玻璃状核或核沟，临床上，肿瘤局部淋巴结转移较早，但肿瘤生长慢，恶性度较低，预后较好。

5. 1 型糖尿病与 2 型糖尿病比较

	胰岛素依赖型糖尿病（1 型）	非胰岛素依赖型糖尿病（2 型）
发病年龄	青少年	中老年
发病机制	遗传因素；病毒感染；自身免疫反应	与肥胖有关的胰岛素相对不足；组织对胰岛素不敏感
抗胰岛细胞抗体	（＋）	（－）

续表

	胰岛素依赖型糖尿病(1型)	非胰岛素依赖型糖尿病(2型)
血胰岛素水平	明显降低	相对不足
胰岛病变	胰岛素数目减少;B细胞明显减少;淋巴细胞浸润	胰岛数目正常或轻度减少;B细胞早期无变化,后期轻度减少;间质淀粉样变

(刘　钧　寒顺海)

第十三章　神经系统疾病

(一) 名词解释

1. 是一个变性或坏死的神经细胞胞体被5个以上增生的少突胶质细胞围绕的现象,常见于病毒感染。

2. 是指坏死的神经元被增生的小胶质细胞或血源性巨噬细胞吞噬,是小胶质细胞对坏死神经元的一种反应。

3. 是小胶质细胞或巨噬细胞吞噬神经组织的崩解产物后,其胞体增大,胞质中出现大量小脂滴,HE染色呈空泡状。苏丹染色呈阳性反应。

4. 主要特点为败血症性休克,脑膜炎症病变较轻。临床表现为起病急病程短、发热、昏迷、发绀、周围循环衰竭、休克、皮肤和黏膜出血,病理学的主要改变为两侧肾上腺严重出血。

5. 是脑组织损伤后局部的小胶质细胞、少突胶质细胞和星形细胞增生,积聚成团;常位于血管旁或坏死的神经细胞附近;常见于病毒感染。

6. 是脑组织内散在灶性神经组织的液化性坏死,形成染色浅、质地疏松的镂空筛网状病灶,与病毒感染等有关。

(二) A型题

1. C　2. E　3. C　4. B　5. C　6. C　7. D
8. E　9. D　10. C　11. B　12. C　13. A
14. E　15. C　16. D　17. C

3. 流行性脑膜炎与流行性乙型脑炎的异同点:

(三) X型题

1. ABCDE　2. ACDE　3. ABCDE　4. ABCD
5. ACE　6. AB　7. ABCD

(四) 填空题

1. 脑膜炎双球菌;脑脊髓膜;化脓性炎症。
2. 上呼吸道感染期;败血症期;脑膜炎症期。
3. 乙型脑炎病毒;脑脊髓实质。
4. 淋巴细胞套;神经细胞变性坏死;筛状软化灶;胶质细胞增生;筛状软化灶。
5. 束状型;网状型。
6. 弥漫浸润型星形胶质细胞瘤。
7. 蛛网膜帽状细胞。

(五) 问答题

1. (1) 流行性脑脊髓膜炎的病变特点:①肉眼:脑膜血管扩张充血,蛛网膜下腔脓性渗出,脑沟回结构不清。②镜下:蛛网膜血管高度扩张充血,蛛网膜下腔充满脓液。
(2) 临床病理联系:脑膜刺激症状,颅内压升高症状,脑脊液改变。

2. (1) 流行性乙型脑炎病变特点:①肉眼:软脑膜充血水肿,脑回变宽,脑沟变浅。切面脑组织充血水肿,点状出血,可见粟粒、针尖大小软化灶。②镜下:血管改变及炎症变化,神经细胞变性坏死,软化灶形成,胶质细胞增生。
(2) 临床病理联

		流行性脑膜炎	流行性乙型脑炎
共同点	病因	生物性病原因子	生物性病原因子
	病变部位	中枢神经系统	中枢神经系统
	病变特点	炎症	炎症
	发病机制	机体免疫功能低下	机体免疫功能低下
不同点	病因	脑膜炎球菌	乙型脑炎病毒

	流行性脑膜炎	流行性乙型脑炎
传染途径	以呼吸道为主	以带病毒的蚊虫叮人为主
临床表现	A. 颅内压增高；B. 脑膜刺激症状；C. 脑神经麻痹	A. 嗜睡和昏迷；B. 脑神经麻痹
病变部位	主要在脑脊膜和蛛网膜下腔	主要在中枢神经系统灰质，以大脑皮质及基底核、视丘最严重
病变	脑脊膜的化脓性炎症	大体观察为脑镂空的筛状软化；组织学改变为A. 脑筛状软化；B. 神经细胞变性、坏死，卫星现象和噬神经细胞现象；C. 以淋巴细胞浸润为主的血管套；D. 小胶质细胞增生、胶质结节

（王 琼 李祖茂）

第十四章 传染病及寄生虫病

（一）名词解释

1. 是结核病的一种基本病变。是在细胞免疫的基础上形成的，由上皮样细胞、Langhans 巨细胞及外周局部聚集的淋巴细胞和少量反应性增生的纤维母细胞构成，典型者中央有干酪样坏死，对结核的病理学诊断有意义。

2. 为一种多核巨细胞，是多数上皮样细胞互相融合或一个细胞核分裂胞质不分裂形成的，直径可达 300μm，胞质丰富，胞质突起常与上皮样细胞胞质突起相连接，核与上皮样细胞相似，核的数目由十几个到几十个不等，可上百个，核排列在胞质周围呈花环状、马蹄形或密集于胞体的一侧。

3. 是原发性肺结核病的病理特征，由肺的原发灶、淋巴管炎和肺门淋巴结结核三者组成，X 线胸片上呈哑铃状阴影。

4. 是机体再次感染结核杆菌所引起的肺结核病，多见于成人，病变多由肺尖开始，病灶易发生干酪样坏死，坏死灶周围增生性病变明显，多经支气管播散，病程长，病变表现多样，可为新旧不一病灶交替出现。

5. 机体第一次感染结核杆菌所引起的肺结核病，多见于儿童，表现为肺原发综合征，绝大多数可自然痊愈。

6. 继发性肺结核病的早期病变，病变多在肺尖下 2~4cm 处，直径约 0.5~1cm，境界清楚，镜下以增生性病变为主，免疫力强时，病变常发生纤维化、钙化；免疫力低下时，则发展为浸润型肺结核。

7. 继发性肺结核的最常见类型，多由局灶型肺结核发展而来，病变中央有干酪样坏死，周围见渗出性病变，患者常有结核中毒症状和咳嗽、咯血等表现，合理治疗可痊愈，恶化时病灶扩大，甚至形成空洞、干酪样肺炎等。

8. 继发性肺结核病的一种较少见类型，可由浸润型肺结核进展或急、慢性空洞内的细菌经支气管播散而致，病变可呈小叶性或大叶性实变，切面呈黄色干酪样，镜下肺泡腔内大量浆液纤维蛋白性渗出，且有明显干酪样坏死，病情危重。

9. 又称结核瘤，是直径 2~5cm，有纤维包裹的、孤立的、境界分明的球形干酪样坏死灶，多为单个，常位于肺上叶，可由浸润型肺结核的干酪样坏死灶经纤维包裹、结核空洞由干酪样坏死物填满或由多个结核病灶融合形成，部分机化和钙化而愈合，也可恶化进展。

10. 见于骨结核，病变累及周围软组织，引起干酪样坏死和结核性肉芽肿形成，干酪样坏死物液化后在骨旁形成结核性"脓肿"，但局部无红、热、痛，故称之。

11. 细菌性痢疾较严重的一型，多见于 2~7 岁儿童，病原菌常为毒力较低的福氏或宋内痢疾杆菌，起病急骤，以严重的全身中毒症状为主，肠道症状常不明显，一般为卡他性炎和滤泡性肠炎改变。

12. 伤寒病时，巨噬细胞增生，吞噬有伤寒杆菌、红细胞和细胞碎片，称伤寒细胞，伤寒细胞聚集成团，形成的小结节状病灶称之，是伤寒的特征性病变，具有病理诊断价值。

13. 伤寒病时，巨噬细胞增生并吞噬有伤寒杆菌、红细胞和细胞碎片，称之。

14. 又称梅毒瘤，是三期梅毒的特征性病变，肉眼：呈灰白色，大小不等，质地如树胶，韧而有弹性；镜下：中央为干酪样坏死，其周围有少许类上皮细胞和 Langhans 巨细胞的结核样结节。

15. 即肝阿米巴病，脓肿腔内为液化的坏死物，呈棕褐色果酱样；脓肿壁上有未液化的坏死组织，呈破絮状；脓肿与正常组织交界处可查见阿米巴滋养体。

16. 由成熟血吸虫虫卵引起的一种急性坏死、渗出性病变。中央为 1~2 个成熟虫卵，周围为一片无结构的坏死物及大量嗜酸粒细胞浸润，状似脓肿。

17. 即慢性虫卵结节，中央为死亡、钙化的血吸虫卵，围以异物巨细胞、类上皮细胞、周围有淋巴细胞浸润和肉芽组织增生，类似结核结节。

18. 即血吸虫性肝硬化。肝表面不平，沟纹分割，切面增生的结缔组织沿门静脉分支呈树枝状分布，称之。

(二) A 型题

1. B 2. E 3. A 4. C 5. C 6. B 7. C
8. D 9. E 10. B 11. E 12. A 13. E
14. E 15. C 16. C 17. D 18. E 19. C
20. C 21. E 22. E 23. E 24. D 25. D
26. D 27. D 28. D 29. D 30. D 31. B
32. C 33. D 34. A 35. D 36. D 37. D
38. A 39. E 40. D 41. D 42. A 43. D
44. D 45. C 46. C 47. C 48. D 49. E
50. D 51. B 52. A 53. C 54. D 55. B
56. E 57. E 58. E 59. E 60. E 61. C
62. B 63. C 64. C

(三) X 型题

1. BDE 2. BCD 3. ABCE 4. ABDE 5. ABCD
6. ACE 7. BCE 8. ADE 9. BDE 10. ABCE
11. ABD 12. ABD 13. BCDE 14. ACE
15. ABCDE 16. ACD 17. ABCD 18. CD
19. ABCDE 20. ACD 21. ACDE 22. CD
23. ABCDE 24. BCE 25. ABCD 26. ABDE
27. DE 28. ACDE 29. ABCD 30. BCD

(四) 填空题

1. 结核杆菌；肺；呼吸道。
2. 吸收消散；纤维化钙化；浸润进展；溶解播散。
3. 肺的原发病灶；结核性淋巴管炎；肺门淋巴结结核。
4. 结核结节。
5. 急性空洞；干酪样坏死物；结核性肉芽组织；纤维结缔组织。
6. 活动性空洞型肺结核病；脊椎；颈部淋巴结；输卵管。
7. 髓样肿胀期；坏死期；溃疡期；愈合期。
8. 闭塞性动脉内膜炎和小血管周围炎；树胶样肿；心血管系统；中枢神经系统。
9. 虫卵结节。
10. 痢疾杆菌；假膜性；乙状结肠；直肠。

(五) 问答题

1. (1) 基本病变：为特殊性炎，但仍具有一般炎症的渗出、坏死和增生三种基本变化，可以其中之一为主。①渗出为主：浆液性或浆液纤维蛋白性炎；②增生为主：具有诊断意义的结核结节；③坏死为主：干酪样坏死。

(2) 转化规律：结核病的发展和转归取决于机体抵抗力和结核杆菌致病力之间的关系。①转向愈合：病变的吸收、消散，纤维化、纤维包裹和钙化；②转向恶化：病灶扩大和溶解播散。

2. 原发性肺结核病与继发性肺结核病的区别

	原发性肺结核病	继发性肺结核病
结核杆菌感染	初次	再次
发病人群	儿童	成人
对结核杆菌的免疫力或过敏性	无	有
病理特征	原发综合征	病变多样，新旧病灶复杂，较局限
起始病灶	上叶下部、下叶上部近胸膜处	肺尖部
主要播散途径	淋巴道或血道	支气管
病程	短，大多自愈	长，需治疗

3. (1) 局灶型肺结核：①位置和病灶数量：肺尖下2~4cm处，一个或数个病变；②病变性质：增生为主，也可为渗出和中央有干酪样坏死；③临床表现：常无明显自觉症状；④转归：病人免疫力低时可发展为浸润型肺结核，免疫力强时则纤维化、钙化而痊愈。

(2) 浸润型肺结核：①位置和病变数量：肺尖或锁骨下区域；②性质：渗出性炎，中央常有干酪样坏死；③临床表现：结核中毒症状、咳嗽、咯血、痰中查出结核杆菌；④转归：A.治愈；B.恶化成急性空洞，干酪样肺炎等；C.转变为慢性纤维空洞型肺结核。

(3) 慢性纤维空洞型肺结核：①位置和病变数量：多在肺上叶，多个、新旧不一的病变；②性质：厚壁空洞及肺内新旧不一、大小不等、类型不同结核病灶；③临床表现：咳嗽、咳痰、大咯血等；④转归：A.窒息而死；B.肺心病；C.治愈：开放性愈合。

(4) 干酪样肺炎：①位置：广泛，一个肺叶或几个肺叶；②性质：干酪样坏死及大量浆液纤维蛋白性渗出；③临床表现：危重；④转归：预后差。

(5) 结核球：①位置：肺上叶；②性质：纤维包裹的干酪样坏死灶；③临床表现：多无症状；④转归：A.转为静止；B.恶化进展。

(6) 结核性胸膜炎：湿性：浆液纤维素性炎，可吸收，若纤维素较多，不易吸收则机化使胸膜增厚粘连；干性：增生性炎，常位于肺尖，纤维化而愈合。

4. (1) 髓样肿胀期：回肠下端淋巴组织略肿胀，隆起于黏膜表面，色灰红，表面似脑回，以集合淋巴小结病变最为显著；

(2) 坏死期：病灶局部肠黏膜坏死；

(3) 溃疡期：坏死肠黏膜脱落后形成溃疡，溃疡边缘隆起，底部不平，一般深及黏膜下层，严重者可深达肌层及浆膜层甚至穿孔，侵及小动脉可引起严重出血。集合淋巴小结发生的溃疡长轴与肠的长轴平行，孤立淋巴小结处的溃疡小而圆；

(4) 愈合期：溃疡处肉芽组织增生填平溃疡，边缘上皮再生覆盖。

5. (1) 发病部位：主要发生在大肠，尤以直肠和乙状结肠为主。

(2) 病变特点：①初期为急性卡他性炎；②进一步发展形成假膜性炎；③假膜脱落形成大小不等、形状不一、地图状的浅表性溃疡。

6. (1) 后天性梅毒分三期：第一期、第二期和第三期。

(2) 病变特点：①第一期梅毒：感染后3周左右在外生殖器形成硬性下疳；②第二期梅毒：感染后8~10周左右全身广泛皮肤黏膜出现梅毒疹，全身性淋巴结大；③第三期梅毒：在心血管、中枢神经、肝、骨骼等器官出现血管炎、干酪样坏死、树胶样肿和瘢痕形成。

7. (1) 肠结核：①好发于回盲部；②溃疡呈带状，其长径与肠的长轴相垂直；③溃疡边缘不整齐呈鼠咬状，底部有干酪样坏死，其下为结核性肉芽组织。

(2) 肠伤寒：①好发于回肠末端；②溃疡呈椭圆形，其长径与肠的长轴相平行；③溃疡边缘略隆起，底部不平坦，可被胆汁染成黄绿色，溃疡可深及黏膜下层，甚至肌层。

(3) 急性细菌性痢疾：①好发于大肠，尤以直肠和乙状结肠为重；②溃疡形状不规则、如地图状。③溃疡浅表、大小不等。

(4) 肠阿米巴病：①好发于结肠，尤盲肠、升结肠；②溃疡呈口小底大的烧瓶状，边缘呈潜行性；③多位于黏膜下层，以组织坏死溶解液化为主，周围炎症反应轻微，严重者可累及肌层甚至浆膜层。

8. (1) 尾蚴引起尾蚴性皮炎：病变包括：①肉眼：皮肤红色丘疹；②镜下：真皮毛细血管充血、水肿、出血，大量嗜酸粒细胞和巨噬细胞浸润。发病机制：IgG介导的I型变态反应。

(2) 童虫在其移行部位引起的病变：病变为童虫在其移行部位引起充血、出血、水肿及嗜酸粒细胞和巨噬细胞浸润，血管炎、血管周围炎。发病机制为机械作用、代谢物或虫体死亡后蛋白分解产物引起的变态反应。

(3) 成虫引起的病变：病变为静脉内膜炎和静脉周围炎。发病机制为由代谢产物所致。

(4) 虫卵引起的病变：①急性虫卵结节，其发病机制由虫卵中毛蚴分泌物中的抗原物质引起的变态反应。②慢性虫卵结节，其发病机制为虫卵内毛蚴死亡、钙化引起的异物反应。

（杨慧敏　文　彬）

参 考 文 献

陈莉.2006.病理学实验与考试指南.北京：科学出版社
李玉林.2008.病理学.第7版.北京：人民卫生出版社
谭永淑.2001.病理学实习指导.北京：科学出版社
汪维伟,王娅兰.2008年.人体显微形态学实验.北京：科学出版社
杨光华.2001.病理学.第5版.北京：人民卫生出版社
张尚福.2001.病理学应试指南.北京：科学出版社
张尚福.2004.病理学习题集.北京：高等教育出版社
Rosai J. 2004. Rosai and Ackerman's Surgical Pathology. 9th ed. Lodon：Mosby